临床护理基础与操作规范

LINCHUANG HULI JICHU
YU CAOZUO GUIFAN

主编　杜永秀　朱金英　张　惠　等

河南大学出版社
HENAN UNIVERSITY PRESS
·郑州·

图书在版编目（CIP）数据

临床护理基础与操作规范 / 杜永秀等主编 .— 郑州：河南大学出版社，2019.6
ISBN 978-7-5649-3764-5

Ⅰ . ①临…　Ⅱ . ①杜…　Ⅲ . ①护理学　Ⅳ . ① R47

中国版本图书馆 CIP 数据核字（2019）第 107207 号

责任编辑： 张雪彩
责任校对： 聂会佳
封面设计： 卓弘文化
出版发行： 河南大学出版社

地址：郑州市郑东新区商务外环中华大厦 2401 号
邮编：450046
电话：0371-86059750（高等教育与职业教育出版分社）
　　　0371-86059701（营销部）
网址：www.hupress.com

印　　刷： 北京虎彩文化传播有限公司
版　　次： 2019 年 6 月第 1 版
印　　次： 2019 年 6 月第 1 次印刷
开　　本： 880 mm × 1230 mm　1/16
印　　张： 10
字　　数： 324 千
定　　价： 62.00 元

编　委　会

主　编　杜永秀　朱金英　张　惠　刘慧英
郭　婷　袁　媛　付苑苑　黄瑞玉

副主编　梁剑枝　陈　婷　魏丽君　洪如会　毛亚琳
朱　静　章　萍　梁　英　郭丽君　李　静

编　委（按姓氏笔画排序）

毛亚琳　三峡大学第一临床医学院 宜昌市中心人民医院
付苑苑　孝感市中心医院（武汉科技大学附属孝感医院）
朱　静　三峡大学第一临床医学院 宜昌市中心人民医院
朱金英　淮北市人民医院
刘慧英　深圳市龙岗中心医院（深圳市第九人民医院）
杜永秀　三峡大学第一临床医学院 宜昌市中心人民医院
李　静　河北省南皮县人民医院
张　惠　铜陵职业技术学院
陈　婷　太原市精神病医院
洪如会　重庆市开州区妇幼保健院
袁　媛　安徽医科大学第一附属医院
郭　婷　山西医科大学第二医院
郭丽君　襄阳市中医医院
黄瑞玉　广东省中医院珠海医院
章　萍　三峡大学第一临床医学院 宜昌市中心人民医院
梁　英　中国人民解放军联勤保障部队第九八九医院
梁剑枝　山西医科大学第二医院
魏丽君　山西省中西医结合医院

前 言

近年来，随着医学科学的不断发展，护理理论与临床实践的不断进步，经济文化生活水平的不断提高，人们对护理服务要求也越来越高，对护理人员的工作要求也更加规范化。因此，为了给患者提供更高的护理服务水平，给护理人员提供更好的理论指导，给患者提供一个更好的就医环境，同时也为了减少护患纠纷，减轻患者的经济负担，使护患关系处于一种和谐的状态，提高患者的生活质量，促使其能更好地康复，回归到社会当中，本书作者呕心沥血，并参考大量国内外文献资料，结合我国的实际情况，编出了本书，望能给广大读者提供帮助。

本书主要介绍了临床护理基本操作与呼吸系统、消化系统、泌尿系统、骨科、妇产科等常见疾病的护理要点，另外，对传染病也做了相关的介绍。本书内容丰富，覆盖面广，知识统一；同时，追求知识的先进性，主要是为广大读者朋友提供新的医学理念和方法，使临床实践能够更具有科学性、逻辑性，以期为医学发展做出一定贡献。本书具有较强的实用性，在临床护理过程中能够得到很好的运用，可供护理人员、护理教师与学生参考使用。

在编写过程中，由于内容较多且繁杂，写作的方式不尽相同，再加上编者水平有限，难免存在疏漏和不足之处，望广大读者提出宝贵的意见和建议，我们将虚心改正，共同进步。

编 者

2019 年 6 月

目 录

第一章　临床护理基本操作规范

第一节　胃肠减压技术

一、胃肠减压技术规范

（一）工作目标

（1）解除、缓解肠梗阻所致的症状。

（2）进行胃肠道手术的术前准备，以减少胃肠胀气。

（3）术后吸出胃肠内气体和胃内容物，减轻腹胀，减少缝线张力和伤口疼痛，促进伤口愈合，改善胃肠壁血液循环，促进消化功能的恢复。

（4）通过对胃肠减压吸出物的判断，可观察病情变化和协助诊断。

（二）规范要点

（1）遵循查对制度，符合无菌技术、标准预防原则。

（2）告知患者，做好准备。评估患者鼻腔情况。

（3）告知患者胃肠减压的目的、方法，取得患者的配合。

（4）选择合适的胃管及鼻腔，检查胃管是否通畅，测量胃管放置长度。

（5）协助患者采取适当体位，指导患者放松。

（6）操作过程中观察患者的反应，指导患者如不能忍耐可用手示意，不要说话和咳嗽。

（7）插入适当深度并检查胃管是否在胃内，连接胃肠减压器，并妥善固定，以防受压、脱出，影响减压效果。

（8）胃管不通畅时，遵医嘱用生理盐水冲洗胃管，反复冲洗直至通畅。但食管、胃手术后要在医师指导下进行，少量、低压冲洗，以防吻合口瘘或出血。

（9）观察引流物的颜色、性质、量，并记录24小时引流总量。

（10）留置胃管期间应当加强患者的口腔护理。

（11）胃肠减压期间，注意观察患者的水、电解质及胃肠功能恢复情况。

（三）标准

（1）患者或家属知晓护士告知的事项，对服务满意。

（2）护士操作过程规范、准确，动作轻巧，患者配合。

（3）确保胃管于胃内，固定稳妥，保持有效胃肠减压。

二、操作流程

（一）操作准备

（1）按规定着装，洗手、戴口罩。

（2）将操作需要的用物准备齐全。

（3）按医嘱对患者进行二人查对。

（二）解释评估

（1）携带用物至患者床头，查对患者床号、姓名，协助患者取得舒适体位。

（2）仔细询问、了解患者的身体状况。

（3）解释并告知胃肠减压的目的、方法，与患者做好必要的沟通，取得患者的配合。

（三）减压操作

（1）检查鼻腔，选择合适的胃管。

（2）检查胃管是否通畅，测量胃管放置的长度。

（3）再次查对床号、姓名。

（4）为患者进行插管操作，叮嘱患者配合，做深呼吸、吞咽等动作，取得患者的配合。

（5）告知患者有不舒适时用手示意，不要说话和咳嗽。

（6）插入适当深度，检查胃管是否在胃内，妥善固定。

（7）调整减压装置，与胃管相连接，妥善固定于床旁。

（四）整理、解释、记录

（1）整理用物、床单等，协助患者取得舒适体位。

（2）观察患者的主观反应，向患者交代注意事项，在留置胃肠减压管期间，不能饮水和进食，注意保持口腔清洁。

（3）洗手，查对床头牌，并在医嘱本上签名，记录执行时间和胃肠引流液的颜色、性质、数量。

第二节　鼻饲技术

一、鼻饲技术规范

（一）工作目标

遵照医嘱为不能经口进食的患者灌入流质液体，保证患者摄入足够的营养、水分和药物。

（二）规范要点

（1）遵循查对制度、标准预防、消毒隔离原则。

（2）告知患者或家属鼻饲的目的、注意事项，取得患者的配合。

（3）评估患者病情、意识状态、合作程度、鼻腔是否通畅、有无消化道狭窄或食管静脉曲张、以往是否有插胃管的经历，评估患者的消化、吸收、排泄功能和进食需求。根据评估结果选择合适的胃管和鼻饲时机。

（4）如需插胃管，先准确测量并标记胃管插入的长度。插管过程中指导患者配合技巧。昏迷患者应先将头向后仰，插至咽喉部（约 15cm），再用一手托起头部，使下颌靠近胸骨柄，插至需要的长度。如插入不畅，应检查胃管是否盘曲在口腔中。插管过程中如发现剧烈呛咳、呼吸困难、发绀等情况，应立即拔出，休息片刻后重插。插入适当深度并检查胃管是否在胃内。

（5）鼻饲前了解上一次鼻饲时间、进食量，检查胃管是否在胃内以及有无胃潴留，胃内容物超过 150mL 时，应当通知医师减量或者暂停鼻饲。

（6）鼻饲前、后用温开水 20mL 冲洗管道，防止管道堵塞。

（7）缓慢灌注鼻饲液，温度 38 ～ 40℃。鼻饲混合流食，应当间接加温，以免蛋白凝固。

（8）鼻饲给药时应先研碎，溶解后注入。

（9）对长期鼻饲患者，应当定期更换胃管。

（三）标准

（1）患者或家属能够知晓护士告知的事项，对服务满意。

（2）护士操作过程规范、准确、动作轻巧，患者配合。

（3）确保胃管于胃内，固定稳妥。

二、操作流程

（一）操作准备

（1）按规定着装，洗手、戴口罩。

（2）了解病情，掌握插管要领及判断胃管位置方法。

（3）所需用物准备齐全。

（二）解释准备

（1）对患者进行仔细查对，解释操作的目的，与患者进行沟通，取得患者的合作。

（2）根据病情取半卧位或坐位，无法坐起的取右侧卧位。

（三）插管步骤

（1）检查、清洁患者鼻腔。

（2）打开鼻饲包，铺治疗巾于颌下，置弯盘于颊旁。

（3）测量胃管插入长度并标记。润滑胃管前段 10 ~ 20cm，左手持纱布托住胃管，右手用镊子夹管前端沿鼻腔、下鼻道插入，至 14 ~ 16cm 时，嘱患者做吞咽动作，至所需长度。成人一般为 45 ~ 55cm。

（四）判断胃管位置

（1）抽吸胃液法。

（2）从胃管注入空气，用听诊器听气过水声法。

（3）把胃管末端放入水中，无气泡冒出表示在胃内。

（五）灌食

（1）确定胃管在胃内，即用胶布固定。

（2）测量食物温度，注入少量温开水，然后注入流质饮食或药物，注完后再注入少量温开水冲管。

（六）整理、解释、交代

（1）将胃管开口端反折用纱布包好、夹紧，固定于患者肩部衣服上。

（2）观察有无不良反应，交代注意事项。

（七）整理记录

（1）清理操作用物，洗手。

（2）查对并记录鼻饲流质的种类、数量。

三、流程说明

鼻饲是将导管经鼻腔插入胃内，从管内灌注流质饮食、营养液、水和药物的方法，常用于因昏迷、口腔疾患等无法正常进食或摄入减少的患者。

（1）用物准备：普通胃管或带导丝胃管 1 根、无菌胃管包（纱布 2 块、润滑油棉球 3 个、无菌手套 1 副、弯盘 1 个、治疗巾 1 块、10mL 注射器 1 支、小换药碗 1 个）、胶布、治疗盘（温开水、棉签、纱布 1 块、听诊器、手电筒、水温计、橡皮筋）、鼻饲盘（50mL 或 20mL 注射器 1 支、小量杯、鼻饲液）。

（2）插管前应检查口、鼻腔、食管有无阻塞，有阻塞或食管静脉曲张者不宜插管，有活动义齿应取出。

（3）插管动作应轻柔，避免损伤食管黏膜。插管速度不宜过快，若出现恶心，应暂停片刻，嘱其做深呼吸或吞咽动作，随后迅速插入以减轻不适。

（4）胃管插至咽喉部时嘱清醒患者做吞咽动作，以防胃管误入气管。为昏迷患者插管时，先将患者头部后仰，当插入 14 ~ 16cm 时，将患者头部向前曲，使下颌靠近胸骨柄，以增大咽喉部通道的弧度，导管可顺利通过食管口。

（5）插管过程中若患者发生呛咳、呼吸困难、发绀等则表示插入了气管内，应立即拔出，待患者休息片刻后重新插入。

（6）若插入的是带导丝胃管，确认胃管在胃内后再将导丝拔出。

（7）每次注入食物前，需检查判断胃管是否在胃内，并观察食物滞留情况。
（8）鼻饲后尽量不要搬动患者，以免引起呕吐。
（9）鼻饲盘内用物每餐用后清洗，每日消毒一次。
（10）长期鼻饲患者根据胃管使用说明书更换胃管。
（11）在胃管末端用胶布注明插入胃管时间和长度。
（12）每日清洁鼻翼，更换胶布。

第三节　灌肠技术

一、灌肠技术规范

（一）工作目标

（1）遵照医嘱准确、安全地为患者实施不同治疗需要的方案。
（2）清洁肠道、解除便秘及肠胀气。
（3）降温。
（4）为诊断性检查及手术做准备。

（二）规范要点

（1）评估患者的年龄、意识、情绪及配合程度，有无灌肠禁忌证。对急腹症、妊娠早期、消化道出血的患者禁止灌肠；肝性脑病患者禁止使用肥皂水灌肠；伤寒患者灌肠溶液量不能超过500mL，液面距肛门不得超过30cm。

（2）告知患者及家属灌肠的目的及注意事项，指导患者配合。

（3）核对医嘱，做好准备，保证灌肠溶液的浓度、剂量、温度适宜。

（4）协助患者取仰卧位或左侧位，注意保暖，保护患者隐私。阿米巴痢疾患者取右侧位。

（5）按照要求置入肛管，置入合适长度后固定肛管，使灌肠溶液缓慢流入并观察患者反应。

（6）灌肠过程中，患者有便意，指导患者做深呼吸，同时适当调低灌肠筒的高度，减慢流速；患者如有心悸、气促等不适症状，立即平卧，避免发生意外。

（7）对患者进行降温灌肠时，灌肠后保留30分钟后再排便，排便后30分钟测体温。

（8）清洁灌肠应反复多次，首先用肥皂水，再用生理盐水，直至排出液澄清、无粪便为止。

（9）灌肠完毕，嘱患者平卧，根据灌肠目的保持适当时间再排便，并观察大便性状。

（10）操作结束后，做好肛周清洁，整理床单位。

（11）观察排出大便的量、颜色、性质及排便次数并做好记录。

（三）标准

（1）患者或家属能够知晓护士告知的事项，对服务满意。
（2）护士操作过程规范、准确。
（3）达到各种灌肠治疗的效果，无并发症发生。

二、操作流程

（一）操作准备

（1）按规定着装，洗手、戴口罩。
（2）了解病情，掌握操作注意事项，用物准备齐全。
（3）环境符合操作要求，按要求遮挡患者。

（二）配置灌肠液

（1）按照医嘱配制灌肠液。
（2）用前将其加温到39～41℃。

（三）解释评估

（1）查对，解释操作目的，嘱患者排尿。关闭门窗，拉上隔帘。

（2）协助患者取左侧卧位，脱裤暴露臀部，臀下垫一次性尿垫。

（四）插管灌肠

（1）戴好手套，调节输液架的高度，将灌肠袋挂于输液架上，弯盘置于臀边，润滑肛管前端，排尽空气，夹管。

（2）一手分开肛门，嘱患者深呼吸，另一手将肛管轻轻插入直肠 7 ~ 10cm，固定肛管，开放夹管，调节流速。

（3）观察询问患者反应。

（五）拔管

（1）灌肠液即将流尽时夹管，用卫生纸包住肛管拔出，擦净肛门，将一次性灌肠袋扔进医疗垃圾袋内，脱手套。

（2）协助患者平卧，嘱其保留 5 ~ 10 分钟后再排便。

（六）整理、解释

（1）撤用物于治疗车下，取出垫巾，整理患者床单位。

（2）观察询问排便情况，交代注意事项，拉开隔帘。

（3）整理用物，洗手。查对并记录。

三、流程说明

灌肠法是将一定量的溶液，借助灌肠器具，由肛门经直肠灌入结肠，帮助患者清洁肠道、排便、排气或由肠道供给药物，达到诊疗目的。

（1）用物准备：按照医嘱准备灌肠液，弯盘，一次性灌肠袋，量杯，液状石蜡，止血钳，手纸，水温计，一次性尿布，输液架，便盆，手套。灌肠前先将药液摇匀。

（2）注意为患者保暖，维护患者隐私。根据灌肠目的及病变部位，采取合适的卧位。

（3）灌肠袋液面高度要适宜，一般高于肛门 40 ~ 60cm，伤寒患者不得高于肛门 30cm。

（4）充分润滑肛管，插管动作轻柔，嘱患者深呼吸，对肛门疾病患者更应小心，以免损伤肠黏膜。成人插入直肠深度为 7 ~ 10cm，儿童 4 ~ 7cm，婴儿可用导尿管代替肛管。

（5）灌肠过程中要注意观察患者的反应，速度不可过快，如出现脉速、面色苍白、出冷汗、剧烈腹痛、心悸气促，应立即停止灌肠并报告医师及时处理。

（6）灌肠后嘱患者平卧 10 分钟后排便，必要时采取俯卧位；降温灌肠后保留 30 分钟后排便，排便后 30 分钟测体温并记录。

（7）灌肠液的温度一般为 39 ~ 41℃，降温时用 28 ~ 32℃，中暑者用 4℃。

（8）肝性脑病患者禁用肥皂水灌肠，充血性心力衰竭和水钠潴留患者禁用生理盐水灌肠。

第四节　氧气吸入技术

一、氧气吸入技术规范

（一）工作目标

遵照医嘱给予患者氧气治疗，改善患者缺氧状态，确保用氧安全。

（二）规范要点

（1）评估患者病情、呼吸状态、缺氧程度、鼻腔情况。

（2）告知患者安全用氧的目的及注意事项，强调不能自行调节氧流量，做好“四防”，即防震、防火、防热、防油。

（3）遵照医嘱，选择合适的氧疗方法，根据病情调节合适的氧流量。
（4）使用氧气时，应先调节氧流量后使用。停用氧气时，应先拔出导管或面罩，再关闭氧气开关。
（5）密切观察患者氧气治疗的效果，发现异常及时报告医师处理。
（6）严格遵守操作规程，注意用氧安全。

（三）标准

（1）患者或家属知晓护士告知的事项，对服务满意。
（2）确保吸氧过程安全。

二、操作流程

（一）操作准备

（1）按规定着装，洗手、戴口罩。
（2）用物准备齐全。
（3）核对医嘱，二人进行查对。

（二）准备氧气装置

氧气瓶式：
（1）冲气门，接氧气表，接湿化瓶。
（2）查流量开关是否关闭，开总开关检查有无漏气。
（3）开流量开关，检查氧气流出是否通畅。
（4）关流量开关待用，洗手。
中心供氧式：
（1）取下氧气活塞，擦拭气源接头，接湿化瓶。
（2）将氧气吸入器进气插头插入与其配套的医用气源接头内。

（三）解释评估

（1）携用物至床旁，查对患者床号、姓名。
（2）评估患者，告知氧气吸入的目的，取得配合，协助患者取舒适体位。

（四）清洁鼻腔、接吸氧管

（1）再次查对床号、姓名。选择、清洁鼻腔。
（2）查一次性吸氧管密封效果、有效期。
（3）将吸氧管与吸氧装置连接。
（4）调节氧流量，将鼻塞置入患者鼻腔内。

（五）记录、解释、观察

（1）记录用氧开始时间，解释注意事项。
（2）观察缺氧改善情况。

（六）停氧

中心供氧式：取下鼻导管，关闭流量开关，清拭鼻腔，卸下湿化瓶吸氧装置，盖好墙壁氧气活塞。

氧气瓶式：取下鼻导管，关闭流量开关，清拭鼻腔，关总开关，开流量开关放出余气，关流量开关，备用。

（七）清理记录

（1）洗手，查对床头牌，整理床单位。
（2）在医嘱本上签名，记录停氧时间。

三、流程说明

（一）中心供氧鼻塞吸氧

（1）取下墙壁氧气活塞，用湿棉签擦拭气源接头内尘土。

（2）接湿化瓶前，向湿化瓶内注入蒸馏水 1/2 ～ 2/3，并将湿化瓶拧紧。

（3）氧气吸入器插入气源接头前必须关闭流量调节阀，将氧气吸入器插头插入与其配套的医用气源接头内，当听到“咔嚓”声响，说明接头已锁住。

（4）逆时针缓慢转动流量调节阀手轮，根据病情调节流量，成人轻度缺氧或小儿 1 ～ 2L/min；中度缺氧 2 ～ 4L/min；严重缺氧者 4 ～ 6L/min。调节至所需流量，将吸氧连接管鼻塞置入治疗碗中，检查其是否通畅。

（5）卸下湿化器吸氧装置时，用右手夹住氧气表及湿化瓶，左手拇指和食指夹住气源接头锁套并向后拉动，使气源接头解锁，将吸入器向后退出，此时气源接头自动关闭。

（二）氧气瓶鼻导管吸氧

（1）装表：先打开氧气筒上总开关，放出少量氧气，以冲掉气门上的灰尘，立即关好。接上氧气表，并旋紧（拧时先用手，后用扳手）使氧气表直立于氧气筒旁。

（2）接湿化瓶前，向湿化瓶内注入蒸馏水 1/2 ～ 2/3，并将湿化瓶拧紧。

（3）先检查流量开关是否关闭，开总开关检查有无漏气；再开流量开关，检查氧气流出是否通畅；然后检查全部装置是否合适、有无漏气，关流量开关待用，洗手。

（4）连接鼻导管，开流量开关，调节氧流量，检查导管是否通畅。根据病情调节流量，成人轻度缺氧或小儿 1 ～ 2L/min；中度缺氧 2 ～ 4L/min；严重缺氧者 4 ～ 6L/min。

（5）将鼻导管蘸水，自清洁鼻孔轻轻插至鼻咽部，插入深度为鼻尖至耳垂的 2/3 。如无呛咳，将鼻导管固定于患者上唇或鼻翼上及面颊部（两条胶布），用安全别针固定橡胶管（或用一条长胶布固定）。

（6）停氧时先去掉胶布，然后拔除鼻导管。先关闭流量开关，用棉签清拭鼻腔然后关总开关，再开流量开关放出余气，关流量开关，备用。可用乙醇拭去胶布痕迹，擦净面部。

第五节　雾化吸入疗法

一、雾化吸入疗法规范

（一）工作目标

遵照医嘱为患者提供剂量准确、安全、雾量适宜的雾化吸入。

（二）规范要点

（1）遵循查对制度，符合标准预防、安全给药的原则。

（2）遵照医嘱准备药物和雾化装置，并检查装置性能。

（3）了解患者过敏史、用药史、用药目的、患者呼吸状况及配合能力。

（4）告知患者治疗目的、药物名称，指导患者配合。协助患者取得合适体位。

（5）调节适宜的雾量，给患者戴上面罩或口含嘴，指导患者吸入。气管切开的患者，可直接将面罩置于气管切开造口处。

（6）观察患者吸入药物后的反应及效果。

（7）雾化吸入的面罩、口含嘴一人一套，防止交叉感染。

（三）标准

（1）患者或家属能够知晓护士告知的事项，对服务满意。

（2）操作过程规范、安全，达到预期目的。

二、操作流程

（一）超声波雾化吸入疗法

1. 操作准备　如下所述。

（1）按规定着装，洗手、戴口罩。

（2）备好雾化装置，检查其性能。
（3）按医嘱配制药液。
（4）水槽内加热蒸馏水 250 mL 或至浮标浮到所需位置，水深应该浸没雾化罐底部的透声膜。
（5）将雾化罐放入水槽，注入配制好的药液到雾化罐内。二人进行查对。
2. 解释评估　如下所述。
（1）查对床号、姓名。
（2）解释并告知治疗目的和配合要求。
（3）协助患者取合适体位，把毛巾铺于患者颌下。
3. 调节雾量　如下所述。
（1）接通电源，开启电源开关，预热 3 ～ 5 分钟。
（2）连接好螺纹管，把口含嘴或面罩接于螺纹管上。
（3）调节定时器 15 ～ 20 分钟。
（4）根据病情需要调节雾量调节器，药液呈雾状喷出。
4. 吸入药液并注意观察　如下所述。
（1）将口含嘴放入患者口中或给患者戴上面罩。
（2）协助患者固定口含嘴或面罩。
（3）指导患者吸入药液。
（4）观察患者吸入药液后的反应及效果。
5. 整理用物和清理记录　如下所述。
（1）治疗完毕，取下口含嘴或面罩。
（2）先关雾化开关，再关电源开关。
（3）擦去患者面部雾珠，协助患者取舒适体位。
（4）拔下电源线；整理用物，放掉水槽内的水，擦干水槽，将螺纹管浸泡于消毒液中 1 小时，再洗净晾干备用。
（5）洗手，查对床头牌，并在医嘱本上签名，记录执行时间。

（二）氧气雾化吸入疗法

1. 操作准备　如下所述。
（1）按规定着装，洗手、戴口罩。
（2）备好雾化装置，检查其性能。
（3）按医嘱配制药液。
（4）二人进行查对。
2. 解释评估　如下所述。
（1）查对床号、姓名。
（2）解释并告知治疗目的和配合要求。
（3）协助患者取合适体位，把毛巾铺于患者颌下。
3. 调节雾量　如下所述。
（1）接好氧气湿化瓶。
（2）将配制好的药液注入雾化器内。
（3）将雾化器与湿化瓶相连，打开氧气流量开关。
（4）根据病情需要调节氧气流量（6 ～ 10L/min），药液呈雾状喷出。
4. 吸入药液并注意观察　如下所述。
（1）协助患者固定雾化器。
（2）将口含嘴放入患者口中或给患者戴上面罩。
（3）指导患者吸入药液（演示呼吸）。

（4）观察患者吸入药液后的反应及效果。
（5）吸入药液时间 10 ~ 15 分钟。
5. 整理用物和清理记录　如下所述。
（1）治疗完毕，取下口含嘴或面罩。
（2）关氧气流量开关，再取下雾化器。
（3）擦去患者面部雾珠，协助患者取舒适体位。
（4）整理用物，洗手，查对床头牌，并在医嘱本上签名，记录执行时间。

三、流程说明

（一）超声波雾化吸入疗法

雾化吸入疗法是指使用专门的雾化装置将药物溶液雾化成微小的颗粒，通过吸入的方法进入呼吸道及肺叶并沉积，从而达到预防、治疗呼吸道感染，湿化呼吸道，改善通气功能的目的。超声波雾化吸入疗法是应用超声波声能，使药液变成细微的气雾，再由呼吸道吸入。

1. 物品准备　超声波雾化器 1 套、蒸馏水 250mL、药液（按医嘱配制）、生理盐水、水温计、多头电插板、口含嘴或面罩、纱布。

2. 操作步骤及注意事项　如下所述。
（1）检查超声雾化装置的性能，确认机器各部分无松动、脱落情况。
（2）水槽内无水时，不可开机工作，以免烧毁机芯。
（3）雾化罐内注入配制好的药液 30 ~ 50mL。
（4）水槽和雾化罐内一定不要加入温水或热水。
（5）操作前要询问患者过敏史、用药史，了解患者呼吸状况及配合能力。
（6）每次雾化吸入时间为 15 ~ 20 分钟，若要连续使用，中间需间隔 30 分钟。
（7）根据病情需要调节适宜的雾量，气管切开的患者，可直接将面罩置于气管切开造口处。
（8）雾化吸入的面罩、口含嘴一人一套，防止交叉感染。

（二）氧气雾化吸入疗法

氧气雾化吸入疗法是利用高速氧气气流，使药液形成雾状，随吸气进入呼吸道，达到治疗的目的。
1. 物品准备　氧气湿化瓶、药液（按医嘱配制）、生理盐水、水温计、口含嘴或面罩、纱布。
2. 操作步骤及注意事项　如下所述。
（1）严格执行查对制度。
（2）检查氧气雾化装置的性能。
（3）操作前要询问患者过敏史、用药史，了解患者呼吸状况及配合能力。
（4）指导、演示患者正确呼吸，使药液吸入呼吸道。
（5）每次雾化吸入时间为 15 ~ 20 分钟，若要连续使用，中间需间隔 30 分钟。
（6）根据病情需要调节适宜的雾量，气管切开的患者，可直接将面罩置于气管切开造口处。
（7）雾化吸入的面罩、口含嘴一人一套，防止交叉感染。
（8）严禁接触烟火和易燃品，防止发生意外。
（9）湿化瓶内勿加水，否则水易入雾化器内而使药液被稀释。

第二章 呼吸内科疾病的护理

第一节 急性上呼吸道感染护理

急性上呼吸道感染（acute upper respirator tract infection）简称上感，是外鼻孔至环状软骨下缘包括鼻腔、咽或喉部急性炎症的概称。常见病原体为病毒，少数由细菌引起。患者不分年龄、性别、职业和地区，一般病情较轻，病程较短，预后良好。但由于发病率高，有时可引起严重的并发症，具有一定的传染性，应积极防治。本病是人类最常见的传染病之一，多发生于冬春季节，一般为散发，在气候突变时亦可引起局部或大范围的流行。通过含有病毒的飞沫，或经污染的手和用具传播。由于病毒类型较多，人体对其感染后产生的免疫力较弱且短暂，病毒间也无交叉免疫，故可反复发病。

一、病因与发病机制

急性上呼吸道感染约 70% ~ 80% 由病毒引起，其中主要包括鼻病毒、冠状病毒、腺病毒、流感病毒等。细菌感染占 20% ~ 30%，可单独或继发于病毒感染后发生，以口腔定植菌溶血性链球菌多见。接触病原体后是否发病，取决于传播途径和人群易感性。各种可导致全身或呼吸道局部防御功能降低的原因如受凉、淋雨、过度紧张或疲劳等，均可诱发本病。年老体弱者、儿童和有慢性呼吸道疾病者易患本病。

二、临床表现

1. 症状和体征 根据病因和临床表现不同，可分为不同的类型。

（1）普通感冒（common cold）：为病毒感染所致，又称急性鼻炎或上呼吸道卡他，俗称“伤风”。起病较急，以鼻咽部卡他症状为主要表现，严重者有发热、轻度畏寒和头痛等。体检可见鼻腔黏膜充血、水肿、有分泌物，咽部可轻度充血。一般经 5 ~ 7 天痊愈，伴并发症者可致病程迁延。

（2）急性病毒性咽炎和喉炎：急性病毒性咽炎常由鼻病毒、腺病毒、副流感病毒和呼吸道合胞病毒等引起，表现为咽部发痒和烧灼感，咽痛不明显；急性病毒性喉炎多由流感病毒、副流感病毒和腺病毒等所致，以声音嘶哑、讲话困难为主要表现，可有发热、咽痛或咳嗽，咳嗽时咽喉疼痛加重，体检可见喉部水肿，充血、局部淋巴结轻度肿大伴触痛，有时可闻及喉部喘息声。

（3）急性疱疹性咽峡炎：主要由柯萨奇病毒 A 所致。夏季多发，多见于儿童。表现为明显咽痛，常伴有发热，病程一周左右。体检可见咽充血，软腭、腭垂（悬雍垂）、咽和扁桃体表面有灰白色疱疹及浅表溃疡，周围有红晕。

（4）急性咽结膜炎：常由腺病毒、柯萨奇病毒引起。夏季好发，儿童多见，游泳传播为主。病程 4 ~ 6 天，表现为咽痛、畏光、流泪、发热和咽、结膜明显充血。

（5）急性咽扁桃体炎：多由溶血性链球菌引起，其次由流感嗜血杆菌、肺炎链球菌和葡萄球菌等引起。起病急，咽痛明显，伴畏寒、发热，体温超过 39℃。可见咽部明显充血，扁桃体肿大、充血，表面有黄色点状渗出物，颌下淋巴结肿大伴压痛。肺部检查无异常体征。

2. 并发症　本病如不及时治疗，可并发急性鼻窦炎、中耳炎、气管－支气管炎。部分患者可继发病毒性心肌炎、肾小球肾炎、风湿热等。

三、实验室及其他检查

1. 血常规　病毒感染者，白细胞计数正常或偏低，淋巴细胞比例升高。细菌感染者，可见白细胞计数和中性粒细胞增多，并有核左移现象。

2. 病原学检查　因病毒类型繁多，且明确类型对治疗无明显帮助，一般无须明确病原学检查。可利用免疫荧光法等方法判断病毒类型。细菌培养可判断细菌类型和药物敏感试验。

四、治疗要点

目前尚无特异抗病毒药物，以对症处理为主，同时戒烟、注意休息、多饮水，保持室内空气流通和防治继发细菌感染。

1. 对症治疗　头痛、发热、全身肌肉酸痛可给予解热镇痛药；鼻塞可用盐酸伪麻黄碱等选择性收缩上呼吸道黏膜血管的药物，也可用 1% 麻黄碱滴鼻；频繁喷嚏、多量流涕给予抗过敏药物：咳嗽明显可使用镇咳药。

2. 抗菌药物治疗　普通感冒无须使用抗菌药物，如有白细胞升高、咽部脓苔、咯黄痰和流鼻涕等细菌感染证据，可根据当地流行病学史和经验用药，选择口服青霉素、第一代头孢菌素、大环内酯类或喹诺酮类药物。

3. 抗病毒药物治疗　一般无须应用，如出现发热，发病超过 2 天，免疫缺陷者，可使用。利巴韦林和奥司他韦有较广的抗病毒谱，对流感病毒、副流感病毒和呼吸道合胞病毒等有较强的抑制作用，可缩短病程。

4. 中医治疗　选用具有清热解毒和抗病毒作用的中药，有助于改善症状，缩短病程。

五、护理评估

1. 病史评估　询问患者是否有流行病学接触史，是否有受凉、淋雨、过度疲劳等防御功能降低史。

2. 身体评估　有无咽痒、咽干或咽痛，或伴有鼻塞、喷嚏、流清水样鼻涕，甚至发热等症状。有无鼻腔黏膜充血、水肿、分泌物，咽部充血等体征。

3. 实验室及其他检查的评估　了解患者血常规、细菌学、病毒学等实验室检查及放射线检查结果。

六、护理诊断 / 问题

舒适受损：鼻塞、流涕、咽痛、头痛与病毒、细菌感染等有关。

七、护理措施

1. 一般护理

（1）环境和休息：保持室内温湿度适宜，空气流通，症状较轻者适当休息，病情较重或年老者以卧床休息为主。

（2）饮食护理：清淡、富含维生素、易消化、足够热量饮食。发热者适当增加饮水量。

（3）口腔护理：进食后漱口或按时给予口腔护理，防止口腔感染。

2. 病情观察　观察体温及主要症状。高热者遵医嘱给予物理或药物降温。药物治疗后症状不缓解或出现其他症状者，应及时就诊。

3. 用药护理　遵医嘱用药且注意观察药物疗效和不良反应。对于可导致头晕、嗜睡等不良反应的抗过敏药物，指导患者夜间服用，避免在工作或驾车时使用。

4. 防止交叉感染　注意隔离患者，减少探视，避免交叉感染。指导患者咳嗽或打喷嚏时应避免对着他人。患者使用的餐具、痰盂等用具应按规定消毒。

5. 健康指导

（1）疾病知识指导：帮助患者及家属掌握上呼吸道感染的常见诱因，避免受凉、过度疲劳，注意保暖；保持室内空气清新、阳光充足；在高发季节少去人群密集的公共场所；戒烟；防止交叉感染等。药物治疗后症状不缓解，或出现耳鸣、耳痛、外耳道流脓等中耳炎症状，或恢复期出现胸闷、心悸、眼睑水肿、腰酸或关节痛者，应及时就诊。

（2）疾病预防指导：注意劳逸结合，避免受凉和过度劳累，加强锻炼、增强体质、生活饮食规律、改善营养，提高机体抵抗能力。必要时注射疫苗预防，如流感疫苗。年老体弱易感者应注意防护，上呼吸道感染流行时应戴口罩，尽量避免出入人多的公共场合。

第二节　慢性阻塞性肺疾病

慢性阻塞性肺疾病（chronic obstructive pulmonary disease，COPD）是一种具有气流受限特征的肺部疾病，气流受限不完全可逆，呈进行性发展，但是可以预防和治疗，主要累及肺部，也可以引起肺外各器官的损害。

一、病因与发病机制

1. 个体因素　遗传因素（如 α_1- 抗胰蛋白酶缺乏等）、哮喘和气道高反应性是慢性阻塞性肺疾病的危险因素。

2. 环境因素　吸烟、职业性粉尘和化学物质、空气污染、生物燃料烟雾、感染。

二、临床表现

1. 症状　本病起病缓慢、病程较长。主要症状是：①呼吸困难；②慢性咳嗽；③咳痰；④喘息和胸闷；⑤其他，如体重下降、食欲缺乏等。

2. 体征　早期体征可无异常，随着疾病进展出现桶状胸、呼吸浅快，严重者可有缩唇呼吸、胸腹矛盾运动、前倾坐位等；叩诊呈过清音、心浊音界缩小、肺下界和肝浊音界下降；听诊两肺呼吸音减弱，呼气延长，部分患者可闻及干性啰音和（或）湿性啰音。

3. 并发症　COPD 可并发慢性呼吸衰竭、自发性气胸、慢性肺源性心脏病。

三、分级与分期

1. COPD 的严重程度分级　根据第一秒用力呼气容积占用力肺活量的百分比（FEV_1/FVC）、第一秒用力呼气容积占预计值百分比（FEV_1/ 预计值）将 COPD 的严重程度分为Ⅰ级（轻度）、Ⅱ级（中度）、Ⅲ级（重度）和Ⅳ级（极重度）。

2. COPD 病程分期　①急性加重期：指在短期内咳嗽、咳痰、气短和（或）喘息加重、脓痰量增多，可伴发热等症状。②稳定期：指咳嗽、咳痰、气短等症状稳定或轻微。

四、辅助检查

1. 实验室检查　动脉血气分析早期无异常，随病情进展可出现低氧血症、高碳酸血症、酸碱平衡失调等，用于判断呼吸衰竭的类型。COPD 并发细菌感染时，血白细胞升高，核左移。痰培养可能检出病原菌。

2. 影像学检查　早期胸片可无变化，可逐渐出现肺纹理增粗、紊乱等非特异性改变。可出现肺气肿改变，其对 COPD 诊断特异性不高，可作为确定肺部并发症及鉴别其他肺部疾病的检查。

3. 肺功能检查　是判断气流受限的主要客观指标。吸入支气管扩张剂后 $FEV_1/FVC<70\%$，可确定为持续气流受限。肺总量（TLC）、功能残气量（FRC）、残气量（RV）升高，肺活量（VC）减低，表明肺过度充气。

五、治疗要点

1. 稳定期治疗

（1）教育与劝导吸烟的患者戒烟，脱离粉尘环境。

（2）药物治疗：①支气管舒张药：短期应用可以缓解症状，长期规律应用可预防和减轻症状，常选用沙丁胺醇、沙美特罗、异丙托溴铵等定量吸入剂，茶碱缓（控）释片。②祛痰药：盐酸氨溴索或羧甲司坦。③对 FEV_1<50% 预计值并有并发症或反复加重的 COPD 患者可规律性吸入糖皮质激素。

（3）长期家庭氧疗（long term oxygen therapy，LTOT）：对 COPD 慢性呼吸衰竭者可提高生活质量和生存率。目标是在海平面水平、静息状态下，患者 PaO_2>60mmHg 和（或）SaO_2 升至 90%。LTOT 的指征是：① PaO_2 ≤ 55mmHg 或 SaO_2 ≤ 88%，有或没有高碳酸血症。② $PaO_2$55 ~ 70mmHg 或 SaO_2<89%，并有肺动脉高压、心力衰竭所致的水肿或红细胞增多症。持续低流量鼻导管吸氧，1 ~ 2L/min，每天 15h 以上。

（4）康复治疗：呼吸生理治疗、肌肉训练、营养支持、精神治疗和教育等。

（5）外科治疗：肺大泡切除、肺减容术、支气管镜肺减容术、肺移植术。

2. 急性加重期治疗　根据病情严重程度决定门诊或住院治疗。给予控制性氧疗；给予抗生素、糖皮质激素、支气管舒张药、祛痰药等；对症处理，必要时可使用机械通气治疗。

六、护理措施

1. 一般护理

（1）运动与休息：患者采取舒适的体位，如可取半卧位或坐位，以利呼吸。视病情进行适当的活动，以不感到疲劳、不加重症状为宜；极重度患者宜采取身体前倾位，使辅助呼吸肌参与呼吸。

（2）饮食：①给予高热量、高蛋白、高维生素饮食。②正餐进食量不足时，应安排少食多餐，避免在餐前和进餐时过多饮水。③腹胀的患者应进软食，细嚼慢咽，避免进食产气食物，如汽水、啤酒、豆类、马铃薯和胡萝卜等；避免进食易引起便秘的食物，如油煎食物、坚果等。

2. 病情观察　观察咳嗽、咳痰的情况，呼吸困难的程度，监测动脉血气和水、电解质、酸碱平衡情况。

3. 对症护理　低氧的护理：①呼吸困难伴低氧血症者，一般采用鼻导管持续低流量吸氧，氧流量 1 ~ 2L/min，应避免吸入氧气浓度过高而引起二氧化碳潴留。②提倡进行每天持续 15h 以上的长期家庭氧疗，不但能改善缺氧症状，还有助于降低肺循环阻力，减轻肺动脉高压和右心负荷。③氧疗有效的指标：患者呼吸困难减轻、呼吸频率减慢、发绀减轻、心率减慢、活动耐力增加。

4. 用药的护理　①观察抗生素、支气管舒张药和祛痰药物疗效及不良反应。②可待因具有麻醉性中枢镇咳作用，不良反应包括：恶心、呕吐、便秘，有成瘾的可能，可因抑制咳嗽而加重呼吸道阻塞。③喷托维林是非麻醉性中枢镇咳药，不良反应有口干、恶心、腹胀、头痛等。

5. 呼吸无力的护理　呼吸生理治疗、肌肉训练可以改善患者活动能力，提高生活质量。

（1）缩唇呼吸：缩唇呼吸的技巧是通过缩唇形成的微弱阻力来延长呼气时间，增加气道压力，延缓气道塌陷。患者闭嘴经鼻吸气，然后通过缩唇（吹口哨样）缓慢呼气，同时收缩腹部（图 2–1）。吸气与呼气时间比为 1 ：2 或 1 ：3。缩唇大小程度与呼气流量：以能使距口唇 15 ~ 20cm 处，与口唇等高点水平的蜡烛火焰随气流倾斜又不至于熄灭为宜。

（2）膈式或腹式呼吸：患者可取立位、平卧位或半卧位，两手分别放于前胸部与上腹部。用鼻缓慢吸气时，膈肌最大限度下降，腹肌松弛，腹部凸出，手感到腹部向上抬起。呼气时用口呼出，腹肌收缩，膈肌松弛，膈肌随腹腔内压增加而上抬，推动肺部气体排出，手感到腹部下降（图 2–2）。

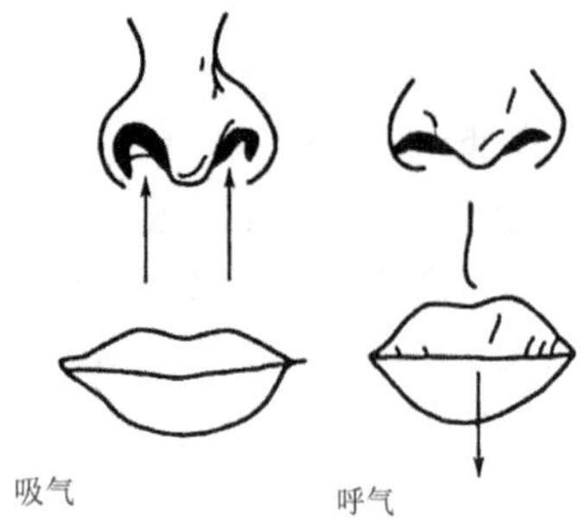

图 2-1　缩唇呼吸方法

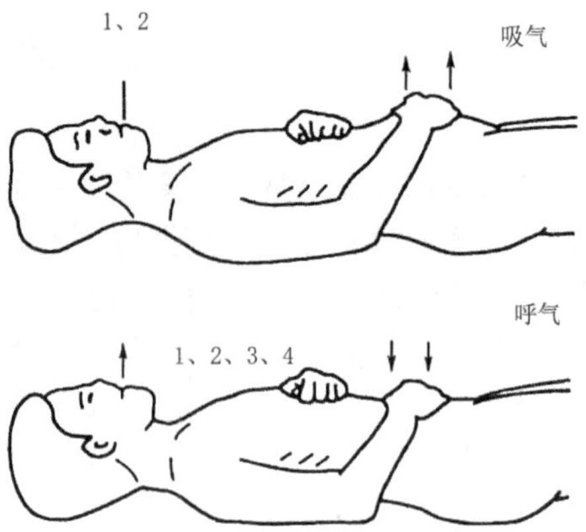

图 2-2　膈式或腹式呼吸

另外，可以在腹部放置小枕头、杂志或书锻炼腹式呼吸。如果吸气时，物体上升，证明是腹式呼吸。缩唇呼吸和腹式呼吸每天训练 3 ～ 4 次，每次重复 8 ～ 10 次。腹式呼吸要增加能量消耗，因此指导患者只能在疾病恢复期如出院前进行训练。

（3）有效咳嗽：用力呼气以促进分泌物清除。

（4）全身性运动：包括步行、登楼梯、踏车等。

6. 健康指导

（1）住院指导：戒烟是预防 COPD 的重要措施，应劝导患者戒烟；避免粉尘和刺激性气体的吸入；避免和呼吸道感染患者接触。

（2）出院指导：①出院后继续用药者，应遵医嘱按疗程服药。定期随访进行肺通气功能的监测，识别使病情恶化的因素。②指导家庭氧疗患者和家属注意供氧装置周围严禁烟火，防止氧气燃烧爆炸；定期更换、清洁、消毒氧疗装置。③在呼吸道传染病流行期间，尽量避免去人群密集的公共场所，在潮湿、大风、严寒气候时，避免室外活动，根据气候变化及时增减衣物，避免受凉感冒，预防呼吸道感染。④教会患者和家属依据呼吸困难与活动之间的关系，判断呼吸困难的严重程度，学会自我控制病情的技巧，如腹式呼吸及缩唇呼吸锻炼等。

（3）接种疫苗：流行性感冒（流感）疫苗有灭活疫苗和减毒活疫苗，应根据每年预测的流感病毒种类制备，该疫苗可降低慢性阻塞性肺疾病患者的病情严重程度和病死率，可每年接种 1 次（秋季）或 2 次（秋、冬季）。

第三节　急性气管 - 支气管炎

急性气管 - 支气管炎是由生物、物理、化学刺激或过敏等因素引起的急性气管 - 支气管黏膜炎症，多为散发，无流行倾向，年老体弱者易患。临床表现主要为咳嗽和咳痰。多见于寒冷季节或气候突变时。

一、护理评估

1. 健康史　询问患者有无急性上呼吸道感染病史；有无接触过敏源史，如花粉、有机粉尘、真菌孢子、动物毛发排泄物或细菌蛋白质等；是否受寒冷天气影响等。

2. 身体评估　具体如下。

（1）症状：全身症状较轻，可伴低热、乏力、头痛及全身酸痛等，一般 3 ～ 5d 后消退。咳嗽、咳痰，先为干咳或咳少量黏液性痰，随后转为黏液脓性痰，痰量增多，咳嗽加剧，偶可痰中带血。咳嗽、咳痰可延续 2 ～ 3 周才消失，如迁延不愈，可演变为慢性支气管炎。如支气管发生痉挛，可出现程度不等的气促、喘鸣和胸骨后发紧感。

（2）体征：两肺呼吸音粗糙，可闻及散在干、湿性啰音，啰音部位常不固定，咳嗽后可减少或消失。

3. 心理－社会状况　评估患者对疾病的重视程度；评估是否掌握疾病预防知识及注意事项；注意患者所伴随的相应的心理反应，如呼吸道症状导致的患者社会适应能力的改变，胸闷、气短所引起的紧张和焦虑等心理状态改变。

4. 辅助检查　如下所述。

（1）血常规检查：白细胞总数及分类大多正常，细菌感染较重时，白细胞计数和中性粒细胞可增高。

（2）痰涂片或培养可发现致病菌。

（3）X 线胸片检查多为正常，或仅有肺纹理增粗。.

二、治疗原则

治疗原则是止咳、祛痰、平喘和控制感染。

1. 抗菌治疗　如有细菌感染，应及时应用抗生素。可以首选大环内酯类、青霉素类，亦可选用头孢菌素或喹诺酮类等药物。

2. 对症治疗　对发热头痛者，选用解热镇痛药；咳嗽无痰者，可用止咳药；痰液黏稠不易咳出者，可用祛痰药，也可以用雾化吸入法祛痰，如有支气管痉挛，可用支气管扩张药。

三、护理措施

1. 环境　提供整洁舒适、阳光充足的环境，保持室内空气新鲜，定时通风，但应避免对流，以免患者受凉，维持适宜的温、湿度。

2. 饮食护理　提供高蛋白、高维生素、高热量的清淡饮食，禁食辛辣、有刺激性和过于油腻的食物。鼓励患者多饮水，每天保证饮水在 1 500mL 以上，充足的水分可保证呼吸道黏膜的湿润和病变黏膜的修复，有利于痰液的稀释和排出。

3. 避免诱因　注意保暖；避免尘埃、烟雾等不良刺激；适当休息，避免疲劳。如有发热，发热期间应卧床休息。

4. 用药护理　按医嘱正确、及时给予祛痰、止咳、解痉、平喘药及抗生素，注意观察药物的疗效和不良反应，如使用抗生素可引起过敏反应及大便秘结，祛痰药可致胃部不适及食欲减退等。

5. 病情观察　注意观察体温的变化及咳嗽、咳痰情况，注意有无胸闷、气促等症状，详细记录痰液的色、量、质及气味。指导患者正确留取痰液标本并及时送检，为诊断与治疗提供可靠的依据。

6. 促进有效排痰　指导有效咳痰、排痰。痰液黏稠不易咳出时，可按医嘱予以雾化吸入。年老体弱者协助翻身，拍背。

7. 心理护理　关心体贴患者，解除患者的焦虑情绪。

四、健康教育

1. 宣教　向患者及家属讲解有关病因及诱因、发病过程、预后知识，以稳定其情绪；帮助患者了解本病的治疗要点，强调多喝水的重要性，指导合理饮食、休息与活动，保证足够的营养、充足的睡眠，避免疲劳，有利于疾病的恢复；指导患者遵医嘱用药，帮助患者了解所用药物的作用及不良反应；告知患者如 2 周后症状仍持续存在，应及时就诊。

2. 避免诱因指导　保持居室空气新鲜、流通，适宜的温度和湿度，注意保暖，防治感冒；做好劳动保护，加强环境卫生，避免粉尘、刺激性气体及烟雾等有害因素的刺激；避免过度劳累；吸烟者劝其戒烟。

3. 活动与运动指导　平时生活要有规律，进行适当的耐寒训练，开展体育锻炼，以增强体质。

第三章　消化内科疾病的护理

第一节　常见症状体征的护理

一、恶心与呕吐

恶心和呕吐两者可单独发生，但多数患者先有恶心（nausea），继而呕吐（vomiting）。引起恶心与呕吐的病因很多，其中消化系统的常见病因有：①胃炎、消化性溃疡并发幽门梗阻、胃癌；②肝、胆囊、胆管、胰、腹膜的急性炎症；③胃肠功能紊乱引起的心理性呕吐。呕吐出现的时间、频度，呕吐物的量与性状因病种而异。上消化道出血时呕吐物呈咖啡色甚至鲜红色；消化性溃疡并发幽门梗阻时呕吐常在餐后发生，呕吐量大，呕吐物含酸性发酵宿食；低位肠梗阻时呕吐物带粪臭味；急性胰腺炎可出现频繁剧烈的呕吐，吐出胃内容物甚至胆汁。呕吐频繁且量大者可引起水电解质紊乱、代谢性碱中毒；长期呕吐伴畏食者可致营养不良；昏迷患者呕吐时易发生误吸，引起肺部感染、窒息等。

（一）护理评估

1. 病史　恶心与呕吐发生的时间、频率、原因或诱因，与进食的关系；呕吐的特点及呕吐物的性质、量；呕吐伴随的症状，如是否伴有腹痛、腹泻、发热、头痛、眩晕等。患者的精神状态，有无疲乏无力，有无焦虑、抑郁，呕吐是否与精神因素有关。

2. 身体评估　①全身情况：生命体征、神志、营养状况，有无失水表现。②腹部检查：腹胀、腹痛、肠鸣音等。

3. 实验室及其他检查　必要时做呕吐物毒物分析或细菌培养等检查，呕吐量大者注意有无水电解质紊乱、酸碱平衡失调。

（二）常用护理诊断/问题

1. 有体液不足的危险　与大量呕吐导致失水有关。

2. 活动无耐力　与频繁呕吐导致失水、电解质丢失有关。

3. 焦虑　与频繁呕吐、不能进食有关。

（三）目标

（1）患者生命体征在正常范围内，无失水、电解质紊乱和酸碱失衡。

（2）呕吐减轻或停止，逐步恢复进食。

（3）能保证机体所需热量、水分、电解质的摄入。

（4）活动耐力恢复或有所改善。

（5）焦虑程度减轻。

（四）护理措施及依据

1. 有体液不足的危险　尽快采取补液措施，主要有以下几项措施。

（1）失水征象监测：①生命体征：定时测量和记录生命体征直至稳定。血容量不足时可出现心率加快、呼吸急促、血压降低，特别是直立性低血压。持续性呕吐致大量胃液丢失而发生代谢性碱中毒时，患者呼吸变浅、慢。②准确测量和记录每天的出入量、尿比重、体重。③观察患者有无失水征象，依失水程度不同，患者可出现软弱无力、口渴、皮肤黏膜干燥和弹性减低，尿量减少、尿比重增高，并可有烦躁、神志不清以至昏迷等表现。④动态观察实验室检查结果，例如血清电解质、酸碱平衡状态。

（2）呕吐的观察与处理：观察患者呕吐的特点，记录呕吐的次数，呕吐物的性质和量、颜色、气味。按医嘱应用止吐药及其他治疗，促使患者逐步恢复正常饮食和体力。

（3）积极补充水分和电解质：给予口服补液时，应少量多次饮用，以免引起恶心呕吐。如口服补液未能达到所需补液量时，需静脉输液以恢复机体的液体平衡状态。剧烈呕吐不能进食或严重水电解质失衡时，则主要通过静脉输液给予纠正。

2. 活动无耐力 以生活及安全护理为主。

（1）生活护理：协助患者进行日常生活活动。患者呕吐时应帮助其坐起或侧卧，头偏向一侧，以免误吸。吐毕给予漱口，更换污染衣物被褥，开窗通风以去除异味。

（2）安全的护理：告知患者突然起身可能出现头晕、心悸等不适。指导患者坐起时动作缓慢，以免发生直立性低血压。

3. 焦虑 采取心理疏导和放松技术。

（1）心理疏导：耐心解答患者及家属提出的问题，消除其紧张情绪，特别是呕吐与精神因素有关的患者。紧张、焦虑还会影响食欲和消化能力，而对于治疗的信心及情绪稳定则有利于缓解症状。必要时使用镇静剂。

（2）应用放松技术：常用深呼吸法（用鼻吸气，然后张口慢慢呼气，反复进行），以及交谈、听音乐、阅读等方法转移患者的注意力，减少呕吐的发生。

（五）评价

（1）患者生命体征稳定在正常范围，无口渴、尿少、皮肤干燥和弹性减退等失水表现，血生化指标正常。

（2）呕吐减轻或消失，逐步耐受及增加进食量。

（3）摄入足够的热量、水分、电解质和各种营养素，营养状态改善。

（4）活动耐力增加，活动后无头晕、心悸、气促或直立性低血压。

（5）能认识自己的焦虑状态并运用适当的应对技术。

二、腹痛

临床上一般将腹痛（abdominal pain）按起病急缓、病程长短分为急性与慢性腹痛。急性腹痛多由腹腔脏器的急性炎症、扭转或破裂，空腔脏器梗阻或扩张，腹腔内血管阻塞等引起；慢性腹痛的原因常为腹腔脏器的慢性炎症、腹腔脏器包膜的张力增加，消化性溃疡、胃肠神经功能紊乱、肿瘤压迫及浸润等。此外，某些全身性疾病、泌尿生殖系统疾病、腹外脏器疾病如急性心肌梗死和下叶肺炎等亦可引起腹痛。腹痛可表现为隐痛、钝痛、灼痛、胀痛、刀割样痛、钻痛或绞痛等，可为持续性或阵发性疼痛，其部位、性质和程度常与疾病有关。如胃、十二指肠疾病引起的腹痛多为中上腹部隐痛、灼痛或不适感，伴畏食、恶心、呕吐、嗳气、反酸等。小肠疾病多呈脐周疼痛，并有腹泻、腹胀等表现。大肠病变所致的腹痛为腹部一侧或双侧疼痛。急性胰腺炎常出现上腹部剧烈疼痛，为持续性钝痛、钻痛或绞痛，并向腰背部呈带状放射。急性腹膜炎时疼痛弥漫全腹，腹肌紧张，有压痛、反跳痛。

（一）护理评估

1. 病史 腹痛发生的原因或诱因，起病急骤或缓慢、持续时间，腹痛的部位、性质和程度；腹痛与进食、活动、体位等因素的关系；腹痛发生时的伴随症状，如有无恶心、呕吐、腹泻、呕血、便血、血尿、发热等；有无缓解疼痛的方法；有无精神紧张、焦虑不安等心理反应。

2. 身体评估 ①全身情况：生命体征、神志、神态、体位、营养状况，以及有关疾病的相应体征，如腹痛伴黄疸者提示与胰腺、胆系疾病有关，腹痛伴休克者可能与腹腔脏器破裂、急性胃肠穿孔、急性出血性坏死性胰腺炎、急性心肌梗死、肺炎等有关。②腹部检查：略。

3. 实验室及其他检查 根据不同病种进行相应的实验室检查，必要时需作 X 线检查、消化道内镜检查等。

（二）常用护理诊断 / 问题

1. 疼痛：腹痛　与腹腔脏器或腹外脏器的炎症、缺血、梗阻、溃疡、肿瘤或功能性疾病等有关。

2. 焦虑　与剧烈腹痛、反复或持续腹痛不易缓解有关。

（三）目标

（1）患者的腹痛逐渐减轻或消失。

（2）焦虑程度减轻。

（四）护理措施及依据

腹痛是很常见的临床症状。因发病原因的不同，腹痛的性质、程度、持续时间和转归各异，需要有针对性的治疗、护理，包括病因治疗和止痛措施。下述为腹痛患者的一般护理原则。

1. 疼痛：腹痛　应积极查明原因，了解腹痛时长及伴随症状。

（1）腹痛的监测：①观察并记录患者腹痛的部位、性质及程度，发作的时间、频率，持续时间，以及相关疾病的其他临床表现。如果疼痛突然加重、性质改变，且经一般对症处理疼痛不能减轻，需警惕某些并发症的出现，如消化性溃疡穿孔引起弥漫性腹膜炎等。②观察非药物性和（或）药物止痛治疗的效果。

（2）非药物性缓解疼痛的方法：是对疼痛，特别是慢性疼痛的主要处理方法，能减轻患者的焦虑、紧张，提高其疼痛阈值和对疼痛的控制感。①行为疗法：指导式想象（利用一个人对某特定事物的想象而达到特定的正向效果，如回忆一些有趣的往事可转移对疼痛的注意）、深呼吸、冥想、音乐疗法、生物反馈等。②局部热疗法：除急腹症外，对疼痛局部可应用热水袋进行热敷，从而解除肌肉痉挛而达到止痛效果。③针灸止痛：根据不同疾病和疼痛部位选择针疗穴位。

（3）用药护理：镇痛药物种类甚多，应根据病情、疼痛性质和程度选择性给药。癌性疼痛应遵循按需给药的原则，有效控制患者的疼痛。观察药物不良反应，如口干、恶心、呕吐、便秘和用药后的镇静状态。急性剧烈腹痛诊断未明时，不可随意使用镇痛药物，以免掩盖症状，延误病情。

（4）生活护理：急性剧烈腹痛患者应卧床休息，要加强巡视，随时了解和满足患者所需，做好生活护理。应协助患者取适当的体位，以减轻疼痛感并有利于休息，从而减少疲劳感和体力消耗。烦躁不安者应采取防护措施，防止坠床等意外发生。

2. 焦虑　疼痛是一种主观感觉。对疼痛的感受既与疾病的性质、病情有关，也与患者对疼痛的耐受性和表达有关。后者的主要影响因素有患者的年龄、个性、文化背景、情绪和注意力；周围人们的态度；疼痛对患者的生活、工作、休息、睡眠和社交活动的影响，这些影响对患者是否具有重要意义；以及疾病的性质，例如是否危及生命等。急骤发生的剧烈腹痛、持续存在或反复出现的慢性腹痛以及预后不良的癌性疼痛，均可造成患者精神紧张、情绪低落，而消极悲观和紧张的情绪又可使疼痛加剧。因此，护士对患者和家属应进行细致全面的心理评估，取得家属的配合，有针对性地对患者进行心理疏导，以减轻紧张恐惧心理，稳定情绪，有利于增强患者对疼痛的耐受性。

（五）评价

（1）患者叙述腹痛减轻或消失。

（2）情绪稳定，能应用适当的技巧减轻焦虑和疼痛。

三、腹泻

正常人的排便习惯多为每天 1 次，有的人每天 2 ～ 3 次或每 2 ～ 3 天 1 次，只要粪便的性状正常，均属正常范围。腹泻（diarrhea）指排便次数多于平日习惯的频率，粪质稀薄。腹泻多由肠道疾病引起，其他原因有药物、全身性疾病、过敏和心理因素等。发生机制为肠蠕动亢进、肠分泌增多或吸收障碍。小肠病变引起的腹泻粪便呈糊状或水样，可含有未完全消化的食物成分，大量水泻易导致脱水和电解质丢失，部分慢性腹泻患者可发生营养不良。大肠病变引起的腹泻粪便可含脓、血、黏液，病变累及直肠时可出现里急后重。

（一）护理评估

1. 病史　腹泻发生的时间、起病原因或诱因、病程长短；粪便的性状、气味和颜色，排便次数和量；有无腹痛及疼痛的部位，有无里急后重、恶心、呕吐、发热等伴随症状；有无口渴、疲乏无力等提示失水的表现；有无精神紧张、焦虑不安等心理因素。

2. 身体评估　①急性严重腹泻时，注意观察患者的生命体征、神志、尿量、皮肤弹性等。慢性腹泻时应注意患者的营养状况，有无消瘦、贫血的体征。②腹部检查：腹胀、腹痛、肠鸣音等。③肛周皮肤：有无因排便频繁及粪便刺激，引起肛周皮肤糜烂。

3. 实验室及其他检查　采集新鲜粪便标本做显微镜检查，必要时做细菌学检查。急性腹泻者注意监测血清电解质、酸碱平衡状况。

（二）常用护理诊断 / 问题

1. 腹泻　与肠道疾病或全身性疾病有关。

2. 有体液不足的危险　与大量腹泻引起失水有关。

（三）目标

（1）患者的腹泻及其引起的不适减轻或消失。

（2）能保证机体所需水分、电解质、营养素的摄入。

（3）生命体征、尿量、血生化指标在正常范围。

（四）护理措施及依据

1. 腹泻　根据不同因素导致的腹泻应采用不同的护理措施。

（1）病情观察：包括排便情况、伴随症状等。

（2）饮食护理：饮食以少渣、易消化食物为主，避免生冷、多纤维、味道浓烈的刺激性食物。急性腹泻应根据病情和医嘱，给予禁食、流质、半流质或软食。

（3）活动与休息：急性起病、全身症状明显的患者应卧床休息，注意腹部保暖。可用热水袋热敷腹部，以减弱肠道运动，减少排便次数，并有利于腹痛等症状的减轻。

（4）用药护理：腹泻的治疗以病因治疗为主。应用止泻药时注意观察患者排便情况，腹泻得到控制应及时停药。应用解痉止痛剂如阿托品时，注意药物不良反应如口干、视力模糊、心动过速等。

（5）肛周皮肤护理：排便频繁时，因粪便的刺激，可使肛周皮肤损伤，引起糜烂及感染。排便后应用温水清洗肛周，保持清洁干燥，涂无菌凡士林或抗生素软膏以保护肛周皮肤，促进损伤处愈合。

（6）心理护理：慢性腹泻治疗效果不明显时，患者往往对预后感到担忧，结肠镜等检查有一定痛苦，某些腹泻如肠易激综合征与精神因素有关，故应注意患者心理状况的评估和护理，鼓励患者配合检查和治疗，稳定患者情绪。

2. 有体液不足的危险　应该积极补充体液。

（1）动态观察液体平衡状态：急性严重腹泻时丢失大量水分和电解质，可引起脱水及电解质紊乱，严重时导致休克。故应严密监测患者生命体征、神志、尿量的变化；有无口渴、口唇干燥、皮肤弹性下降、尿量减少、神志淡漠等脱水表现；有无肌肉无力、腹胀、肠鸣音减弱、心律失常等低钾血症的表现，监测血生化指标的变化。

（2）补充水分和电解质：及时遵医嘱给予液体、电解质、营养物质，以满足患者的生理需要量，补充额外丢失量，恢复和维持血容量。一般可经口服补液，严重腹泻、伴恶心与呕吐、禁食或全身症状显著者经静脉补充水分和电解质。注意输液速度的调节。老年患者尤其应及时补液并注意输液速度，因老年人易因腹泻发生脱水，也易因输液速度过快引起循环衰竭。

（五）评价

（1）患者的腹泻及其伴随症状减轻或消失。

（2）机体获得足够的热量、水电解质和各种营养物质，营养状态改善。

（3）生命体征正常，无失水、电解质紊乱的表现。

四、吞咽困难

吞咽困难（dysphagia）指固体或液体食物从口腔运送至胃的过程中受阻而产生咽部、胸骨后的梗阻感或停滞感。按吞咽困难的部位可分为口咽性吞咽困难和食管性吞咽困难两类。多见于咽、食管及食管周围疾病，如咽部脓肿、食管癌、胃食管反流病、贲门失弛缓症，风湿性疾病如系统性硬化症累及食管，神经系统疾病，以及纵隔肿瘤、主动脉瘤等压迫食管。

五、嗳气

嗳气（eructation）指消化道内气体（主要来自食管和胃）从口腔溢出，气体经咽喉时发出特殊声响，有时伴有特殊气味，俗称“打饱嗝”。多提示胃内气体较多。频繁嗳气可与精神因素、进食过急过快、饮用含碳酸类饮料或酒类有关，也可见于胃食管反流病、食管裂孔疝、慢性胃炎、消化性溃疡、功能性消化不良和胆管疾病等。

六、反酸

反酸（acid regurgitation）指酸性胃内容物反流至口咽部，口腔感觉到酸性物质。常伴有烧灼感、胸骨后疼痛、吞咽痛、吞咽困难以及间歇性声嘶、慢性咳嗽等呼吸道症状，不伴有恶心、干呕。多由于食管括约肌功能不全或食管蠕动功能异常、胃酸分泌过多引起，多见于胃食管反流病和消化性溃疡。

七、灼热感或烧心感

灼热感或烧心感（heartbum）是一种胸骨后或剑突下的烧灼感，由胸骨下段向上延伸，常伴有反酸，主要由于炎症或化学刺激作用于食管黏膜而引起。常见于胃食管反流病和消化性溃疡，也可发生于急性心肌梗死和心绞痛。

八、畏食或食欲不振

畏食或食欲不振（anorexia）指惧怕进食或缺乏进食的欲望。多见于消化系统疾病如消化系统肿瘤、慢性胃炎、肝炎等，也见于全身性或其他系统疾病如严重感染、肺结核、尿毒症、垂体功能减退等。严重食欲不振称为厌食，可导致营养不良。

九、腹胀

腹胀（abdominal distention）是一种腹部胀满、膨隆的不适感觉，可由胃肠道积气（flatulence）、积食或积粪、腹腔积液、气腹、腹腔内肿物、胃肠功能紊乱、胃肠道梗阻等引起，亦可由低钾血症所致。当胃肠道积气量超过气体被吸收和排出的量时，可出现腹胀感。腹腔积液超过 1 000mL 时，亦出现腹胀不适。

十、便秘

便秘（constipation）指排便频率减少，1 周内排便次数少于 2 ~ 3 次，排便困难，大便干结。部分正常人习惯于隔几天排便 1 次，但无排便困难与大便干结，故不能以每天排便 1 次作为正常排便的标准。引起便秘的常见因素有：进食量过少或食物缺乏纤维素、水分，不足以刺激肠道的正常蠕动；结肠平滑肌张力减低和蠕动减弱；各种原因的肠梗阻；排便反射减弱或消失，腹肌、膈肌及盆肌张力减低；结肠痉挛缺乏驱动性蠕动等。便秘常见于全身性疾病、身体虚弱、不良排便习惯、功能性便秘等情况，以及结肠、直肠、肛门疾病。

十一、黄疸

黄疸（jaundice）是由于血清中胆红素升高，致使皮肤、黏膜和巩膜发黄的体征。正常胆红素最高为

17.1μmol/L，胆红素在34.2μmol/L以下时，黄疸不易觉察，称为隐性黄疸；超过34.2μmol/L时临床出现黄疸。常分为肝细胞性黄疸、胆汁淤积性黄疸和溶血性黄疸。肝细胞性黄疸和胆汁淤积性黄疸主要见于消化系统疾病，如肝炎、肝硬化、胆管阻塞；溶血性黄疸见于各种原因引起的溶血，如溶血性疾病、不同血型输血导致的溶血等。

十二、呕血与黑便

呕血（hematemesis）与黑便（melena）见于上消化道疾病（如食管、胃、十二指肠、胆和胰腺疾病）或全身性疾病导致的上消化道出血，常见病因为消化性溃疡、急性糜烂出血性胃炎、食管胃底静脉曲张破裂和胃癌。上消化道出血者均有黑便，但不一定有呕血。出血部位在幽门以上者常有呕血和黑便，在幽门以下者可仅表现为黑便。但出血量少而速度慢的幽门以上病变亦可仅见黑便，而出血量大、速度快的幽门以下病变可因血液反流入胃，引起恶心、呕吐而出现呕血。

呕血与黑便的颜色、性质亦与出血量和速度有关。呕血呈鲜红色或血块提示出血量大且速度快，血液在胃内停留时间短，未经胃酸充分混合即呕出；如呕血呈棕褐色咖啡渣样，则表明血液在胃内停留时间长，经胃酸作用形成酸性血红蛋白所致。柏油样黑便，黏稠而发亮，是因血红蛋白中铁与肠内硫化物作用形成硫化铁所致；当出血量大且速度快时，血液在肠内推进快，粪便可呈暗红甚至鲜红色，需与下消化道出血鉴别；反之，空肠、回肠的出血如出血量不大，在肠内停留时间较长，也可表现为黑便，需与上消化道出血鉴别。

第二节　胃食管反流护理

胃食管反流（gastroesophageal reflux disease，GERD）指胃十二指肠内容物反流入食管引起烧心等症状，可引起反流性食管炎（reflux esophagitis，RE），以及咽喉、气道等食管邻近的组织损害。

内镜下无食管炎表现的称为非糜烂性反流病（nonerosive reflux disease，NERD）。胃食管反流病在西方国家十分常见，患病率为10%～20%，40～60岁为高峰发病年龄，男女发病无差异。我国胃食管反流病发病率低于西方国家，病情亦较轻。

一、病因与发病机制

胃食管反流是由多种因素造成的消化道动力障碍性疾病，其主要发病机制是抗反流防御机制减弱和反流物对食管黏膜攻击作用的结果。

1. 食管抗反流防御机制减弱　①抗反流屏障功能减弱：食管下括约肌（LES）是食管和胃连接处抗反流的高压带，能防止胃内容物反流入食管。②食管对胃反流物的廓清能力障碍：正常情况下，一旦发生胃食管反流，大部分反流物通过1～2次食管自发和继发性蠕动性收缩将食管内容物排入胃内，即容量清除，是食管廓清的主要方式，剩余的则由唾液缓慢中和。故食管蠕动和唾液产生的异常也参与胃食管反流病的致病作用。③食管黏膜屏障作用下降：反流物进入食管后，食管借助上皮表面黏液、不移动水层和表面$H_2CO_3^-$、复层鳞状上皮等构成的上皮屏障，以及黏膜下丰富的血液供应构成的后上皮屏障，发挥其抗反流物对食管黏膜损伤的作用。因此，任何导致食管黏膜屏障作用下降的因素，如长期吸烟、饮酒以及抑郁等，将削弱食管黏膜抵御反流物损害的功能。

2. 反流物对食管黏膜的攻击作用　在食管抗反流防御机制减弱的基础上，反流物刺激和损害食管黏膜，其中胃酸与胃蛋白酶是反流物中损害食管黏膜的主要成分。近年来对胃食管反流病的监测证明存在胆汁反流，其中的非结合胆盐和胰酶是主要的攻击因子，参与损害食管黏膜。

二、临床表现

胃食管反流的临床表现多样，轻重不一，主要表现如下。

1. 食管症状　分为典型症状和非典型症状两类。

（1）典型症状：烧心和反流是本病最常见、最典型的症状。常在餐后1小时出现，卧位、弯腰或腹压增高时可加重，部分患者烧心和反流症状可在夜间入睡时发生。

（2）非典型症状：主要有胸痛、吞咽困难。胸痛严重时可为剧烈刺痛，发生在胸骨后，可放射至后背、胸部、肩部、颈部、耳后，可伴有或不伴有烧心和反流。吞咽困难呈间歇性发作，进食固体或液体食物均可发生。南食管狭窄引起的吞咽困难可呈持续性或进行性加重。有严重食管炎或并发食管溃疡者，可伴吞咽疼痛。

2. 食管外症状　由反流物刺激或损伤食管以外的组织或器官引起，如咽喉炎、慢性咳嗽和哮喘。严重者可发生吸入性肺炎，甚至出现肺间质纤维化。一些患者诉咽部不适，有异物感、棉团感或堵塞感，但无真正吞咽困难，称为癔球症。

3. 并发症　主要有上消化道出血、食管狭窄、Barrett食管。Barrett食管是在反流性食管炎的基础上，内镜下食管黏膜出现胃黏膜的橘红色，分布可为环形、舌形或岛状，是食管腺癌的癌前病变。

三、实验室及其他检查

1. 内镜检查　是诊断反流性食管炎最准确的方法，并能判断反流性食管炎的严重程度和有无并发症。内镜下无反流性食管炎不能排除胃食管反流病。

2. 24小时食管pH监测　是诊断胃食管反流病的重要检查方法，可提供食管是否存在过度酸反流的客观证据，并了解酸反流的程度及其与症状发生的关系。

常用的观察指标：24小时内pH<4的总百分时间、pH<4的次数、持续5分钟以上的反流次数以及最长反流时间等指标。

3. 食管吞钡X线检查　对诊断反流性食管炎敏感性不高。对不愿接受或不能耐受内镜检查者行该检查，可排除食管癌等其他食管疾病，可发现严重反流性食管炎阳性X线征。

4. 食管滴酸试验　在滴酸过程中，出现胸骨后疼痛或烧心的患者为阳性，且多在滴酸的最初15分钟内出现。

5. 食管测压　可测定LES的长度和部位、LES压、LES松弛压、食管体部压力及食管上括约肌压力等。LES压<6mmHg易导致反流。

四、诊断要点

患者出现典型的烧心和反酸症状可作出初步诊断。内镜检查如发现有反流性食管炎并能排除其他原因引起的食管病变，本病诊断成立。对有典型症状而内镜检查阴性者，行24小时食管pH监测，证实有食管过度酸反流，则诊断成立。对疑诊为本病而内镜检查阴性者作质子泵抑制剂（PPI）试验性治疗（如奥美拉唑每次20mg，每天2次，连用7～14天），如果有明显效果，本病诊断一般可成立。

五、治疗要点

治疗目的是控制症状、治愈食管炎、减少复发和防治并发症。

1. 一般治疗　改变生活方式与饮食习惯，避免应用降低LES压的药物及引起胃排空延迟的药物。

2. 药物治疗　常见有促胃肠动力药、抑酸药。

（1）促胃肠动力药：如多潘立酮、莫沙必利、依托必利等，这类药物可能通过增加LES压力，改善食管蠕动功能，促进胃排空。适用于轻症患者或作为抑酸药的辅助治疗药物。

（2）抑酸药：①H_2受体拮抗剂（H_2RA）：如西咪替丁、雷尼替丁、法莫替丁等，能减少胃酸分泌，但不能有效抑制进食刺激引起的胃酸分泌，适用于轻、中症患者。②质子泵抑制剂（PPI）：如奥美拉唑、兰索拉唑、泮托拉唑等，药物抑酸作用强，适用于症状重、有严重食管炎者。③抗酸药：如氢氧化铝、铝碳酸镁及其复方制剂等，仅用于症状轻、间歇发作患者，缓解临床症状。

3. 抗反流手术治疗　对需要长期使用大剂量PPI维持治疗者，根据患者的意愿考虑抗反流手术；确诊由反流引起严重呼吸道疾病者及PPI疗效欠佳者，宜考虑抗反流手术。

4. 并发症治疗　并发食管狭窄者可行内镜下食管扩张治疗，术后长程 PPI 维持治疗；Barrett 食管患者使用 PPI 治疗及长程维持治疗，并加强随访，以早期发现癌变。

六、常用护理诊断/问题、措施及依据

疼痛：腹痛　与胃酸反流刺激食管黏膜有关。

（1）病情观察：注意观察患者疼痛的部位、性质、程度、持续时间及伴随症状，及时发现和处理异常情况。

（2）去除和避免诱发因素：避免应用降低 LES 压的药物及引起胃排空延迟的药物如激素、抗胆碱能药物、茶碱、地西泮、钙拮抗剂等。避免饭后剧烈运动，避免睡前 2 小时进食，白天进餐后亦不宜立即卧床，睡眠时将床头抬高 15 ~ 20cm，以改善平卧位食管的排空功能。应避免进食使 LES 压降低的食物，如高脂肪食物、巧克力、咖啡、浓茶等，以高蛋白、低脂肪、无刺激、易消化饮食为宜，少食多餐。戒烟禁酒。注意减少一切引起腹内压增高的因素，如肥胖、便秘、紧束腰带等。

（3）指导并协助患者减轻疼痛：保持环境安静、舒适，减少对患者的不良刺激和心理压力。疼痛时尽量深呼吸，以腹式呼吸为主，减轻胸部压力刺激。取舒适的体位。保持情绪稳定，焦虑的情绪易引起疼痛加重。教会患者一些放松和转移注意力的技巧，如做深呼吸、听音乐、看小说等，有利于缓解疼痛。

（4）用药护理：遵医嘱使用促胃肠动力药、抑酸药。

七、其他护理诊断/问题

1. 吞咽障碍　与反流引起食管狭窄有关。

2. 焦虑　与病程长、症状持续、生活质量受影响有关。

八、健康指导

1. 疾病知识指导　改变生活方式或生活习惯对多数患者能起到一定的疗效，应向患者及家属介绍 GERD 的有关知识，指导其了解并避免导致 LES 压降低的各种因素。

2. 用药指导与病情监测　指导患者严格按医嘱规定的剂量、用法服药，了解药物的主要不良反应。应用制酸药的患者，治愈后逐渐减少剂量直至停药或者改用缓和的其他制剂再逐渐停药。平时自备胃达喜、硫糖铝等碱性药物，出现不适症状时可服用。出现胸骨后灼热感、胸痛、吞咽不适等症状加重时，应及时就诊。

九、预后

CERD 的预后个体差异大，内科治疗可以缓解大多数患者的症状，预后良好，但易复发，须长期服药。

第三节　胃炎护理

胃炎（gastritis）指任何病因引起的胃黏膜炎症，常伴有上皮损伤和细胞再生，是最常见的消化系统疾病之一。按临床发病缓急和病程长短，一般将胃炎分为急性和慢性两大类。

一、急性胃炎

急性胃炎（acute gastritis）指多种病因引起的胃黏膜急性炎症。内镜检查可见胃黏膜充血、水肿、糜烂和出血等一过性病变，病理学为胃黏膜有大量中性粒细胞浸润。

（一）病因与发病机制

1. 药物　最常见引起胃黏膜炎症的药物是非甾体类抗炎药（non – steroid antiinflammatory drug，NSAID），如阿司匹林、吲哚美辛，某些抗肿瘤药、铁剂或氯化钾口服液等。这些药物可直接损伤胃黏膜上皮层，其中 NSAID 可通过抑制胃黏膜生理性前列腺素的合成，削弱胃黏膜的屏障作用。

2. 急性应激　各种严重的脏器功能衰竭、严重创伤、大面积烧伤、大手术、颅脑病变和休克等，甚至精神心理因素等均可引起胃黏膜糜烂、出血，严重者发生急性溃疡并大量出血，如烧伤所致者称 Curling 溃疡（Curling ulcer），中枢神经系统病变所致者称 Cushing 溃疡（Cushing ulcer）。

3. 乙醇　乙醇具有亲脂性和溶脂能力，高浓度乙醇可直接破坏黏膜屏障。

（二）临床表现

多数患者症状不明显，或症状被原发病掩盖。有症状者主要表现上腹不适或隐痛。上消化道出血是该病突出的临床表现，突发的呕血和（或）黑便为首发症状。据统计，所有上消化道出血的病例中，由急性糜烂出血性胃炎引起者占 10% ~ 30%，仅次于消化性溃疡。大量出血可引起晕厥或休克，伴贫血，体检可有上腹不同程度的压痛。

（三）实验室及其他检查

1. 粪便检查　粪便隐血试验阳性。

2. 胃镜检查　因病变（特别是 NSAID 或乙醇引起者）可在短期内消失，胃镜检查一般应在大出血后 24 ~ 48 小时内进行，镜下可见胃黏膜多发性糜烂、出血灶和浅表溃疡，表面附有黏液和炎性渗出物。一般应激所致的胃黏膜病损以胃体、胃底为主，而 NSAID 或乙醇所致者则以胃窦为主。

（四）诊断要点

近期服用 NSAID 等药物、严重疾病状态或大量饮酒者，如出现呕血和（或）黑便应考虑本病，确诊有赖于胃镜检查。

（五）治疗要点

针对病因和原发疾病采取防治措施。处于急性应激状态者在积极治疗原发病的同时，应使用抑制胃酸分泌或具有黏膜保护作用的药物，以预防急性胃黏膜损害的发生；药物引起者须立即停用。常用 H_2 受体拮抗剂或质子泵抑制剂抑制胃酸分泌，或硫糖铝和米索前列醇等保护胃黏膜。

（六）常用护理诊断/问题、措施及依据

1. 知识缺乏　缺乏有关本病的病因及防治知识。

（1）评估患者对疾病的认识程度：鼓励患者对本病及其治疗、护理计划提问，了解患者对疾病病因、治疗及护理的认识，帮助患者寻找并及时去除发病因素，控制病情的进展。

（2）休息与活动：患者应注意休息，减少活动，对急性应激造成者应卧床休息。同时应做好患者的心理疏导，解除其精神紧张，保证身、心两方面得以充分的休息。

（3）饮食护理：进食应定时、有规律，不可暴饮暴食，避免辛辣刺激食物。一般进少渣、温凉半流质饮食。如有少量出血可给牛奶、米汤等流质以中和胃酸，有利于黏膜的修复。急性大出血或呕吐频繁时应禁食。

（4）用药护理：指导正确使用阿司匹林、吲哚美辛等对胃黏膜有刺激的药物，必要时应用制酸剂、胃黏膜保护剂预防疾病的发生。

2. 潜在并发症　上消化道出血。

一般护理措施主要采用止血法。

（七）其他护理诊断/问题

1. 营养失调：低于机体需要量　与消化不良、少量持续出血有关。

2. 焦虑　与消化道出血及病情反复有关。

（八）健康指导

向患者及家属介绍急性胃炎的有关知识、预防方法和自我护理措施。根据患者的病因及具体情况进行指导，如避免使用对胃黏膜有刺激的药物，必须使用时应同时服用制酸剂；进食要有规律，避免过冷、过热、辛辣等刺激性食物及浓茶、咖啡等饮料；嗜酒者应戒酒，防止乙醇损伤胃黏膜；注意饮食卫生，生活要有规律，保持轻松愉快的心情。

（九）预后

病因如能去除，一般预后良好。个别由于大量出血或反复出血而危及生命。

二、慢性胃炎

慢性胃炎（chronic gastritis）指各种病因引起的胃黏膜慢性炎症。大多数慢性胃炎患者无任何症状，因此本病在人群中的确切患病率不完全清楚。由幽门螺杆菌引起的慢性胃炎呈世界范围分布，其感染率在发展中国家高于发达国家，我国属于幽门螺杆菌高感染率国家，估计人群中幽门螺杆菌的感染率达40% ~ 70%，幽门螺杆菌感染几乎无例外地引起胃黏膜炎症，且感染后机体一般难以将其清除而变成慢性感染。自身免疫性胃炎在北欧多见，我国仅有少数报道。

（一）病因与发病机制

1. 幽门螺杆菌感染　幽门螺杆菌感染是慢性胃炎最主要的病因，其机制是：①幽门螺杆菌具有鞭毛结构，可在胃内黏液层中自由活动，并依靠其黏附素与胃黏膜上皮细胞紧密接触，直接侵袭胃黏膜；②幽门螺杆菌所分泌的尿素酶，能分解尿素产生 NH_3，中和胃酸，既形成了有利于幽门螺杆菌定居和繁殖的中性环境，又损伤了上皮细胞膜；③幽门螺杆菌能产生细胞毒素使上皮细胞空泡变性，造成黏膜损害和炎症；④幽门螺杆菌的菌体胞壁还可作为抗原诱导自身免疫反应，后者损伤胃上皮细胞。

2. 饮食和环境因素　流行病学资料显示，饮食中高盐和缺乏新鲜蔬菜、水果与慢性胃炎的发生密切相关。长期的幽门螺杆菌感染，在部分患者可发展为慢性多灶萎缩性胃炎。但幽门螺杆菌感染者慢性多灶萎缩性胃炎的发生率存在很大的地区差异，如印度、非洲、东南亚等地人群幽门螺杆菌感染率与日本、韩国、哥伦比亚等国相当甚至更高，但前者慢性多灶萎缩性胃炎的发生率却远低于后者。我国地区间比较也存在类似情况。这说明幽门螺杆菌感染本身可能不足以导致慢性非萎缩性胃炎发展为萎缩和肠化生，但却增加了胃黏膜对环境因素损害的易感性。

3. 自身免疫　自身免疫性胃炎以富含壁细胞的胃体黏膜萎缩为主。壁细胞损伤后能作为自身抗原刺激机体的免疫系统而产生相应的壁细胞抗体和内因子抗体，破坏壁细胞，使胃酸分泌减少乃至缺失，还可影响维生素 B_{12} 吸收，导致恶性贫血。

4. 其他因素　长期饮浓茶、烈酒、咖啡，食用过热、过冷、过于粗糙的食物，可损伤胃黏膜；服用大量非甾体类抗炎药可破坏黏膜屏障；各种原因引起的十二指肠液反流，因其中的胆汁和胰液等会削弱胃黏膜的屏障功能，使其易受胃酸－胃蛋白酶的损害。

（二）病理

慢性胃炎病理变化是胃黏膜损伤和修复这对矛盾作用的结果，组织学上表现为炎症、萎缩和化生。炎症表现为黏膜层以淋巴细胞和浆细胞为主的慢性炎症细胞浸润。当有中性粒细胞浸润，显示有活动性炎症，称为慢性活动性胃炎，多提示存在幽门螺杆菌感染。慢性炎症过程出现胃黏膜固有腺体数量减少甚至消失，胃黏膜变薄，并常伴肠化生，即胃黏膜萎缩。慢性胃炎进一步发展，胃上皮或化生的肠上皮在再生过程中发育异常，可形成异型增生（dysplasia），又称不典型增生，异型增生被认为是胃癌的癌前病变。

（三）临床表现

慢性胃炎病程迁延，进展缓慢，缺乏特异性症状。70% ~ 80% 的患者无任何症状，部分有上腹痛或不适、食欲不振、饱胀、嗳气、反酸、恶心和呕吐等非特异性的消化不良表现，症状常与进食或食物种类有关。少数可有少量上消化道出血。自身免疫性胃炎患者可出现明显畏食、贫血和体重减轻。体征多不明显，有时可有上腹轻压痛。

（四）实验室及其他检查

1. 胃镜及胃黏膜活组织检查　是最可靠的诊断方法。通过胃镜在直视下观察黏膜病损。慢性非萎缩性胃炎可见红斑（点、片状或条状）、黏膜粗糙不平、出血点 / 斑；慢性萎缩性胃炎可见黏膜呈颗粒状、黏膜血管显露、色泽灰暗、皱襞细小。两种胃炎皆可见伴有糜烂、胆汁反流。在充分活组织检查基础上以病理组织学诊断明确病变类型，并可检测幽门螺杆菌。

2. 幽门螺杆菌检测　可通过侵入性（如快速尿素酶测定、组织学检查等）和非侵入性（如 ^{13}C 或 ^{14}C 尿素呼气试验等）方法检测幽门螺杆菌。

3. 血清学检查　自身免疫性胃炎时，抗壁细胞抗体和抗内因子抗体可呈阳性，血清促胃液素水平明显升高。多灶萎缩性胃炎时，血清促胃液索水平正常或偏低。

4. 胃液分析　自身免疫性胃炎时，胃酸缺乏；多灶萎缩性胃炎时，胃酸分泌正常或偏低。

（五）诊断要点

病程迁延，确诊有赖于胃镜及胃黏膜活组织病理学检查。幽门螺杆菌检测有助于病因诊断。

（六）治疗要点

1. 根除幽门螺杆菌感染　对幽门螺杆菌感染引起的慢性胃炎是否应常规根除幽门螺杆菌一直存在争论。根据2006年全国慢性胃炎共识意见，建议根除幽门螺杆菌治疗适用于：①伴有胃黏膜糜烂、萎缩及肠化生、异型增生；②有消化不良症状者；③有胃癌家族史。

目前多采用的治疗方案为一种胶体铋剂或一种质子泵抑制剂加上两种抗菌药物，如常用胶体次枸橼酸铋（colloidal bismuth subcitrate，CBS），每次240mg，每天2次，与阿莫西林（每次500 ~ 1 000mg，每天2次）及甲硝唑（每次200mg，每天4次）3药联用，2周为1个疗程。抗生素还有克拉霉素（甲红霉素）、呋喃唑酮等。

2. 对症处理　根据病因给予对症处理。如因非甾体类抗炎药引起，应停药并给予抗酸药；如因胆汁反流，可用氢氧化铝凝胶来吸附，或予以硫糖铝及胃动力药以中和胆盐，防止反流；有胃动力学改变，可服用多潘立酮、西沙必利等。

3. 自身免疫性胃炎的治疗　目前尚无特异治疗，有恶性贫血可肌内注射维生素 B_{12}。

4. 胃黏膜异型增生的治疗　除给予上述积极治疗外，关键在于定期随访。对肯定的重度异型增生可选择预防性内镜下胃黏膜切除术。

（七）常用护理诊断/问题、措施及依据

1. 疼痛：腹痛　与胃黏膜炎性病变有关。

（1）休息与活动：指导患者急性发作时应卧床休息，并可用转移注意力、做深呼吸等方法来减轻焦虑，缓解疼痛。病情缓解时可进行适当的锻炼，以增强机体抗病力。

（2）热敷：用热水袋热敷上腹部，以解除胃痉挛，减轻腹痛。

（3）用药护理：遵医嘱给患者以清除幽门螺杆菌感染治疗时，注意观察药物的疗效及不良反应。

1）胶体铋剂：胶体次枸橼酸铋（CBS）为常用制剂，因其在酸性环境中方起作用，故宜在餐前半小时服用。服CBS过程中可使齿、舌变黑，可用吸管直接吸入。部分患者服药后出现便秘和粪便变黑，停药后可自行消失。少数患者有恶心、一过性血清转氨酶升高等，极少出现急性肾衰竭。

2）抗菌药物：阿莫西林服用前应询问患者有无青霉素过敏史，应用过程中注意有无迟发性过敏反应的出现，如皮疹。甲硝唑可引起恶心、呕吐等胃肠道反应，应在餐后半小时服用，并可遵医嘱用甲氧氯普胺、维生素 B_{12} 等拮抗。

2. 营养失调：低于机体需要量　与畏食、消化吸收不良等有关。

（1）饮食治疗的原则：向患者说明摄取足够营养素的重要性，鼓励患者少量多餐进食，以高热量、高蛋白、高维生素、易消化的饮食为原则。避免摄入过咸、过甜、过辣的刺激性食物。

（2）制订饮食计划：与患者共同制订饮食计划，指导患者及家属改进烹饪技巧，增加食物的色、香、味，刺激患者食欲。胃酸低者食物应完全煮熟后食用，以利于消化吸收，并可给刺激胃酸分泌的食物，如肉汤、鸡汤等；高胃酸者应避免进食酸性、多脂肪食物。

（3）营养状况评估：观察并记录患者每天进餐次数、量、品种，以了解其摄入的营养素能否满足机体需要。定期测量体重，监测有关营养指标的变化，如血红蛋白浓度、血清清蛋白等。

（八）其他护理诊断/问题

1. 焦虑　与病情反复、病程迁延有关。

2. 知识缺乏　缺乏对慢性胃炎病因和预防知识的了解。

（九）健康指导

1. 疾病知识指导　向患者及家属介绍本病的有关病因，指导患者避免诱发因素。教育患者保持良好的心理状态，平时生活要有规律，合理安排工作和休息时间。

2. 饮食指导　指导患者加强饮食卫生和饮食营养，养成有规律的饮食习惯；避免过冷、过热、辛辣等刺激性食物及浓茶、咖啡等饮料；嗜酒者应戒酒，防止乙醇损伤胃黏膜；注意饮食卫生。

3. 用药指导　根据患者的病因、具体情况进行指导，如避免使用对胃黏膜有刺激的药物，必须使用时应同时服用制酸剂或胃黏膜保护剂；介绍药物的不良反应，如有异常及时复诊，定期门诊复查。

（十）预后

慢性胃炎长期持续存在，但多数患者无症状。少数慢性非萎缩性胃炎可演变为慢性多灶萎缩性胃炎，极少数慢性多灶萎缩性胃炎经长期演变可发展为胃癌。约 15% ~ 20% 幽门螺杆菌感染引起的慢性胃炎会发生消化性溃疡。

第四节　消化性溃疡护理

消化性溃疡（peptic ulcer）主要指发生在胃和十二指肠的慢性溃疡，即胃溃疡（gastric ulcer，GU）和十二指肠溃疡（duodenal ulcer，DU），因溃疡形成与胃酸 / 胃蛋白酶的消化作用有关而得名。

溃疡的黏膜层缺损超过黏膜肌层，不同于糜烂。本病是全球性常见病，可发生于任何年龄。全世界约有 10% 的人口一生中患过此病。20 世纪 70 年代以来消化性溃疡的发病率有下降的趋势。

一、病因与发病机制

胃十二指肠黏膜具有一系列防御和修复机制，溃疡的发生是由于对胃十二指肠黏膜有损害作用的侵袭因素（aggressive factors）与黏膜自身防御 / 修复因素（defensive/repairing factors）之间失去平衡的结果。这种失平衡可能是由于侵袭因素增强，也可能是防御 / 修复因素减弱，或两者兼有之。GU 主要是防御 / 修复因素减弱，DU 则主要是侵袭因素增强。现将这些病因及导致溃疡发生的机制分述如下。

1. 幽门螺杆菌感染　幽门螺杆菌感染是消化性溃疡的主要病因，其机制尚未阐明。

2. 非甾体类抗炎药　非甾体类抗炎药（NSAID）如阿司匹林、吲哚美辛等是引起消化性溃疡的另一常见原因。大量研究资料表明，服用 NSAID 患者发生消化性溃疡及其并发症的危险性显著高于普通人群。NSAID 可直接作用于胃、十二指肠黏膜，透过细胞膜弥散入黏膜上皮细胞内，细胞内高浓度 NSAID 产生细胞毒而损害胃黏膜屏障。

3. 胃酸和胃蛋白酶　消化性溃疡的最终形成是由于胃酸 / 胃蛋白酶对黏膜自身消化所致，而胃蛋白酶的活性取决于胃液 pH，当胃液 pH 在 4 以上时，胃蛋白酶便失去活性，因此胃酸在其中起决定性作用，是溃疡形成的直接原因。

4. 其他因素　吸烟、遗传、胃十二指肠运动异常等原发病因能加重幽门螺杆菌或 NSAID 对胃黏膜的损伤。

二、病理

消化性溃疡大多为单发，也可多个，呈圆形或椭圆形。DU 多发生于球部，前壁较常见；GU 多在胃角和胃窦、胃体的小弯侧。DU 直径多小于 15mm，GU 一般小于 20mm，但巨大溃疡（DU> 20mm，GU >30mm）亦非罕见，需与恶性溃疡鉴别。溃疡浅者累及黏膜肌层，深者则可达肌层，甚至浆膜层，穿破浆膜层时导致穿孔，血管破溃引起出血。溃疡边缘常有增厚，基底光滑、清洁，表面覆有灰白或灰黄色纤维渗出物。

三、临床表现

临床表现不一，部分患者可无症状，或以出血、穿孔等并发症为首发症状。典型的消化性溃疡有以下临床特征：①慢性过程，病史可达数年至数十年；②周期性发作，发作与自发缓解相交替，发作期可为数周或数月，缓解期也长短不一，发作常呈季节性，多在秋冬或冬春之交发病，可因精神情绪不良或过劳而诱发；③发作时上腹痛呈节律性，与进食有关。

1. 症状　以腹痛为主。

（1）腹痛：上腹部疼痛是本病的主要症状，可为钝痛、灼痛、胀痛甚至剧痛，或呈饥饿样不适感。疼痛部位多位于上腹中部、偏右或偏左。多数患者疼痛有典型的节律，DU 表现为空腹痛即餐后 2 ~ 4 小时或（及）午夜痛，进食或服用抗酸剂后可缓解；GU 的疼痛多在餐后 1 小时内出现，经 1 ~ 2 小时后逐渐缓解，至下餐进食后再次出现疼痛，午夜痛也可发生，但较 DU 少见。部分患者无上述典型疼痛，而仅表现为无规律性的上腹隐痛不适。也可因并发症而发生疼痛性质及节律的改变。

（2）其他：消化性溃疡除上腹疼痛外，尚可有反酸、嗳气、恶心、呕吐、食欲减退等消化不良症状，也可有失眠、多汗、脉缓等自主神经功能失调表现。

2. 体征　溃疡活动期可有上腹部固定而局限的轻压痛，DU 压痛点常偏右。缓解期则无明显体征。

3. 特殊类型的消化性溃疡　①无症状性溃疡：15% ~ 35% 消化性溃疡患者无任何症状，尤以老年人多见，多因其他疾病做胃镜或 X 线胃肠钡餐检查时偶然发现，或当发生出血或穿孔等并发症时，甚至于尸体解剖时始被发现。②老年人消化性溃疡：溃疡常较大，临床表现多不典型，常无任何症状或症状不明显，疼痛多无规律，食欲不振、恶心、呕吐、消瘦、贫血等症状较突出，需与胃癌鉴别。③复合性溃疡：指胃与十二指肠同时存在溃疡，多数 DU 发生先于 GU。其临床症状并无特异性，但幽门梗阻的发生率较单独 GU 或 DU 高。④幽门管溃疡：较为少见，常伴胃酸分泌过高。其主要表现为餐后立即出现较为剧烈而无节律性的中上腹疼痛，对抗酸药反应差，易出现幽门梗阻、穿孔、出血等并发症。⑤球后溃疡：指发生于十二指肠球部以下的溃疡，多位于十二指肠乳头的近端。其夜间痛和背部放射性疼痛较为多见，并发大量出血者亦多见，药物治疗效果差。

4. 并发症　出血、穿孔、幽门梗阻为主。

（1）出血：出血是消化性溃疡最常见的并发症，大约 50% 的上消化道大出血是由于消化性溃疡所致。

（2）穿孔：溃疡病灶向深部发展穿透浆膜层则并发穿孔。溃疡穿孔在临床上可分为急性、亚急性和慢性三种类型，以急性最为常见。

（3）幽门梗阻：主要由 DU 或幽门管溃疡引起。急性梗阻多因炎症水肿和幽门部痉挛所致，梗阻为暂时性，随炎症好转而缓解；慢性梗阻主要由于溃疡愈合后瘢痕收缩而呈持久性。

（4）癌变：少数 GU 可发生癌变，DU 则极少见。对长期 GU 病史，年龄在 45 岁以上，经严格内科治疗 4 ~ 6 周症状无好转，粪便隐血试验持续阳性者，应怀疑癌变，需进一步检查和定期随访。胃溃疡与十二指肠溃疡的鉴别见表 3–1。

表 3–1　胃溃疡与十二指肠溃疡的鉴别

	胃溃疡（GU）	十二指肠溃疡（DU）
常见部位	胃角或胃窦、胃小弯	十二指肠球部
胃酸分泌	正常或降低	增多
发病机制	主要是防御 / 修复因素减弱	主要是侵袭因素增强
发病年龄	中老年	青壮年
Hp 检出率	80% ~ 90%	90% ~ 100%
疼痛特点	餐后一小时疼痛—餐前缓解—进餐后一小时再痛，午夜痛少见	餐前痛—进餐后缓解—餐后 2 ~ 4 小时再痛—进食后缓解，午夜痛多见

四、实验室及其他检查

1. 胃镜和胃黏膜活组织检查　是确诊消化性溃疡的首选检查方法。胃镜检查可直接观察溃疡部位、病变大小、性质，并可在直视下取活组织做病理检查和幽门螺杆菌检测。内镜下，消化性溃疡多呈圆形、椭圆形或呈线形，边缘光滑，底部有灰黄色或灰白色渗出物，溃疡周围黏膜可充血、水肿，可见皱襞向溃疡集中。

2. X 线钡餐检查　适用于对胃镜检查有禁忌或不愿接受胃镜检查者。溃疡的 X 线直接征象是龛影，对溃疡诊断有确诊价值。

3. 幽门螺杆菌检测　是消化性溃疡的常规检测项目，其结果可作为选择根除幽门螺杆菌治疗方案的依据。可通过侵入性（如快速尿素酶测定、组织学检查和幽门螺杆菌培养等）和非侵入性（如 ^{13}C 或 ^{14}C 尿素呼气试验、粪便幽门螺杆菌抗原检测等）方法检测出幽门螺杆菌。其中 ^{13}C 或 ^{14}C 尿素呼气试验检测幽门螺杆菌感染的敏感性及特异性均较高而无须胃镜检查，常作为根除治疗后复查的首选方法。

4. 粪便隐血试验　隐血试验阳性提示溃疡有活动，如 GU 患者持续阳性，应怀疑有癌变的可能。

五、诊断要点

慢性病程、周期性发作的节律性上腹疼痛，且上腹痛可为进食或抗酸药所缓解的临床表现，可作出初步诊断，但确诊有赖胃镜检查。X 线钡餐检查发现龛影也有确诊价值。

六、治疗要点

治疗的目的在于消除病因、缓解症状、愈合溃疡、防止复发和防治并发症。

1. 降低胃酸的药物　包括抗酸药和抑制胃酸分泌药两类。前者与胃内盐酸作用形成盐和水，使胃内酸度降低，对缓解溃疡疼痛症状有较好效果，常用碱性抗酸药有氢氧化铝、铝碳酸镁及其复方制剂等。但长期和大量应用，其不良反应较大，故目前很少单一应用抗酸药来治疗溃疡。

2. 保护胃黏膜药物　硫糖铝和枸橼酸铋钾（胶体次枸橼酸铋，CBS）目前已少用做治疗消化性溃疡的一线药物。但枸橼酸铋钾因兼有较强的抑制幽门螺杆菌作用，可在根除幽门螺杆菌联合治疗时使用，但此药过量蓄积会引起神经毒性，不宜长期服用。此外，前列腺素类药物米索前列醇具有增加胃十二指肠黏膜的黏液 / 碳酸氢盐分泌、增加黏膜血流和一定的抑制胃酸分泌作用，主要用于 NSAID 相关性溃疡的预防，但其可引起子宫收缩，孕妇忌服。

3. 根除幽门螺杆菌治疗　凡有幽门螺杆菌感染的消化性溃疡，无论初发或复发、活动或静止、有无并发症，均应予以根除幽门螺杆菌治疗。目前推荐以 PPI 或胶体铋剂为基础加上两种抗生素的三联治疗方案。如奥美拉唑（40mg/d）或枸橼酸铋钾（480mg/d）加上克拉霉素（500 ~ 1 000mg/d）和阿莫西林（2 000mg/d）或甲硝唑（800mg/d）。上述剂量每天分 2 次服，疗程 7 ~ 14 天。

4. 手术治疗　对于大量出血经内科治疗无效、急性穿孔、瘢痕性幽门梗阻、胃溃疡疑有癌变及正规治疗无效的顽固性溃疡可选择手术治疗。

七、护理评估

1. 病史　以了解治疗经过及大便颜色为主。

（1）患病及治疗经过：询问发病的有关诱因和病因，如发病是否与天气变化、饮食不当或情绪激动等有关；有无暴饮暴食、喜食酸辣等刺激性食物的习惯；是否嗜烟酒；有无经常服用 NSAID 药物史；家族中有无溃疡病者等。询问患者的病程经过，例如首次疼痛发作的时间，疼痛与进食的关系，是餐后还是空腹出现，有无规律，部位及性质如何，应用何种方法能缓解疼痛。曾做过何种检查和治疗，结果如何。

（2）目前病情与一般情况：询问此次发病与既往有无不同，是否伴有恶心、呕吐、嗳气、反酸等其他消化道症状，有无呕血、黑便、频繁呕吐等症状。日常休息与活动如何等。

（3）心理 – 精神 – 社会状况：本病病程长，有周期性发作和节律性疼痛的特点，如不重视预防和正规治疗，病情可反复发作并产生并发症，从而影响患者的工作和生活，使患者产生焦虑急躁情绪。应注意评估患者及家属对疾病的认识程度，评估患者有无焦虑或恐惧等心理，了解患者家庭经济状况和社会支持情况如何，患者所能得到的社区保健资源和服务如何。

2. 身体评估　全面了解全身状况及腹部体征。

（1）全身状况：有无痛苦表情，有无消瘦、贫血貌，生命体征是否正常。

（2）腹部体征：上腹部有无固定压痛点，有无胃蠕动波，全腹有无压痛、反跳痛，有无腹肌紧张，有无空腹振水音，有无肠鸣音减弱或消失等。

3. 实验室及其他检查　主要有以下几方面。

（1）血常规：有无红细胞计数、血红蛋白减少。

（2）粪便隐血试验：是否为阳性。

（3）幽门螺杆菌检测：是否为阳性。

（4）胃液分析：BAO 和 MAO 是增高、减少还是正常。

（5）X 线钡餐造影：有无典型的溃疡龛影及其部位。

（6）胃镜及黏膜活检：溃疡的部位、大小及性质如何，有无活动性出血。

八、常用护理诊断 / 问题

1. 疼痛：腹痛　与胃酸刺激溃疡面，引起化学性炎症反应有关。

2. 营养失调：低于机体需要量　与疼痛致摄入量减少及消化吸收障碍有关。

九、目标

（1）患者能描述引起疼痛的因素。

（2）能应用缓解疼痛的方法和技巧，疼痛减轻或消失。

（3）能建立合理的饮食习惯和结构。

十、护理措施及依据

1. 疼痛　以缓解腹痛为主要护理目的。

（1）帮助患者认识和去除病因：向患者解释疼痛的原因和机制，指导其减少或去除加重和诱发疼痛的因素：①对服用 NSAID 者，若病情允许应停药；若必须用药，可遵医嘱换用对胃黏膜损伤少的 NSAID，如塞来昔布或罗非昔布；②避免暴饮暴食和进食刺激性饮食，以免加重对胃黏膜的损伤；③对嗜烟酒者，劝其戒除，但应注意突然戒断烟酒可引起焦虑、烦躁，反过来也会刺激胃酸分泌，故应与患者共同制订切实可行的戒烟酒计划，并督促其执行。

（2）指导缓解疼痛：注意观察及详细了解患者疼痛的规律和特点，并按其疼痛特点指导缓解疼痛的方法。如 DU 表现为空腹痛或午夜痛，指导患者在疼痛前或疼痛时进食碱性食物（如苏打饼干等），或服用制酸剂。也可采用局部热敷或针灸止痛。

（3）休息与活动：溃疡活动期且症状较重者，嘱其卧床休息几天至 1 ~ 2 周，可使疼痛等症状缓解。病情较轻者则应鼓励其适当活动，以分散注意力。

（4）用药护理：根据医嘱给予药物治疗，并注意观察药效及不良反应。

1）抗酸药：如氢氧化铝凝胶等，应在饭后 1 小时和睡前服用。服用片剂时应嚼服，乳剂给药前应充分摇匀。抗酸药应避免与奶制品同时服用，因两者相互作用可形成络合物。酸性的食物及饮料不宜与抗酸药同服。氢氧化铝凝胶能阻碍磷的吸收，引起磷缺乏症，表现为食欲不振、软弱无力等症状，甚至可导致骨质疏松。长期大量服用还可引起严重便秘、代谢性碱中毒与钠潴留，甚至造成肾损害。若服用镁制剂则易引起腹泻。

2）H_2 受体拮抗剂：药物应在餐中或餐后即刻服用，也可把 1 天的剂量在睡前服用。若需同时服用抗酸药，则两药应间隔 1 小时以上。若静脉给药应注意控制速度，速度过快可引起低血压和心律失常。

西咪替丁对雄激素受体有亲和力，可导致男性乳腺发育、阳痿以及性功能紊乱，且其主要通过肾脏排泄，用药期间应监测肾功能。此外，少数患者还可出现一过性肝损害和粒细胞缺乏，亦可出现头痛、头晕、疲倦、腹泻及皮疹等反应，如出现上述反应需及时协助医生进行处理。因药物可随母乳排出，哺乳期应停止用药。

3）质子泵抑制剂：奥美拉唑可引起头晕，特别是用药初期，应嘱患者用药期间避免开车或做其他必须高度集中注意力的工作。此外，奥美拉唑有延缓地西泮及苯妥英钠代谢和排泄的作用，联合应用时需慎重。兰索拉唑的主要不良反应包括皮疹、瘙痒、头痛、口苦、肝功能异常等，轻度不良反应不影响继续用药，较为严重时应及时停药。泮托拉唑的不良反应较少，偶可引起头痛和腹泻。

4）其他药物：硫糖铝片宜在进餐前1小时服用，可有便秘、口干、皮疹、眩晕、嗜睡等不良反应。不能与多酶片同服，以免降低两者的效价。

2. 营养失调：低于机体需要量　增加热能及补充高蛋白。

（1）进餐方式：指导患者有规律地定时进食，以维持正常消化活动的节律。在溃疡活动期，以少食多餐为宜，每天进餐4～5次，避免餐间零食和睡前进食，使胃酸分泌有规律。一旦症状得到控制，应尽快恢复正常的饮食规律。饮食不宜过饱，以免胃窦部过度扩张而增加促胃液素的分泌。进餐时注意细嚼慢咽，避免急食，咀嚼可增加唾液分泌，后者具有稀释和中和胃酸的作用。

（2）食物选择：选择营养丰富、易消化的食物。除并发出血或症状较重外，一般无须规定特殊食谱。症状较重的患者以面食为主，因面食柔软易消化，且其含碱能有效中和胃酸，不习惯于面食则以软米饭或米粥替代。由于蛋白质类食物具有中和胃酸作用，可适量摄取脱脂牛奶，宜安排在两餐之间饮用，但牛奶中的钙质吸收有刺激胃酸分泌的作用，故不宜多饮。脂肪到达十二指肠时虽能刺激小肠分泌抑促胃液素，抑制胃酸分泌，但同时又可引起胃排空减慢，胃窦扩张，致胃酸分泌增多，故脂肪摄取应适量。应避免食用机械性和化学性刺激性强的食物。机械性刺激强的食物指生、冷、硬、粗纤维多的蔬菜和水果，如洋葱、韭菜、芹菜等。化学性刺激强的食物有浓肉汤、咖啡、浓茶和辣椒、酸醋等调味品等。

（3）营养监测：监督患者采取合理的饮食方式和结构，定期测量体重、监测血清清蛋白和血红蛋白等营养指标。

十一、评价

（1）患者能说出引起疼痛的原因，情绪稳定，戒除烟酒，饮食规律，能选择适宜的食物，未见因饮食不当诱发疼痛。

（2）能正确服药，上腹部疼痛减轻并逐渐消失。

（3）能建立合理的饮食方式和结构，营养指标在正常范围内。

十二、其他护理诊断／问题

1. 焦虑　与疾病反复发作，病程迁延有关。
2. 知识缺乏　缺乏有关消化性溃疡病因及预防知识。
3. 潜在并发症　上消化道大量出血、穿孔、幽门梗阻、癌变。

十三、健康指导

1. 疾病知识指导　向患者及家属讲解引起和加重消化性溃疡的相关因素。指导患者保持乐观情绪，规律生活，避免过度紧张与劳累，选择合适的锻炼方式，提高机体抵抗力。指导患者建立合理的饮食习惯和结构，戒除烟酒，避免摄入刺激性食物。

2. 用药指导与病情监测　教育患者遵医嘱正确服药，学会观察药效及不良反应，不随便停药或减量，防止溃疡复发。指导患者慎用或勿用致溃疡药物，如阿司匹林、咖啡因、泼尼松等。定期复诊。若上腹疼痛节律发生变化或加剧，或者出现呕血、黑便时，应立即就医。

十四、预后

由于内科有效治疗的发展，预后远较过去为佳，死亡率显著下降。死亡主要见于高龄患者，由于大出血和急性穿孔等并发症所致。

第五节　胃癌护理

胃癌（gastric cancer）是最常见的恶性肿瘤之一，在每年新诊断的癌症病例数中位居第四位，在癌症病死率中排列第二位。胃癌发病率在不同年龄、各国家地区和种族间有较大差异。虽然近年来全球总发病率有所下降，但2/3胃癌病例分布在发展中国家。男性胃癌的发病率和死亡率高于女性，男女之比约为2∶1，发病年龄以中老年居多，55～70岁为高发年龄段。一般而言，有色人种比白种人易患本病。日本、中国、俄罗斯，南美和东欧为高发区，而北美、西欧，澳大利亚和新西兰发病率较低。我国以西北地区发病率最高，中南和西南地区则较低。全国平均每年死亡率约为16/10万。

一、病因与发病机制

胃癌的发生是一个多因素参与、多步骤进行性发展的过程，一般认为其发生是下列因素共同参与所致。

1. 环境与饮食因素　流行病学调查资料显示，从胃癌高发区国家向低发区国家的移民，第一代仍保持胃癌高发病率，但第二代显著下降，而第三代发生胃癌的危险性已接近当地居民。由此提示本病与环境因素相关。长期食用霉变食品、咸菜、烟熏和腌制鱼肉，以及高盐食品，可增加胃癌发生的危险性。烟熏和腌制食品中含高浓度的硝酸盐，后者可在胃内受细菌硝酸盐还原酶的作用形成亚硝酸盐，再与胺结合成致癌的亚硝胺。高盐饮食致胃癌危险性增加的机制尚不清楚，可能与高浓度盐造成胃黏膜损伤，使黏膜易感性增加而协同致癌作用有关。流行病学研究提示，多吃新鲜水果和蔬菜，使用冰箱及正确贮藏食物，可降低胃癌的发生。

2. 幽门螺杆菌感染　1994年WHO宣布幽门螺杆菌是人类胃癌的I类致癌原，其诱发胃癌的可能机制有：幽门螺杆菌导致的慢性炎症有可能成为一种内源性致突变原；幽门螺杆菌是一种硝酸盐还原剂，具有催化亚硝化作用而起致癌作用；幽门螺杆菌的某些代谢产物促进上皮细胞变异。

3. 遗传因素　胃癌有明显的家族聚集倾向，尤其浸润型胃癌有更高的家族发病倾向，提示该型与遗传因素有关。一般认为遗传素质使致癌物质对易感者更易致癌。

4. 癌前状态　胃癌的癌前状态分为癌前疾病和癌前病变。前者指与胃癌相关的胃良性疾病，有发生胃癌的危险性，如慢性萎缩性胃炎、胃息肉、残胃炎、胃溃疡；后者指较易转变为癌组织的病理学变化，如肠型化生和异型增生。

二、病理

胃癌的好发部位依次为胃窦（58%）、贲门（20%）、胃体（15%）、全胃或大部分胃（7%）。根据癌肿侵犯胃壁的程度，可分为早期和进展期胃癌。早期胃癌指癌组织浸润深度不超过黏膜下层，不论其有无局部淋巴结转移。进展期胃癌深度超过黏膜下层，已侵入肌层者为中期，侵及浆膜或浆膜者称晚期胃癌。

早期胃癌按日本内镜学会分为隆起型（Ⅰ型）、平坦型（Ⅱ型）和凹陷型（Ⅲ型）。进展期胃癌采用Borrmann分型分为隆起型（Ⅰ型）、局限溃疡型（Ⅱ型）、浸润溃疡型（Ⅲ型）和弥漫浸润型（Ⅳ型）。弥漫浸润型如果累及胃大部或全胃时称皮革胃（linitis ultrasonography）。局限溃疡型和浸润溃疡型较多见。组织学上，胃癌以腺癌为主，可分为乳头状腺癌、管状腺癌、低分化腺癌、黏液腺癌和细胞癌。按胃癌的生长方式分为膨胀型和浸润型，膨胀型癌细胞以团块形式生长，预后较好；浸润型癌细胞以分散形式向纵深扩散，预后较差。

胃癌有4种扩散方式：①直接蔓延侵袭至相邻器官。②淋巴结转移：胃的淋巴系统与锁骨上淋巴结相连接，转移到该处时称为Virchow淋巴结（Virchow node）。③血行转移：最常转移到肝，其次是肺、腹膜及肾上腺，晚期患者60%以上可发生血行转移。④种植转移：癌细胞侵出浆膜层脱落入腹腔，种植于肠壁和盆腔，如种植于卵巢，称为Krukenberg瘤（Krukenberg tumor）；也可在直肠周围形成一明显的结节状板样肿块。

三、临床表现

1. 症状　不同阶段出现的症状有所不同。

（1）早期胃癌：多无症状，或仅有一些非特异性消化道症状。

（2）进展期胃癌：上腹痛为最早出现的症状，可急可缓，开始仅有上腹饱胀不适，餐后加重。继之有隐痛不适，偶呈节律性溃疡样疼痛，但这种疼痛不能被进食或服用制酸剂缓解。常伴有纳差、厌食、体重下降。胃壁受累时可有早饱感，即虽感饥饿，但稍进食即感饱胀不适；贲门癌累及食管下端时可出现吞咽困难；胃窦癌引起幽门梗阻时出现严重恶心、呕吐；黑便或呕血常见于溃疡型胃癌。转移至身体其他脏器可出现相应的症状，如转移至骨骼时，可有全身骨骼剧痛；转移至肝可引起右上腹痛、黄疸和（或）发热；转移至肺可引起咳嗽、咯血、呃逆等；胰腺转移则会出现持续性上腹痛并放射至背部等。

2. 体征　早期胃癌无明显体征，进展期在上腹部可扪及肿块，有压痛。肿块多位于上腹部偏右，呈坚实可移动结节状。肝脏转移可出现肝大，并扪及坚硬结节，常伴黄疸。腹膜转移时可发生腹腔积液，移动性浊音阳性。远处淋巴结转移时可扪及 Virchow 淋巴结，质硬不活动。直肠指诊时在直肠膀胱间凹陷可触及一板样肿块。此外，某些胃癌患者出现伴癌综合征（paraneoplastic syndrome），包括反复发作的浅表性血栓静脉炎（Trousseau 征，trousseau sign）、黑棘皮病（皮肤皱褶处有色素沉着，尤其在两腋）和皮肌炎等，可有相应的体征，有时可在胃癌被察觉前出现。

3. 并发症　可并发胃出血、贲门或幽门梗阻、穿孔等。

四、实验室及其他检查

1. 血常规检查　多数患者有缺铁性贫血，系长期失血所致。

2. 粪便隐血试验　呈持续阳性，有辅助诊断意义。

3. 内镜检查　内镜直视下可观察病变部位、性质，并取黏膜做活组织检查，是目前最可靠的诊断手段。早期胃癌可表现为小的息肉样隆起或凹陷，一片变色的黏膜，或粗糙不平呈颗粒状，有时不易辨认；进展期胃癌可表现为凹凸不平、表面污秽的肿块，或不规则较大溃疡，常见渗血及溃烂。目前亦用超声内镜检查，它是一种将超声探头引入内镜的检查，可判断胃内或胃外的肿块，观察肿瘤侵犯胃壁的深度，对肿瘤侵犯深度的判断准确率可达 90%，有助于区分早期和进展期胃癌。

4. X 线钡餐检查　胃癌主要表现为充盈缺损（息肉样或隆起性病变）、边缘欠规则或腔内龛影（溃疡）和胃壁僵直失去蠕动（癌浸润）等，其与良性息肉及良性溃疡的鉴别尚需依赖组织病理学检查。

五、诊断要点

确诊主要依赖内镜和活组织检查及 X 线钡餐检查。早期诊断是根治胃癌的前提，有下列现象者应及早和定期行胃镜检查：① 40 岁以上患者，尤其男性，近期出现消化不良、呕血或黑便者；②慢性萎缩性胃炎伴胃酸缺乏，有肠化生及不典型增生者；③良性溃疡但胃酸缺乏者；④胃溃疡经正规治疗 2 个月无效，X 线钡餐提示溃疡增大者；⑤ X 线发现胃息肉 >2cm 者；⑥胃切除术后 10 年以上者。

六、治疗要点

1. 手术治疗　是目前唯一有可能根治胃癌的方法，治疗效果取决于胃癌的病期、癌肿侵袭深度和扩散范围。对早期胃癌，一般首选胃部分切除术，如已有局部淋巴结转移，则应同时予以清扫。对进展期患者，如无远处转移，应尽可能手术切除。

2. 化学治疗　应用抗肿瘤药物辅助手术治疗，在术前、术中及术后使用，以抑制癌细胞的扩散和杀伤残存的癌细胞，从而提高手术效果。联合化疗亦可用于晚期胃癌不能施行手术者，常用药物有氟尿嘧啶（fluorouracil，5-FU）、丝裂霉素（mito-mycin，MMC）、替加氟（tegafur，FT-207）、多柔比星（doxorubicin，ADM）等。

3. 内镜下治疗　对早期胃癌可在内镜下行高频电凝切除术、光动力治疗、内镜下激光等治疗。内镜下微波凝固疗法可用于早期胃癌以及进展期胃癌发生梗阻者。

七、常用护理诊断/问题、措施及依据

1. 疼痛：腹痛　与癌细胞浸润有关。

（1）观察疼痛特点：注意评估疼痛的性质、部位，是否伴有严重的恶心和呕吐、吞咽困难、呕血及黑便等症状。如出现剧烈腹痛和腹膜刺激征，应考虑发生穿孔的可能性，及时协助医师进行有关检查或手术治疗。

（2）止痛治疗的护理：遵医嘱给予相应的止痛药，目前治疗癌性疼痛的主要药物有非麻醉镇痛药（阿司匹林、吲哚美辛、对乙酰氨基酚等），弱麻醉性镇痛药（可待因、布桂嗪等），强麻醉性镇痛药（吗啡、哌替啶等），辅助性镇痛药（地西泮、异丙嗪、氯丙嗪等）。患者自控镇痛（patient control analgesia，PCA）：该方法是用计算机化的注射泵，经由静脉、皮下或椎管内连续性输注止痛药，患者可自行间歇性给药。该方式用药灵活，可根据患者需要提供合适的止痛药物剂量、增减范围、间隔时间，从而做到个体化给药。可在连续性输注中间歇性地增加药，从而控制患者突发的疼痛，克服了用药的不及时性，减少了患者对止痛药的总需要量和对专业人员的依赖性，增加了患者自我照顾和对疼痛的自主控制能力。

（3）心理护理：患者在知晓自己的诊断后，预感疾病的预后不佳，加之躯体的痛苦，会出现愤怒、抑郁、焦虑甚至绝望等负性心理反应，而患者的负性情绪又会加重其躯体不适。因此，护士应与患者建立良好的护患关系，运用倾听、解释、安慰等技巧与患者沟通，表示关心与体贴，并及时取得家属的配合，以避免自杀等意外的发生。耐心听取患者自身感受的叙述，并给予支持和鼓励。同时介绍有关胃癌治疗进展信息，提高患者治疗的信心；指导患者保持乐观的生活态度，用积极的心态面对疾病，树立战胜疾病、延长生存期的信心。此外，协助患者取得家庭和社会的支持，对稳定患者的情绪，也有不可忽视的作用。

2. 营养失调：低于机体需要量　与胃癌造成厌食、吞咽困难、消化吸收障碍等有关。

（1）饮食护理：让患者了解充足的营养支持对机体恢复有重要作用，对能进食者鼓励其尽可能进食易消化、营养丰富的流质或半流质饮食。提供清洁的进食环境，并注意增加食物的色、香、味，增进患者的食欲。

（2）静脉营养支持：对贲门癌有吞咽困难者，中、晚期患者应按医嘱静脉输注高营养物质，以维持机体代谢需要。幽门梗阻时，可行胃肠减压，同时遵医嘱静脉补充液体。

（3）营养监测：定期测量体重，监测血清清蛋白和血红蛋白等营养指标。

八、其他护理诊断/问题

1. 活动无耐力　与疼痛及患者机体消耗有关。
2. 有体液不足的危险　与幽门梗阻致严重呕吐有关。
3. 悲伤　与患者知道疾病的预后有关。

九、健康指导

1. 疾病预防　指导对健康人群开展卫生宣教，提倡多食富含维生素C的新鲜水果、蔬菜，多食肉类、鱼类、豆制品和乳制品；避免高盐饮食，少进食咸菜、烟熏和腌制食品；食品贮存要科学，不食霉变食物。对胃癌高危人群如中度或重度胃黏膜萎缩、中度或重度肠化、不典型增生或有胃癌家族史者应遵医嘱给予根除幽门螺杆菌治疗。对癌前状态者，应定期检查，以便早期诊断及治疗。

2. 生活方式指导　指导患者生活规律，保证充足的睡眠，根据病情和体力，适量活动，增强机体抵抗力。注意个人卫生，特别是体质衰弱者，应做好口腔、皮肤黏膜的清洁，防止继发性感染。指导病人运用适当的心理防卫机制，保持乐观态度和良好的心理状态、以积极的心态面对疾病。

3. 用药指导与病情监测　指导患者合理使用止痛药，并应发挥自身积极的应对能力，以提高控制疼痛的效果。嘱患者定期复诊，以监测病情变化和及时调整治疗方案。教会患者及家属如何早期识别并发症，及时就诊。

十、预后

进展期胃癌如不治疗，存活时间平均约 1 年。胃癌在根治术后 5 年的存活率取决于胃壁受累深度、淋巴结受累范围和肿瘤生长方式。早期胃癌预后良好，术后 5 年生存率可达 90% ~ 95%；侵及肌层或深达浆膜层者，预后不佳。

第四章 泌尿外科疾病的护理

第一节 病史采集

完整而准确的病史资料采集对泌尿生殖系统疾病的诊断和治疗是至关重要的。然而，临床中经常会出现一些特殊情况，妨碍医生获得准确的病史。例如不少患者由于紧张、语言障碍或文化背景等不同，常难以清楚描述病情。因此，泌尿外科临床医师应给予患者足够的时间描述不适，在耐心倾听的同时，通过适当的提问引导患者回答，从而获得准确的信息。

在医疗实践中，有一些技巧可以帮助我们减少病史采集中遇到的困难。开始接触患者时，就要让患者感到自然和舒适，医生要给患者留下关切、值得信赖的印象，这是建立医患双方进一步相互交流的基础。医生应该迅速对患者是否存在听力障碍、心理障碍或语言障碍做出判断，这些问题可以通过患者家属或翻译的帮助予以解决。

一份完整的病史包括 4 个主要部分：主诉、现病史、既往史、家族史。每一组成部分都可能提供对疾病诊断有意义的内容，有助于对患者的整体评价和治疗。

一、主诉

主诉应包括患者本次就诊的主要症状和持续时间。例如：发现无痛性全程肉眼血尿 2 天；排尿不畅 3 年，症状加重 3 个月；等等。近年来，保健体检越来越受到人们的重视，体检时的超声或 CT 检查发现泌尿系统病灶的患者在增加，特别是肾脏肿瘤多被发现，这些患者可能无任何症状，其主诉为：体检 B 超发现肾（左、右或双肾）实质性占位一天。主诉不仅表明患者就诊的直接原因，同时也能提供鉴别诊断的最初线索。

二、现病史

在采集现病史时，症状持续的时间、严重程度、迁延性、周期性、特征性以及致残程度都是需要给予重点考虑的内容。患者描述的每个细节都不应放过，对其严重程度也应有所估计。下面列出一些患者就医时典型的起始症状。

1. 疼痛　由泌尿生殖系统疾病所导致的疼痛，程度一般比较剧烈。相反，即使很大的结石，却未产生梗阻，就不会表现出明显的症状。因此，一颗位于输尿管膀胱交界处，直径为 2mm 的结石，也可引起剧烈疼痛，而肾盂内较大鹿角形结石或膀胱结石可无临床表现。前列腺梗阻性尿潴留时疼痛也较严重，但此时诊断多可明确。

当泌尿生殖系统的感染累及到相关器官实质时，症状就会加重，这是因为组织水肿导致器官被膜的张力增加，从而引起疼痛。如肾盂肾炎、前列腺炎和急性附睾炎都表现出明显的疼痛症状。中空器官黏膜炎症（如膀胱或尿道）时多表现为局部不适，疼痛多不剧烈。

泌尿生殖系统肿瘤常无明显疼痛，除非肿瘤引起管腔梗阻或神经受到侵犯。换言之，疼痛出现多提示肿瘤进展至晚期。

（1）肾性疼痛：肾脏疾患引起的疼痛，其部位常位于患侧肋脊角处，可放射至上腹部、脐区或同侧睾丸。因此，对睾丸区不适而阴囊检查正常的患者，鉴别诊断时应考虑到肾脏或腹膜后病变可能。疼痛常在炎症或梗阻导致肾包膜急性扩张时出现。炎症性疼痛常呈持续性，而梗阻性疼痛程度多有波动性。例如，输尿管梗阻引起典型的绞痛，强度随着输尿管的蠕动节律而变化，当间歇性的蠕动波推动尿液流过梗阻部位时，造成腔内压力升高，从而引起疼痛加重。

由于解剖部位邻近（肝、胰、十二指肠、胆囊和结肠）和腹腔神经节受到反射性刺激，肾性疼痛常伴有胃肠道症状，因而也常与腹腔内疼痛相混淆，通过询问病史和仔细体检多可明确诊断。腹腔内病变较少引起绞痛，不似梗阻性肾绞痛。而且，由于膈肌和膈神经受刺激，腹腔内疼痛常放射至肩部。这些都与肾脏引起的疼痛表现不同。因腹腔内脏器官病变引起的疼痛就诊的患者，常常会采取躺着不动来减轻疼痛，而因肾脏病变引起的疼痛就诊的患者活动较自如，并以手压着患侧腹部。肾性疼痛也可与肋间神经痛（尤其是 T_{10} ~ T_{12}）相混淆。神经根炎时常因周围神经受到刺激而引起支配部位的皮肤感觉过敏。两种疼痛分布区域相似，但后者为非绞痛性，而且体位变化时疼痛发生改变。累及 T_{11} ~ L_2 神经的带状疱疹于出疱前也可引起与肾性疼痛类似的表现。

（2）输尿管性疼痛：输尿管性疼痛常继发于急性梗阻。疼痛的发生机制是输尿管扩张，为了缓解梗阻而产生的蠕动增强，导致输尿管平滑肌痉挛。引起输尿管梗阻的常见原因是结石或血块。通常可根据疼痛的位置判断输尿管梗阻的部位。右侧中段输尿管梗阻疼痛常位于右侧下腹部，与阑尾炎疼痛部位（麦氏点处）相似。左侧输尿管疼痛常位于左侧下腹部。另外，疼痛也可放射至男性阴囊或女性阴唇。

下段输尿管梗阻常引起膀胱刺激症状，包括尿频、尿急和耻骨上不适。男性患者疼痛可沿尿道放射至阴茎头部。当输尿管病变进展缓慢时或仅引起轻度梗阻时很少出现疼痛。因此，伴有轻微梗阻的输尿管肿瘤和结石患者罕见疼痛发作。

（3）膀胱疼痛：膀胱疼痛常见于急性尿潴留而致膀胱过度扩张或炎症。与尿潴留无关的持续性耻骨上区疼痛很少由泌尿系统病变引起。另外，缓慢进展的排尿梗阻和膀胱扩张（如糖尿病时神经源性膀胱），即使残余尿量超过 1L，也可无疼痛表现。膀胱炎症时常引起间歇性耻骨上区不适。因此，细菌性膀胱炎和间质性膀胱炎在膀胱充盈时疼痛最为严重，而排尿后多可缓解。部分膀胱炎患者出现痛性尿淋漓。有时疼痛放射至远端尿道，且常伴有排尿刺激症状。

膀胱结石嵌于膀胱颈口或后尿道时引起排尿困难和尿潴留，产生膀胱区疼痛，尤其在男童和青年患者，疼痛十分剧烈，并向阴茎头部放射。

（4）前列腺痛：前列腺痛常继发于炎症水肿和前列腺包膜紧张。急性前列腺炎或前列腺脓肿多表现为会阴部剧烈胀痛，可伴有发热等全身症状。慢性前列腺炎可引起会阴部、肛周、大腿内侧、腹股沟区、腰骶部或下腹部胀痛不适，部分患者表现为会阴部湿热感、痒感，偶有短时发作的痉挛性疼痛。前列腺痛可时轻时重。

（5）阴茎痛：阴茎非勃起性疼痛常继发于膀胱或尿道炎症，是一种尿道口最明显的放射性疼痛。包皮嵌顿也可引起阴茎痛，这是由于未环切包皮被强行上翻，又未及时复原，使狭小的包皮口紧箍在阴茎冠状沟上方，引起远端包皮和阴茎头部血循环回流障碍而发生局部水肿、淤血。勃起状态下阴茎的疼痛常是由于阴茎海绵体硬结症或阴茎异常勃起所致。

（6）阴囊疼痛：阴囊疼痛可为原发性，也可为放射性。原发性疼痛源于阴囊内容物病变，常见的是急性附睾炎和睾丸扭转。这两种疾病经常不易鉴别，可用多普勒超声和放射性核素睾丸血流扫描图来区分，睾丸缺血、无血流为睾丸扭转，血流丰富则是炎症。另外，阴囊疼痛还可能是由于阴囊壁自身的炎症所引起，如单纯的毛囊炎或皮脂腺囊肿，也可继发于阴囊暴发性坏疽病，该病发展迅速，如不及时诊治可危及患者生命。慢性阴囊痛常由非炎症性病变如鞘膜积液或精索静脉曲张导致，以钝痛或坠胀感为特征。

2. 血尿　血尿即尿液中出现红细胞，且镜检下每高倍镜视野均存在 3 个以上红细胞才有诊断意义。患者一旦出现肉眼血尿，一般都很紧张，经常就诊于急诊，害怕自己有大量的失血。任何程度的血尿都不应该被轻易放过，尤其是成年人和老年人，都应该考虑恶性肿瘤的可能。

血尿是泌尿外科疾病中非常重要而常见的症状，其病因也可以相当复杂。采集病史时应详细询问以下几种情况，对诊断和鉴别诊断有很大帮助。

是肉眼血尿还是镜下血尿？

排尿过程中，何时出现血尿，即初始血尿、终末血尿还是全程血尿？

在血尿时是否伴随有疼痛？

血尿是鲜红的还是暗红的（如酱油色）？

血尿中是否有血块？如有血块排出，是什么形状，是长条形、三角形还是不规则形？

（1）肉眼血尿与镜下血尿：区别肉眼血尿与镜下血尿的意义是，一般情况下可以根据血尿的程度来判断病变的严重程度。仅在显微镜检查尿液时发现红细胞数量超过正常范围，但尿液颜色无明显异常称为镜下血尿。出血量较多致尿色变红，肉眼也能观察到为肉眼血尿。洗肉水样尿液为中等量出血。颜色鲜红伴有大量凝血块提示为大量新鲜出血。颜色鲜红自尿道口滴出或流出多为尿道出血。暗红色或酱油色尿液为陈旧性出血，多来自上尿路。肉眼血尿患者的病因常较容易找到，而轻微镜下血尿的患者常无法找到病因。

（2）血尿出现的时间：临床上常可以通过血尿出现的时间来判断病变的部位。仅在开始排尿时即有出血的为初始血尿，血液可自尿道口流出或内裤染有血渍，多见于前尿道损伤、肿瘤或炎症。排尿开始颜色正常，仅在近结束时有出血为终末血尿，出血部位多在后尿道、膀胱颈部或膀胱三角区。尿液自始至终均有程度相近的出血为全程血尿，多见于膀胱、输尿管或肾脏病变。

（3）伴随症状：当上尿路病变产生的血尿，一旦血块堵塞输尿管或通过输尿管时，会引起疼痛，类似结石引起的疼痛症状。血尿伴发于绞痛发作之后者多为尿路结石。伴有尿频、尿急、尿痛时多为尿路感染。伴有水肿、高血压、全身乏力时应考虑肾炎可能。伴有皮下瘀点或瘀斑时提示凝血功能障碍。

（4）血块特点：鲜红色血块提示出血速度较快未与尿液充分混合或出血量较大。暗红色血块为陈旧性出血。血块呈蚯蚓状，尤其是伴有胁部疼痛时，表明病变位于上尿路，这是由于出血在输尿管内凝结为蚯蚓状。少量细小血块多为尿道或膀胱颈部病变导致。血块形成一般表明患者凝血机制尚佳。

在这里必须强调肉眼血尿，尤其是成人肉眼血尿，提示泌尿系统恶性肿瘤的可能，需要立即实施进一步的泌尿系统检查。如尿路平片 + 静脉尿路造影、尿路超声检查、尿路 CT 检查以明确诊断。存在肉眼血尿的患者，原则上应该尽快行膀胱镜检查，病变部位可以很快被明确。膀胱镜检查可以判断血尿是来自尿道、膀胱还是上尿路，如果病变来自上尿路，可以在膀胱镜下见到红色尿液从输尿管管口处喷出。此时，为了明确血尿病因，应该进行输尿管插管，逆行肾盂输尿管造影或输尿管镜检查。

（5）诱发因素：患者除血尿外无其他不适表现称为无症状血尿。无症状血尿是泌尿系统肿瘤的常见表现。因此，出现无症状血尿的患者应该接受完善的泌尿外科检查。另外，有的患者出现无症状血尿，由于出血量很大，每次出血甚至可发生休克，而常规的泌尿外科检查如尿路超声检查、静脉尿路造影、尿路 CT 检查均未见尿路异常，这种大量血尿的病因可能由肾脏实质内动静脉瘘或肾盏穹隆部血管瘤破裂引起，及时施行肾动脉造影可显示出血部位，并予以栓塞止血。活动后发生的血尿可能存在肾下垂、肾结石或单纯运动性血尿。有外伤史者应警惕泌尿系统损伤。放射性膀胱炎可引起膀胱弥漫性出血。

3. 下尿路综合征（LUTS） 如下所述。

（1）刺激症状。

1）尿频：尿频是泌尿系统最常见的临床症状之一。正常人每天的排尿次数为 5 ~ 6 次，每次尿量约 300mL。尿频是由于尿量增加或膀胱容量降低。如果尿频患者每次的排尿量都很多，则该患者可诊断为多尿症，应该检查其是否患有糖尿病或尿崩症。膀胱容量降低则可导致患者排尿次数增多但每次排尿量减少。造成膀胱容量降低的原因包括：膀胱出口梗阻引起的膀胱顺应性降低、残尿量增加；膀胱刺激导致的功能性容量降低，可由前列腺增生、膀胱炎症、膀胱容量缩小、浸润性膀胱肿瘤、精神紧张等原因引起。尿频的次数因病变不同和病情轻重而有差别。膀胱病变严重时（如膀胱结核），每日排尿次数可达数十次甚至上百次。

夜尿时的尿频指夜间尿频。正常成人夜间排尿次数为 0 ~ 1 次，不超过 2 次。夜尿可能继发于尿量增多或膀胱容量缩小。白天尿频而无夜间尿频者常由心理因素所致。单纯夜间尿频而无白天尿频，可见于存在周围性水肿的充血性心力衰竭患者，这是因为平卧位后肾血流量增加，尿量也相应增加。肾浓缩功能随年龄增加而降低，因此当老年人夜间平躺后肾血流量增加，导致尿量的产生增加。夜尿也可见于夜间大量进饮者，尤其是饮用具强烈利尿作用的咖啡因和酒精饮料。如果排除上述因素后出现的夜间尿频，则提示膀胱出口梗阻和（或）膀胱顺应性下降。

急性尿频病程较短，一般经数天可治愈。慢性尿频往往迁延难愈，久时可达数月甚至数年。复发性尿频病程中有或长或短的恢复至正常排尿的间歇期，而慢性迁延性病变所致的尿频经治疗可时轻时重，但轻时亦仅是好转，并未恢复至正常。因此，了解尿频次数及变化情况有助于鉴别诊断和疗效评价。

2）尿急：指尿意突发而强烈。常见于膀胱炎症时膀胱敏感性增强；高反射性神经源性膀胱导致膀胱顺应性降低；或严重排尿梗阻致使膀胱功能性容量减少和顺应性降低。尿急也可出现于无尿路病变的焦虑患者。

3）尿痛：尿痛指排尿时疼痛，排尿起始时尿道烧灼样疼痛提示尿道存在炎症。排尿终末时出现疼痛提示病变位于膀胱颈部或膀胱三角区。尿路结石、结核等病变时尿痛明显。尿频、尿急、尿痛常同时存在，合称为膀胱刺激征。

（2）梗阻症状。

1）排尿费力：排尿无力多继发于膀胱出口梗阻，最常见于男性良性前列腺增生（BPH）或尿道狭窄的患者，表现为排尿时尿线变细、尿线无力且较正常时费力。排尿用力是指患者需要借助腹压作用协助排尿。正常情况下，除非在排尿终末，不需要采用 Valsalva 动作进行排尿。而排尿费力时患者常动用腹肌以利排尿，这是膀胱出口梗阻的典型症状。实际上，除非梗阻程度严重，大多数患者对排尿改变并未多加注意。通常情况下这种改变是缓慢和逐渐出现的。下面一些梗阻症状较易引起患者注意，常继发于前列腺增生所致的膀胱出口梗阻（BOO）。

2）排尿踌躇：指排尿开始时间延迟。正常情况下在尿道外括约肌松弛后 1 秒内开始排尿。伴有膀胱出口梗阻的患者可出现排尿犹豫、等待，排尿开始时间会被延长。

3）尿线中断：尿线中断指不自主的出现排尿时尿线中断，然后又继续排尿，如此反复出现的症状。主要见于良性前列腺增生的患者，由于前列腺侧叶增大引起的间歇性尿道梗阻。

4）尿末滴沥：排尿接近结束时尿液淋漓不尽，呈点滴状排出。是由于后尿道或前列腺部尿道少量残余尿导致，正常情况下排尿终末时这些尿液被挤回膀胱。通常是良性前列腺增生导致尿道梗阻的早期症状。单纯排尿终末滴沥常无须进一步治疗。

鉴别刺激性和梗阻性下尿路症状有重要意义，尤其对最常见的良性前列腺增生患者。尽管良性前列腺增生导致原发性梗阻，但常可引起膀胱顺应性改变，从而出现刺激症状。事实上，临床上良性前列腺增生患者刺激症状多于梗阻症状，且以夜尿最为常见。由于刺激症状也可见于神经源性膀胱等其他疾病，除非有明确的梗阻证据，切不要把刺激症状统归于良性前列腺增生。

4. 尿失禁　尿失禁是指尿液不自主地流出。详细询问病史常有助于明确病因。习惯上将输尿管开口异位和尿瘘等产生的尿液外流称为尿道外尿失禁。尿失禁可分为以下四种类型。

（1）持续性尿失禁：常见于绕过尿道括约肌而形成的泌尿道瘘，在任何时间和体位时均存在不自主漏尿。导致尿失禁最常见的瘘管类型是膀胱阴道瘘，可继发于妇科手术、放射治疗或产伤。输尿管阴道瘘则较为少见。

引起持续性尿失禁的第二位病因是存在开口于尿道或女性生殖道的异位输尿管。异位输尿管多与发育不良的肾上极相连，漏出的尿量可能很少，其发病原因为先天性输尿管发育异常所致。该类患者大部分的尿液正常排出，但一直有持续的少量漏尿，有的患者可多年被误诊为阴道分泌物。由于男性异位输尿管总是开口于膀胱颈部或靠近外括约肌的前列腺部尿道，所以男性异位输尿管从不引起尿失禁。尿道括约肌完全损毁可造成持续性尿失禁，原因是严重创伤所致的骨盆骨折损伤尿道括约肌。前列腺癌根治术、前列腺增生电切、后尿道狭窄内切开时可能损伤膜部尿道括约肌，一旦膜部尿道括约肌完全损伤，前列腺已被切除或破坏，就会出现持续性尿失禁。因此，在作前列腺手术或后尿道切开时应仔细操作，避免损伤膜部尿道括约肌，以防止医源性尿失禁的产生。

（2）压力性尿失禁：指患者在咳嗽、打喷嚏、运动或其他增加腹内压的动作时出现的尿液流出。其发生机制是腹内压暂时性超过尿道阻力，从而引起尿液的流出。压力性尿失禁最常发生于失去阴道前壁支撑作用的经产妇或绝经后妇女，也可见于前列腺手术后尿道外括约肌受损的男性。压力性尿失禁的药物治疗效果不理想，最好采用手术治疗。

（3）急迫性尿失禁：指患者有尿意时不能控制，来不及上厕所就开始排尿。常为膀胱炎症、神经源性膀胱、重度膀胱出口梗阻伴有膀胱顺应性降低患者的表现。鉴别急迫性尿失禁和压力性尿失禁非常重要。首先，急迫性尿失禁有明确的病因，可以通过治疗原发病如感染来解决。其次，急迫性尿失禁通常不宜手术治疗，而以增加膀胱顺应性和（或）增加尿道阻力的药物治疗更为合适。

（4）充溢性尿失禁：充溢性尿失禁又称为假性尿失禁或矛盾性尿失禁，严重尿潴留和大量残余尿时可出现充溢性尿失禁。膀胱出口梗阻情况下患者膀胱逐渐扩大，常不能完全排空，当膀胱过度充盈时可有少量尿液滴出。这种症状夜间多见，因为夜间患者入睡后不能完全抑制漏尿。单纯依据病史和体格检查结果常难以明确诊断充溢性尿失禁，尤其是当患者肥胖叩诊膀胱不满意时。一般充溢性尿失禁的发生需要相当长的过程，患者可全然不知膀胱不能完全排空。因此，任何类型尿失禁患者都应于排尿后行膀胱残余尿测定。膀胱出口梗阻情况解除后，充溢性尿失禁可以治愈。

5. 遗尿　除正常自主性排尿外，睡眠过程中出现的不自主排尿称为遗尿。新生儿及婴幼儿因自主神经发育尚不完全及排尿习惯未建立可出现遗尿。但是大约有 15% 的 5 岁幼儿和 1% 的 15 岁少儿可持续存在遗尿症状。尽管大多数可无尿路异常发现，但是超过 6 岁仍有遗尿发生时应接受泌尿系统检查。

6. 性功能障碍　男性性功能障碍经常与勃起功能障碍（又称阳痿）的概念相等同，我们通常所说的勃起功能障碍是指在性交时，阴茎硬度不足以插入阴道或不能维持至射精。当患者以勃起功能障碍就诊时，医生必须仔细询问病史，以排除其他男性性功能疾病，如性欲低下、射精功能障碍、缺少性高潮以及最常见的早泄。

（1）性欲低下：由于睾酮是影响男性性欲的主要因素，所以性欲低下常提示可能存在雄性激素分泌不足，可能是因为垂体和睾丸功能障碍所导致，直接检测血清睾酮可以明确。如结果异常，应进一步检测血清促性腺激素和催乳素。由于维持性欲的睾酮量常低于刺激前列腺和精囊的需要量，因此性腺发育不全患者可出现射精减弱或不射精；相反，如果精子数量正常，性欲低下则不可能由内分泌因素导致。性欲低下也可能是由于抑郁或药物不良反应等影响全身健康状况的因素所致。

（2）勃起功能障碍：指阴茎不能勃起或虽能勃起但硬度不足不能插入阴道进行性交者。按照病因可分为器质性和功能性勃起功能障碍；按照临床表现可分为原发性和继发性勃起功能障碍。其发病常涉及多种因素，诊治过程中应从神经病学、血管外科学、内分泌学和心理学等多角度进行全面系统的分析和评价。

（3）不射精：不射精有几种原因：①雄激素不足，导致前列腺和精囊分泌物减少，引起精液量减少；②去交感神经、交感神经切除术或广泛腹膜后手术，尤其是睾丸癌患者行腹膜后淋巴结清扫术，可影响前列腺和精囊的自主神经支配，导致平滑肌无收缩和性高潮时精囊无射精；③不少药物尤其是 α－肾上腺素能受体拮抗剂可干扰性高潮时膀胱颈部关闭，导致逆向射精；④膀胱颈部和前列腺手术（最常见于经尿道前列腺切除术）可引起逆向射精。逆向射精也可见于糖尿病患者。

（4）性高潮缺乏：性高潮缺乏通常由心理因素或某些精神病药物导致，也可由背神经受损后阴茎感觉下降引起。这种情况最常见于糖尿病伴有周围神经病变患者。

（5）早泄：早泄是一种非常主观的症状，因此对这类患者应详细询问有关情况。实际上，许多抱怨早泄的患者性功能并无异常而是期望值过高。真正早泄的患者在性交 1 分钟内即达到高潮，通常总是受到心理因素影响。因此，心理治疗为早泄的主要治疗措施。

（6）血精：血精病因较为复杂，最常见的是尿道、前列腺和（或）精囊的非特异性炎症。前列腺穿刺活检术后可出现血精。血精也可为结核杆菌、巨细胞病毒和血吸虫感染所致，但很少继发于恶性肿瘤。绝大多数血精患者较年轻（平均年龄 37 岁），且可在数周之内自行缓解。对长期持续血精的患者应进行详细检查。

7. 气尿　排尿时伴有气体排出，称为气尿，提示膀胱与肠道间有瘘管存在。常见病因包括憩室炎、乙状结肠癌和节段性结肠炎（Crohn 病）。糖尿病患者伴有产气杆菌感染时也可出现气尿，是由于尿液中高浓度糖发酵时能产生二氧化碳。

8. 尿道分泌物　尿道分泌物是感染性病时最常见的症状。大量稠厚黄色至灰色脓性分泌物是淋菌性尿道炎的典型表现。非特异性尿道炎多为少量水样分泌物。血性分泌物常提示尿道癌可能。

9. 发热和寒战　泌尿生殖道任何部位感染均可出现发热和寒战，但以肾盂肾炎、前列腺炎或附睾炎常见。伴有尿路梗阻时的发热和寒战提示并发败血症，需急诊处理以疏通梗阻。

三、既往史

患者既往史非常重要，常可为疾病诊断提供有价值的线索。既往史的采集应该遵循有序和连续的原则。

（1）疾病史：我们都知道有很多种疾病可以累及泌尿生殖系统器官，所以了解患者的既往病史对于诊断和治疗泌尿生殖系统疾病来说非常重要。例如经常会有糖尿病患者出现自发的排尿和性功能损害。糖尿病可影响自主神经功能，导致排尿和性功能障碍。结核病史对肾功能下降、输尿管梗阻或慢性顽固性尿路感染患者非常重要。高血压病史较长时可伴有外周血管病变，增加性功能障碍的发病率，许多降压药物也可引起勃起功能障碍。神经系统疾病如多发性结节样硬化也常影响排尿和性功能。对具有膀胱出口梗阻的患者，一定要注意有无神经病变影响。手术治疗伴有膀胱逼尿肌高反射性的膀胱出口梗阻可增加术后尿失禁的危险性。

（2）药物史：准确而完整地了解目前的服药史也非常重要，许多药物可影响排尿和性功能，如大多数抗高血压药物影响患者的勃起功能，更换有关药物可在一定程度上改善性功能。同样，许多抗精神病药物影响射精和性高潮。因此，应记录每一种药物并设法明确目前症状与药物不良反应的关系。

（3）手术史：了解患者既往的手术史非常重要，既往手术史对将接受手术治疗的患者尤其重要。如果本次手术的区域与上次手术相似，有必要查阅上次手术记录，这会在许多情况下使手术者受益。

（4）吸烟和饮酒史：已经明确吸烟和饮酒与一系列疾病有关。吸烟可增加尿路上皮癌尤其是膀胱癌的危险性，也可增加外周血管疾病和勃起功能障碍发生率。慢性酒精中毒会诱发周围神经病变，损害排尿和性功能，也会影响肝脏对雌激素的代谢，从而导致血清睾酮水平降低、睾丸萎缩和性功能下降，长期吸烟者最好手术前戒烟至少 8 周以改善肺功能，否则也应于术前 48 小时戒烟，这样对心功能改善有利。慢性酒精中毒会影响肝功能，患者术后易发生急性戒断症状。

（5）过敏史：应在病历显著位置标明过敏药物种类，以避免治疗过程中应用过敏性药物而出现相应并发症。

第二节　体格检查

泌尿男性生殖器官的解剖位置有一定特殊性，检查有一定困难。认真有序的体格检查不仅可以避免遗漏，而且可使医师准确地选择随后进行的实验室及影像学检查，为疾病的诊断提供依据。

一、一般检查

除泌尿外科专科检查外，系统的全身体格检查是必要的。因某些全身性疾病可引起泌尿系统症状，而某些泌尿系统疾病又有特殊的全身表现。如阴茎癌和尿道癌可引起腹股沟淋巴结肿大，肾癌可出现皮肤转移灶，皮质醇增多症患者可表现为多毛、向心性肥胖、腹部紫纹等。

二、肾脏的检查

患者先站立后仰卧，观察肾区及两上腹有无肿块，脊柱有无侧弯。较大的肾脏肿瘤、肾积水、肾囊肿可在患侧上腹部、腰部见到圆形隆起，急性肾周围炎时可见腰部凸向健侧。

触诊时患者取平卧位，双下肢屈曲，检查者一手在肋脊角处将肾区托起，一手在同侧的肋缘下作双合诊。因肾脏位置深在，一般不易触及，当触及肿大肾脏时，应考虑肾积水、囊肿、肿瘤、肾周围疾病等。如疑有肾下垂，应分别取卧位及坐位检查，以测得肾脏的移动度。小儿肾脏肿块以肾积水和恶性肿瘤（Wilms 瘤和神经母细胞瘤）多见，可根据有无囊性感及透光试验做出初步鉴别。

叩诊手法是左手置于肋脊角处，右手握拳轻叩左手的手背，有叩痛时表示该侧肾脏或肾周围有炎症。肾、输尿管结石在绞痛发作时患侧肾区也有轻度叩击痛。上腹两侧及背部听到血管收缩期杂音时，应考虑为肾动脉狭窄或肾动脉瘤，此时音质较粗糙。肾动脉狭窄明显者，杂音期较短、音调较高，不向周围传导。

三、输尿管的检查

输尿管在腹膜后脊柱两侧，一般不能触及，当其有病变时可于腹直肌外缘触及有深压痛，包块质硬，索条状。输尿管压痛点为：①上输尿管点：位于腹直肌外缘平脐水平；②中输尿管点：位于髂前上棘与脐连线中外 1/3 交界处之下内 1.5cm 处；③下输尿管点：直肠指诊时于直肠前壁、前列腺外上方处；女性行阴道双合诊，位于阴道前壁穹隆部侧上方。

四、膀胱的检查

膀胱是储存尿液的器官，膀胱形态随膀胱内尿液多少及邻近脏器的状态不同而变化。膀胱空虚时，整个膀胱均位于盆腔内，不能触及。膀胱充盈时，特别是容量 >500mL 时可见耻骨联合上区局部膨隆，触及球形包块，具有囊性感，叩诊呈浊音。排尿后包块消失为正常，排尿后不消失为慢性尿潴留表现。视诊如脐部有间歇性漏尿，经膀胱注入亚甲蓝液后漏尿为蓝色，为开放性脐尿管瘘。膀胱区有压痛，说明膀胱有刺激症状，多为结石、结核、膀胱炎所致。对较大的膀胱结石、膀胱肿瘤向周围浸润时，可行双合诊检查。双合诊方法是检查者一手放于膀胱区，另一手示指经直肠或阴道行触诊。先天性膀胱外翻时，在下腹正中可见腹前壁及膀胱前壁缺损，并可看到双输尿管口间歇性喷尿，尿道上裂及阴茎畸形。

五、外阴部检查

1. 阴茎　注意阴毛分布、阴茎大小、有无畸形、有无包块或包皮过长。龟头有无肿块、溃烂。尿道口位置是否正常，有无狭窄，尿道口有无分泌物。触诊阴茎有无硬结、肿块，尿道走行区有无结石或条索状改变。

2. 女性外阴　观察阴毛分布、外阴发育情况、阴蒂大小。注意尿道外口与阴道口间距离，尿道口有无肉阜、黏膜脱垂、处女膜伞。女性尿道憩室，在阴道前壁可触及囊性肿物，按压时尿道口可见脓性分泌物溢出。正常排尿外有持续漏尿的患者，应在尿道口旁或前庭处检查有无异位输尿管开口。

3. 阴囊及内容物　注意两侧阴囊的大小、形态，皮肤有无炎症、水肿、增厚或瘘管、溃疡、肿块等。阴囊肿大者，平卧后是否消失。阴囊内容物触诊时要注意两侧睾丸大小、位置、形状、重量、有无肿块；附睾头、体、尾有无肿大、结节及触痛；输精管是否存在、有无结节；精索有无精索静脉曲张，精索内有无结节。对阴囊内肿块均应做透光试验，透光试验阳性表示有睾丸鞘膜积液。对精索或睾丸鞘膜积液及精索静脉曲张的患者，应立位及卧位检查，平卧后积液消失者为交通性鞘膜积液；平卧后静脉曲张不消失者提示回流受阻；左侧者应警惕是否有左肾癌引起的左肾静脉癌栓阻碍回流。精索静脉曲张者应行 Valsalva 试验，帮助判别程度。

六、直肠指检

检查前患者排空膀胱，取膝胸位、侧卧位或直立弯腰位。指检时应注意肛门括约肌功能，前列腺大小、形态、质地、表面是否光滑、是否有结节及压痛、中央沟是否存在及变浅。正常前列腺约栗子大小，质地均匀有弹性，表面光滑，边缘清楚，两侧叶对称，中央有浅沟，无结节或压痛。必要时可按摩取前列腺液做检查。前列腺坚韧而增大者为前列腺增生症，轻度时腺体增大，略膨隆，中等硬度，中央沟变浅；重度增生时，腺体高度膨隆，中央沟消失或突出，手指不能触及上缘。若表面有硬结，高低不平，与周围位置固定应仔细鉴别，以排除癌肿，必要时行穿刺活检。急性前列腺炎时腺体肿大，且有明显压痛，如有波动感则提示有脓肿形成。前列腺小管阻塞并发结石时可触到结石的摩擦感。疑为慢性前列腺炎可行前列腺按摩，由前列腺两侧叶自上向下，由外向内逐渐向中央沟适度用力按压，每侧重复 2 ~ 3 次，最后由中央沟自上向下按压 1 ~ 2 次，使前列腺液由尿道外口滴出，收集送检。

若未收集到前列腺液，让患者排尿数滴，与按摩前尿相比，较多脓球亦提示慢性前列腺炎。前列腺两侧上方为精囊，正常精囊的硬度与周围组织相同，所以不能触知。当有肿瘤、结石、囊肿或炎症时可触及精囊，应注意位置、形态、大小、硬度，必要时结合经直肠 B 超检查帮助诊断。

第三节　实验室检查

一、尿液检查

（一）尿标本的收集与储存

清晨首次尿液较浓，不受运动和食物影响，是收集尿液送检的理想时间，也可随时留新鲜尿做尿常规检查。留尿前应清洗尿道口及外阴，留中段尿尽快送检，储尿容器应清洁。

如需作代谢及内分泌等检查，则需留 24 小时尿，并记录总量，摇匀后取其中一部分尿液送检。尿液需留于干燥清洁容器中，容器应加盖置于 4℃冰箱内保存。如在室温下储存，需加防腐剂，目前甲醛和盐酸防腐效果较好。

（二）尿常规检查

尿常规检查包括物理检查、化学检查及显微镜检查。

1. 物理检查　包括尿色、量、比重、透明度。正常尿液淡黄、透明，每天尿量 1 000 ~ 2 000mL，比重 1.010 ~ 1.015。尿呈红色者，除血尿外，利福平、苯妥英钠、酚磺酞等药物均可使尿呈红色，并注意与血红蛋白尿、肌红蛋白尿鉴别。乳糜尿为乳白色，脓尿、结晶尿则呈现混浊。

2. 化学检查　如下所述。

（1）pH：正常尿 pH 为 4.5 ~ 8，平均 5.5 ~ 6.5。尿 pH 在 4.5 ~ 5.5 为酸性尿，6.5 ~ 8 则为碱性尿。一般情况下，尿 pH 反映了血清 pH，在代谢性酸中毒或呼吸性酸中毒时，尿呈酸性；在代谢性碱中毒或呼吸性碱中毒时尿呈碱性。另外酸性尿见于食肉后及糖尿病、尿酸结石、结核患者；碱性尿除久置外可见于感染尿、食用大量蔬菜及草酸钙结石并发肾小管酸中毒者。餐后尿 pH 变化是由于进食后大量胃酸分泌造成体液偏碱，形成所谓“碱潮”。而通常尿 pH 随细胞外液 pH 的改变而改变，尤其午餐后改变较明显，尿 pH 可达 8.0。若酸血症患者出现碱性尿，常提示肾小管酸中毒；碱血症患者出现酸性尿往往提示低钾。临床上常通过调节尿 pH 来预防结石、增加某些抗菌药物疗效和促进药物排泄以减轻药物的肾毒性作用。

（2）蛋白：正常人尿中含微量蛋白，24 小时尿蛋白排出量 $<150mg$，尿蛋白定性为阴性。尿蛋白定性检查常用 +/ –表示，± 表示蛋白含量 $<0.1g/L$，+ 为 0.1 ~ 0.5g/L，2+ 为 0.5 ~ 2.0g/L，3+ 为 2.0 ~ 5.0g/L，4+ 为 $>5.0g/L$。泛影葡胺造影剂、大量尿酸盐、青霉素、阿司匹林等会使蛋白定性出现假阳性。出现蛋白尿原因为肾小球性、肾小管性和过剩性。最常见的为肾小球性疾病，是由于肾小球毛细血管对蛋白的通透性增加，特别是清蛋白，24 小时尿蛋白 $>1g$ 应怀疑肾小球疾病，$>3g$ 时可确诊。肾小管性蛋白尿是由于肾小管不能重吸收正常滤过的低分子蛋白，一般肾小管性蛋白尿很少超过 2 ~ 3g/24h，且常伴有近端肾小管的其他功能障碍而产生糖尿、氨基酸尿、磷酸盐尿和尿酸尿。过剩性蛋白尿是由于血浆异常免疫球蛋白和其他低分子量蛋白浓度增加，导致肾小球的蛋白滤过量大于肾小管重吸收量，骨髓瘤常产生大量的免疫球蛋白，引起过剩性蛋白尿。短暂性蛋白尿可因高热、剧烈运动等引起，多见于儿童，休息几天后可恢复；在老人可由于充血性心力衰竭所致，常见心力衰竭纠正后尿蛋白检查转为阴性。间歇性蛋白尿通常与体位改变有关，如长期站立可产生轻微蛋白尿，每天尿蛋白量很少超过 1g，平卧休息后恢复正常，其原因为站立时肾静脉压力增高，大多可自行恢复。对持续性蛋白尿患者应作进一步检查。

（3）尿糖：通常几乎所有从肾小球滤过的糖均在近曲小管被重吸收，故正常人空腹尿糖为阴性。尿中出现葡萄糖称为糖尿，常见于糖尿病。当滤过的糖超过肾小管重吸收能力时（血清糖的肾阈值大约是10mmol/L），亦可出现尿糖阳性，尿中含大量的维生素 C、对氨水杨酸、萘啶酸等可引起假阳性。

（4）酮体：正常尿中无酮体出现，当糖尿病酮症酸中毒、孕妇和过度饥饿的患者由于异常的脂肪分解时尿酮体可出现阳性。

（5）胆红素和尿胆原：正常人尿中无胆红素，只有非常少量的尿胆原。胆红素分直接胆红素和间接胆红素。直接胆红素是由胆红素与葡萄糖醛酸在肝细胞内结合形成，正常情况下经胆管进入小肠，并转化成尿胆原。所以直接胆红素不出现在尿中，除非有肝内疾病和胆管梗阻。尿胆原是直接胆红素的终末代谢产物，通常 50% 由粪便排出，50% 再吸收进入肠肝循环，每天 1 ~ 4mg 的尿胆原分泌在尿中。溶血性疾病和肝细胞疾病可引起尿胆原增加；相反，胆管梗阻和抗生素的使用改变肠内菌群而影响直接胆红素转变成尿胆原，使尿胆原的浓度降低，血清中直接胆红索的浓度升高。

（6）显微镜检查：通常取新鲜尿 10mL，离心 5 分钟后弃去上清液，取尿沉渣进行显微镜检查，正常人尿红细胞 0 ~ 3 个 /HP，>3 个 /HP 为血尿；白细胞正常为 0 ~ 5 个 /HP，>5 个 /HP 提示有炎症。少量上皮细胞无临床意义。正常人尿中无管型。管型是尿蛋白质在肾小管腔内形成的凝块，黏蛋白是所有管型的基本物质。当管型仅由黏蛋白组成则称为透明管型，多见于高热或剧烈活动后，也可见于肾脏本身病变。红细胞管型是肾小球出血的依据，多见于急性肾小球肾炎。白细胞管型多见于急性肾盂肾炎。颗粒管型、上皮细胞管型、蜡样管型均反映肾实质损害。尿中有结晶，通常意义不大，但如新鲜尿中有多量尿酸结晶和草酸钙结晶，且有红细胞存在，应考虑有结石可能。服用某些药物（如磺胺类药物），尿中也可出现这些药物的结晶。如发现胱氨酸结晶可确诊为胱氨酸尿。在酸性尿中结晶包括草酸钙、尿酸和胱氨酸；在碱性尿中结晶为磷酸钙和三磷酸盐结晶。

（三）尿三杯试验

血尿、脓尿时，可通过尿三杯试验帮助初步定位。方法为：清洗外阴及尿道口后，将一次尿不中断地排入三个清洁容器内，将最初的 10 ~ 20 mL 尿留于第一杯中，中段尿留 30 ~ 40mL 于第二杯中，终末 5 ~ 10mL 留于第三杯中，分别送化验。若第一杯尿液异常且程度最重，提示病变可能在前尿道；若第三杯异常且程度最重，则病变可能在后尿道或膀胱颈；若三杯均异常，病变可能在膀胱颈以上。

（四）乳糜尿

将尿液加入等量乙醚中，震荡后取乙醚层（上层）液体一滴放于玻璃片上，加入苏丹Ⅲ染液，镜下观察。如为乳糜尿可见红色脂滴，并可见下层尿液由浊变清。此时应再吸取乳糜尿沉渣寻找微丝蚴。

（五）尿细菌学检查

应在用药前或停药 2 天后，清洗外阴及尿道口，留中段尿于无菌瓶中，加盖后立即送检。若置于 4℃保存不能超过 8 小时。

细菌培养：常用中段尿行定量培养并作药敏试验。若培养出细菌数 $>10^5$/mL 为感染，$<10^3$/mL 则多为污染，如为 10^3/mL ~ 10^5/mL 则不能排除感染的可能性，必要时需复查。对细菌数 $>10^5$/mL 者应常规做药物敏感试验。真菌、衣原体、淋病奈瑟菌、伤寒沙门菌、结核分枝杆菌及厌氧菌等需作特殊培养。

（六）尿脱落细胞检查

尿脱落细胞检查可帮助评价肾实质和尿路疾病，特别是对尿路上皮肿瘤的早期诊断、疗效观察和癌症普查有重要意义。对尿路上皮的原位癌和细胞分化较差的肿瘤有特殊的诊断价值，阳性率有报告达 70% 以上。

要求尿液新鲜，尿量不少于 50mL，最好为早晨第一次尿的中后段尿液。收集尿应及时离心，沉淀物涂片必须在尿液排出后 1 ~ 2 小时内完成。若不能及时完成涂片，可在尿液中加入 1/10 尿量的浓甲醛溶液或 95% 乙醇固定，以防尿液腐败，细胞自溶。

恶性肿瘤细胞的形态特征为：细胞核大，核直径 > 1/2 细胞直径，核 / 浆比例增大。可出现多核，染色质颗粒粗糙，核仁增多增大，核膜明显。细胞质变化，见分化不良细胞的胞质量少，细胞总体积增加，呈多形性。临床上还用荧光素吖啶橙染色法来判断细胞形态及核酸代谢等变化，肿瘤细胞胞质呈橘红荧光，核呈黄绿色或黄色荧光，荧光强度取决于胞质 RNA 和 DNA 含量，因此增生活跃的细胞其细胞质和细胞核荧光强度增强。

（七）尿液的生化检查

尿液的生化检查应收集 24 小时尿。即从第一天确定的某一时间将尿排尽并弃去，然后将所有的尿液排入容器内，直至第二天的同一时间排尿并收入容器中。计算 24 小时尿量，混匀后留取 50mL 送检，留尿期间标本宜保存于冰箱内或加入防腐剂。作 24 小时尿尿素氮、肌酐、肌酸、尿酸、氯化物，钾、钠、钙、磷等物质的测定以甲醛为宜，17- 羟皮质类固醇、17- 酮皮质类固醇、儿茶酚胺、3- 甲氧基 -4- 羟基苦杏仁酸（VMA）、醛固酮等物质的测定以盐酸为宜。

尿肌酐正常值为（0.7 ～ 1.5）g/24h。在急性肾炎或肾功能不全时，尿肌酐排出量降低。

尿素氮正常值为 9.5g/24h。增高时表示体内组织分解代谢增加；降低见于肾功能不全、肝实质性病变。

尿酸正常值为（0.4 ～ 1.0）g/24h。增高见于痛风，降低见于肾炎。

尿钾正常值为（2 ～ 4）g/24h。增高见于肾上腺皮质功能亢进、肾移植术后利尿；降低见于严重失水、失钠而有肾前性氮质血症及失盐综合征、尿毒症及肾上腺皮质功能减退等。

尿钠正常值为（3 ～ 6）g/24h。增高见于肾上腺皮质功能减退、急性肾功能衰竭（ARF）及肾移植术后利尿期；降低见于长期禁食钠盐、肾上腺皮质功能亢进等。

尿钙正常值为（0.1 ～ 0.3）g/24h，尿磷正常值为（1.1 ～ 1.7）g/24h。尿钙、尿磷排出量增高见于甲状旁腺功能亢进症、特发性高尿钙。

（八）尿的激素及代谢产物检查

尿 17- 羟皮质类固醇（17-OHCS）为肾上腺皮质类固醇的代谢产物，正常值男性为（8 ～ 12）mg/24h，女性为（6 ～ 10）mg/24h。增高多见于肾上腺皮质功能亢进，如皮质醇增多症等；降低见于肾上腺皮质功能减退。

尿 17- 酮皮质类固醇（17-KS）正常值男性为（10 ～ 20）mg/24h，女性比男性低（2 ～ 3）mg/24h。17-KS 在女性主要来自肾上腺，在男性则 2/3 来自肾上腺，1/3 来自睾丸，所以此检查在男性反映肾上腺皮质与睾丸功能，在女性反映肾上腺皮质功能。增高见于皮质醇增多症、肾上腺性征异常综合征、睾丸间质细胞瘤、多毛症、肢端肥大症、男性性早熟、内分泌雄激素治疗后；减少见于 Addison 病、垂体功能减退、睾丸发育不全、睾丸切除后、甲状腺功能减退以及某些慢性病如肝炎、结核、糖尿病等。

尿儿茶酚胺（CA）包括去甲肾上腺素（80%）、肾上腺素、多巴胺三种物质。尿儿茶酚胺的正常值为（9 ～ 108）μg/24h。增高见于嗜铬细胞瘤、肾上腺髓质增生、副神经节瘤等；降低见于营养不良、高位截瘫、家族性脑神经功能异常和帕金森病等。

3. 甲氧基 -4- 羟基苦杏仁酸（VMA）是儿茶酚胺代谢产物，增高见于儿茶酚胺增多症。化验前数日应停止食用香蕉、咖啡、茶、巧克力等含香草的食品，可避免部分假阳性；停服苯胺氧化酶抑制药及甲基多巴可避免假阴性。

尿醛固酮是肾上腺皮质球状带分泌的一种盐皮质激素，调节 K^+、Na^+ 及水的平衡。正常值 <10μg/24h。增多见于原发性醛固酮增多症、继发性醛固酮增多症、甲状腺功能亢进症、部分高血压、低血钾等；减少见于肾上腺皮质功能减退、糖尿病、Turner 综合征、18- 羟化酶缺乏、垂体功能减退等。

二、前列腺液检查

（一）标本采集

首先嘱患者排空尿液并收集部分尿液备用，然后取膝胸位或直立弯腰位。直肠指检时在直肠前壁触及前列腺后，从左右两侧对称向中央沟均匀按摩 2 ～ 3 次，再从前列腺底部朝尖部方向按摩 1 ～ 2 次，用手指在会阴部挤压球部尿道可见前列腺液从尿道口滴出并收集于玻璃片上，立即送检查。另外根据检验指标不同，收集于相应试管内。

（二）涂片检查

主要观察卵磷脂小体、巨噬细胞、红细胞及白细胞等。正常前列腺液卵磷脂小体大于 3 个 /HP，白

细胞 <10 个 /HP，无脓细胞，无或偶见红细胞，上皮细胞少见。慢性前列腺炎时白细胞 >10 个 /HP，卵磷脂小体减少，巨噬细胞吞噬多量卵磷脂状颗粒称为颗粒细胞，为前列腺炎特有的表现。由于影响结果的因素较多，单次前列腺液检查常不能准确判断前列腺的炎症情况，在可疑的情况下，建议复查 1 ~ 2 次。

（三）其他检查

pH 值：正常前列腺液 pH 值为 6.4 ~ 6.7，并随年龄增加 pH 有增高趋势，逐渐变成偏碱性。研究证明 pH 升高往往早于临床症状的出现。如 pH>8.0，对诊断慢性前列腺炎有帮助。

免疫学检查：慢性前列腺炎患者前列腺液内的免疫球蛋白可明显增高，主要表现为 IgA、IgG 增高，且 IgA/IgG 比值明显高于正常人。

锌离子：慢性前列腺炎时锌离子浓度明显下降。现已证明含锌化合物具有抵御细菌上行感染的作用。

（四）培养检查

前列腺液细菌培养是鉴别细菌性和非细菌性前列腺炎最简单、准确的方法。为避免尿道炎的干扰，常采用 Meares 和 Stamey 提出的四杯定位细菌培养法。即取四个无菌容器分别标上 VB_1、VB_2、EPS、VB_3。阴茎头清洗后留初始尿 5 ~ 10mL 于 VB_1 中，留中段尿 20 ~ 30mL 于 VB_2 中，然后按摩前列腺液装入 EPS 中，按摩后再留初始尿 5 ~ 10mL 于 VB_3 中，4 份标本均作培养。如 VB_1 细菌数量多，其余标本均低，提示尿道炎存在；如 VB_2、VB_3 细菌数量高，其余标本正常，提示膀胱以上尿路感染；如 EPS 细菌数量高，直接表明前列腺炎；如 VB_3 的菌落数大于 VB_1 菌落数的 10 倍，也表明为细菌性前列腺炎。如疑为支原体、衣原体、淋病奈瑟菌等感染应作特殊培养。

三、精液检查

正常精液是由精浆和精子组成。精浆主要由前列腺、精囊和尿道球腺等附属腺体分泌。精囊液占精液总量 50% ~ 65%，前列腺液量占 30% ~ 34%，睾丸、附睾、输精管分泌液量仅占 3% ~ 5%。精子在睾丸中产生，在附睾中成熟，通过输精管运输到体外。

精液检查（semen analysis）是评价男性生育力的重要依据，也可观察输精管结扎及复通的效果。射精时精液排出有一定顺序，通过三段分步射精法分析，第一段精液中含有大量精子，后两段逐渐减少。因此精液收集方法在精液检查中是很重要的一步。

1. 精液采集　受检者 3 ~ 5 天无射精活动，但有学者认为禁欲至少 48 小时，但不超过 7 天，并主张 25 岁以下禁欲 3 天，25 ~ 35 岁禁欲 5 天，35 ~ 45 岁禁欲 7 天，效果更好。用手淫法将全部精液收集于清洁容器内，温度应保持 25 ~ 35℃，气温低时应置于贴身内衣袋内，1 小时内送检。如需重复检查，应间隔 1 ~ 2 周。不可用避孕套收集。

2. 精液常规分析　目前精液自动化分析仪已普及，其准确、快速、方便，便于数据及图像储存。正常精液呈灰白色，液化后则呈乳白色或灰黄色，中等黏稠；30 分钟完全液化，室温下 1 小时不液化为精液不液化症；量正常为 2 ~ 6mL，<1.0mL 或 >8mL 均为异常；pH 值为 7.2 ~ 8.0；精子密度正常为（20 ~ 200）$\times 10^6$/mL，$<20\times 10^6$/mL 为少精子症，$>200\times 10^6$/mL 为多精子症；正常形态精子应 >60%：精子活力，射精后 30 ~ 60 分钟精子存活率应 >60%；精子活动力，射精后 1 小时快速前向运动精子（a+b 级）>50% 或活跃快速前向运动精子（a 级）>25%；白细胞 <5 个 /HP，精液果糖浓度 0.87 ~ 3.95g/L 或单次射精 >13 μmol。

3. 抗精子抗体测定　正常情况下抗精子抗体应为阴性。抗精子抗体可使精子制动或使精子黏附在宫颈黏液上，难以通过子宫颈，也可抑制精子抗体的活性，使精子不易穿透卵丘、放射冠和透明带进入卵细胞，阻碍精子与卵细胞结合。抗精子抗体按其对精子的作用分为凝集性、制动性和结合性三类，其中精子凝集抗体有头对头、尾对尾及混合型 3 种。测定抗精子抗体的方法很多，各家不一，抗精子抗体有血清抗精子抗体和精浆抗精子抗体，但以后者对精子影响最大且最直接。

四、肾功能检查

肾脏主要生理功能有两个方面：①生成尿液，排出体内代谢产物，调节体液容量、渗透压，维持水、电解质和酸碱平衡，从而保持机体内环境的稳定。②分泌一些重要的生理活性物质或激素，调节血压（如肾素和前列腺素），促进红细胞生成（促红细胞生成素）及调节钙磷代谢 [1.25-（OH）$_2$D$_3$] 等。

由于肾脏具有巨大的储备能力，故目前临床所用的各种肾功能检查方法常常不能查出早期和轻度的肾实质损害。例如一个正常人，因外伤作一侧肾切除，患者仍能正常生活。因此，肾功能检查其目的主要是了解肾脏有无功能不全，评价能否耐受手术，观察其动态变化，以便制定治疗方案。

（一）肾小球滤过功能检查

1. 血清肌酐（Cr）、尿素氮（BUN）测定　Cr 的生成与排泄受肾外因素影响很少，因 Cr 是肌酸的代谢最终产物，且血中浓度与尿中排出量都较为恒定，是反映肾功能的一项可靠指标。它每日生成量为 20mg/kg 或 1mg/min，肾功能丧失约 50% 以后，血清 Cr 才升高。

BUN 是蛋白质分解代谢最终产物，主要在肝内形成，肾脏排出。它受食物中蛋白质摄入量、胃肠道出血、高分解代谢、肝脏代谢能力等肾外因素影响，因此测定血清 BUN 增高判断肾功能不如血清 Cr 升高特异性强，但因检测方便，临床仍广泛应用。

BUN 与 Cr 比值正常为 10：1，比值增大见于高分解代谢、肾前性氮质血症、少尿（尿素再吸收呈管液流率依赖性）、尿路梗阻等。尤其是急性情况下意义更大，慢性肾病时影响因素较多，需仔细分析。

指甲肌酐测定：肌酐可沉积于指甲中，从指甲基底部至甲缘需生长 3 个月时间。故检查甲缘指甲中肌酐含量，可了解 3 个月前血肌酐水平和肾功能状况，对鉴别急、慢性肾功能衰竭常有帮助。

2. 肾小球滤过率（GFR）　是指单位时间内由肾小球滤过的血浆量，是最重要的肾功能试验。可通过菊粉清除率（Cin）、内生肌酐清除率（Ccr）来评估。Cin 正常值为 125mL/min，Ccr 正常值为 80 ~ 120mL/min。前者因需导尿和输液，临床应用不方便，故不能作为常规。后者较简单易行，现应用广泛。一般认为 Ccr 降低至正常值的 80% 时，表示肾小球滤过功能已有减退，降至 51 ~ 70mL/min 时提示轻度损害，降至 31 ~ 50mL/min 时提示中度损害，降至 21 ~ 30mL/min 时提示重度损害，降至 10 ~ 20mL/min 提示进入肾功能衰竭期，<10mL/min 为尿毒症期。

现今同位素法已在临床广泛应用，用 ^{99m}Tc-DTPA（^{99m}Tc- 二乙三胺五乙酸）注射后测定肾小球滤过率（GFR），用 ^{131}I-OIH（^{131}I- 邻碘马尿酸）测定肾有效血浆流量（ERPF），方法简便，结果可靠。

（二）近端肾小管功能检查

近端肾小管主要有分泌和重吸收功能。葡萄糖最大重吸收量（TmG）、对氨马尿酸最大排泌量（TmPAH）、酚磺酞排泄试验均因方法烦琐、干扰因素多，影响其准确性而很少开展，目前多用尿 β_2-MG、尿溶菌酶测定来评价。

尿 β_2-MG 为小分子白蛋白，从肾小球滤出后 99.9% 被近曲小管吸收和降解，故尿 β_2-MG 含量甚微，正常 <0.2μg/mL，如血中含量正常，尿中含量增多，则说明近曲小管功能下降。当存在蛋白尿时，如尿蛋白与尿 β_2-MG 比值 >200 提示为肾小球性，<10 则为肾小管性。但要注意排除引起血 β_2-MG 增高的因素。

尿溶菌酶（Lys）广泛存在于机体各器官组织中，为小分子蛋白酶，易从肾小球滤过，并立即被近曲小管重吸收。正常人尿 Lys 浓度很低（<3μg/mL）或不能检出。当近端肾小管损伤时，尿 Lys 浓度可升高。但要排除白血病、大量化疗使病态白细胞坏死引起高溶菌酶血症的影响，当血中 Lys 浓度高出三倍时，尿中排出的 Lys 可升高。

（三）远端肾小管功能检查

远端肾小管主要是浓缩稀释功能、尿液酸化功能。检查方法主要有尿比重试验、浓缩稀释试验、昼夜尿比重测定、尿渗透压测定、自由水清除率等。

尿浓缩试验：禁饮 10 小时尿渗透压测定，正常值 >700 ~ 800mmol/L，表示肾有浓缩功能，其受尿糖增高的影响，而不受蛋白尿的影响。

尿稀释试验：于 30min 内饮水 1 500mL。正常时饮水后 4 小时应排出饮量的 75%，尿比重降至 1.003。肾功能不全时尿量少于 500mL，比重大于 1.003，本试验对于严重水肿及心功能不全患者禁用。由于肾浓缩功能比稀释功能先受到影响，故后者极少应用。

尿比重亦可反映肾小管浓缩功能，正常 24 小时尿比重为 1.015 ~ 1.030。单次尿最高与最低比重之差应 >0.008，而且必须有一次尿比重 >l.018。常以晨尿比重 >1.020 作为尿浓缩能力良好的标志。如患者每次尿比重固定在 1.010 左右，则为固定低比重尿，说明肾小管浓缩功能极差。

尿中无大分子物质干扰时，比重 1.001 相当于渗透浓度 30mmol/L，比重 1.010、1.020、1.030，则分别与 300、800、l 200mmol/L 相对应。因此临床多用简单的尿比重测定来代替，尿血渗透浓度比为（3 ~ 4.5）：1，比值下降，表示浓缩功能差。但尿血渗透浓度比不如尿血肌酐比值敏感，大于 40 即说明浓缩功能良好。

（四）尿酸化功能试验

肾是调节酸碱平衡的重要器官，是通过近曲小管回吸收 HCO_3^- 和远曲小管排出 H^+ 及非挥发性固定酸来稳定体内 pH，这一功能往往和肾小管其他功能好坏相平行。目前所用的各项试验（如 NH4CI 负荷试验、硫酸钠试验、碱负荷试验等）均作为肾小管酸中毒的诊断及分型用，但操作复杂，故临床上一般不用这些试验来评价肾功能。

五、血液检查

（一）血清电解质测定

1. 钠（Na^+） 正常人血清钠为 136 ~ 145mmol/L。血清钠增高多见于皮质醇增多症、原发性醛固酮增多症、垂体肿瘤、高渗性脱水及过多摄入钠盐。血清钠降低多见于肾上腺皮质功能减退、慢性肾小球肾炎、尿毒症、肾髓质囊性变、多囊肾、代谢性酸中毒及低渗性脱水、水中毒。

2. 钾（K^+） 正常血清钾为 3.5 ~ 5.5mmol/L。高血钾见于肾功能衰竭、酸中毒、严重创伤、溶血及过量补钾等。低血钾多见于原发性醛固酮增多症、大量使用利尿药、长期摄入不足、碱中毒、肾小管酸中毒、呕吐等。

3. 氯（Cl^-） 正常血清氯为 98 ~ 106mmol/L。血清氯增高见于急性肾小球肾炎、代谢性酸中毒、呼吸性碱中毒等。降低多见于严重呕吐、腹泻、大量利尿、糖尿病及长期限盐等。

4. 钙和磷 正常人血清钙为 2.2 ~ 2.7mmol/L，血清磷为 1.0 ~ 1.6mmol/L。长期肾功能不全、甲状旁腺功能减退可引起血磷升高和血钙降低；甲状旁腺功能亢进可引起血钙升高、血磷降低；多发性骨髓瘤可引起血钙和血磷升高。

（二）血酸碱指标的测定

1. 血清二氧化碳含量（$T\text{-}CO_2$） 正常值 22 ~ 31mmol/L。增高见于呼吸性酸中毒、代谢性碱中毒、低血钾；减少见于代谢性酸中毒、呼吸性碱中毒、肾功能衰竭等。

2. 血 pH 正常动脉血 pH 7.35 ~ 7.45，静脉血 pH 7.32 ~ 7.38。小于上述低值为酸中毒，大于上述高值为碱中毒。

（三）血液中激素测定

1. 血浆皮质醇测定 血浆皮质醇有明显的昼夜节律变化：早晨 6 ~ 8 时最高（10 ~ 25mg/L），晚 10 时至凌晨 2 时最低（2 ~ 5mg/L），其变化呈 U 型曲线。由于皮质醇的脉冲式分泌及昼夜节律变化，故血皮质醇的单次测定意义不大。如皮质醇增加提示肾上腺皮质功能亢进（腺瘤、增生、癌）、甲状腺功能亢进、妊娠，异位 ACTH 肿瘤时升高，此外还有昼夜分泌节律消失；减少见于 Addison 病、急性肾功能衰竭、垂体前叶功能减退、甲状腺功能减退、肝硬化等。

2. 血浆醛固酮测定 正常人血浆醛固酮为 8.37±2.7μg/L（上午 8 时卧位基础值）及 13.64±7.51μg/L（上午 10 时直立位刺激值）。增高：原发性醛固酮增多时超过正常值的 2.8 ~ 4.2 倍，另外有继发性醛固酮增多、甲状腺功能亢进、低血钾、部分恶性高血压等。减少：见于爱迪生病、18-羟化酶缺乏、糖尿病、Tumer 综合征、垂体功能减退等。诊断原发性醛固酮增多时，应同时测定血浆肾素，确定血浆醛固酮 / 血浆肾素的比值，当比值超过 25 时，应进一步证实原发性醛固酮增多。

3. 血浆儿茶酚胺测定 儿茶酚胺（CA）包括去甲肾上腺素（NE）、肾上腺素（E）、多巴胺（DA）三种，应分别测定其值。①循环中 80% 的 NE 和 E 处于结合状态，而 100% 的 DA 呈结合状态。结合状态的DA明显升高常与恶性嗜铬细胞瘤有关。②嗜铬细胞瘤患者血浆CA升高，以NE升高为多见，其次是NE和E升高，单纯E升高很少见。③测定静息卧位血浆CA，对嗜铬细胞瘤诊断价值最大。④血CA升高还见于神经母细胞瘤、副神经节瘤、心肌梗死等。CA降低见于自主神经病变和帕金森病。

4. 血浆肾素－血管紧张素测定　均应测普通卧位及低钠饮食时的卧位及立位值。增高见于继发性醛固酮增多症、肾素瘤、低钾血症、急性肾功能衰竭、Addison病及Wilms瘤等；减少见于原发性醛固酮增多症、肾上腺盐皮质激素合成酶系缺陷、高血钾等。

5. 血浆睾酮测定　正常值：成年男性570±156μg/L，女性59±22μg/L。增高见于特发性男性性早熟、肾上腺皮质增生或肿瘤、睾丸肿瘤、多囊卵巢综合征、卵巢雄性化肿瘤、松果体瘤等；减少见于无睾丸症、原发性睾丸功能减退、大部分克氏综合征、Kallman综合征等。

6. 促卵泡生成素（FSH）、黄体生成素（LH）、泌乳素（PRL）　上述激素均由垂体分泌，它和睾酮（T）、雌二醇（E2）构成垂体－性腺轴。它们关系密切，对精子生成、维持男性性功能和男性生殖器官的发育有重要作用，临床上应综合判断，有助于疾病的诊断。如T水平低下，精液检查不正常，而LH、FSH水平显著增高，为原发性性腺功能低下；继发性性腺功能低下者精液检查不正常，T水平低下，而LH、FSH水平显著减少；单纯性精曲小管病变时，血浆FSH水平增高，而LH及T水平正常；PRL值明显升高，并伴有性功能低下、少精及阳痿等为高泌乳素血症，有垂体瘤或垂体微腺瘤可能；如T、LH、FSH都正常而精子数目明显减少或无精子，应考虑输精管道阻塞。青春期前儿童LH、FSH、T同时升高，提示真性性早熟；如LH、FSH不高，T稍高，但T代谢产物和血、尿皮质醇升高者，提示假性性早熟。

第四节　前列腺增生症

良性前列腺增生症（benign prostatic hyperplasia）简称前列腺增生，亦称良性前列腺肥大，是老年男性常见病。

一般男性自35岁以后，前列腺均有不同程度的增生，50岁以后出现临床症状。现病因尚不完全清楚，目前认为老龄和有功能的睾丸是发病的基础。随年龄增长睾酮、双氢睾酮以及雌激素的改变和失去平衡是前列腺增生的重要病因。

一、护理评估

1. 术前评估

（1）健康史：了解年龄、发病诱因，既往排尿困难情况及治疗经过，有无其他伴随疾病，如心脑血管疾病、肺气肿、糖尿病等。

（2）身体状况：了解排尿困难程度及尿频、尿潴留情况，逼尿肌功能，有无泌尿系感染。了解重要器官功能、营养状况、特殊检查及有关手术耐受性检查结果，评估患者对手术的耐受性。

（3）心理－社会状况：了解老年人心理反应，评估患者及家属对疾病拟采取的治疗方法，对手术及可能导致并发症的认知程度，家庭经济承受能力。

2. 术后评估

（1）了解术后膀胱痉挛程度，伤口引流管是否通畅，膀胱冲洗液的颜色，血尿程度及持续时间，切口愈合情况等，以及膀胱贮尿和排尿功能，有无尿失禁或排尿困难，有无附睾炎及性功能障碍等。

（2）了解患者及家属的心理状态，对术后护理的配合及有关康复等知识的掌握情况。

3. 预后评估　根据患者的临床表现、特殊检查、手术情况和有无并发症，评估前列腺增生的预后。

二、护理诊断及医护合作性问题

1. 恐惧/焦虑　与自我观念（老年）和角色地位受到威胁、担心手术及预后有关。

2. 疼痛　与手术导管刺激引起的膀胱痉挛有关。

3. 有感染的危险　与尿路梗阻、留置导尿、伤口引流不畅、术后免疫能力低下有关。

4. 排尿形态异常　与膀胱出口梗阻、逼尿肌损害、留置导管和手术刺激有关。

5. 潜在并发症：出血　与术后膀胱痉挛、尿液引流不畅、凝血功能不良、便秘有关。

三、护理目标

（1）患者恐惧/焦虑减轻。

（2）主诉疼痛减轻或消失。

（3）感染的危险性下降或未发生感染。

（4）异常排尿形态消失。

（5）未发生出血之并发症。

四、术前护理

1. 一般护理　嘱患者吃粗纤维、易消化食物；忌饮酒及辛辣食物；多饮水，勤排尿。

2. 引流尿液　残余尿量多或有尿潴留致肾功能不良者，应留置导尿持续引流，改善膀胱逼尿肌和肾功能。

3. 心理护理　耐心向患者及家属解释各种手术方法的特点，消除患者的焦虑和恐惧心理，争取患者的主动配合。

五、术后护理

1. 一般护理　平卧2d后改半卧位，固定或牵拉气囊尿管，防止患者坐起或肢体活动时气囊移位而失去压迫膀胱颈口之作用，导致出血。术后6h，如无恶心、呕吐可进流质，鼓励多饮水，1～2d后，如无腹胀可恢复正常饮食。

2. 病情观察　严密观察患者意识状态及生命体征情况。

3. 膀胱冲洗　术后用无菌生理盐水持续冲洗时间1～3天。方法：选择适合的三腔气囊导尿管。用3L袋装无菌生理盐水冲洗，并悬挂在床旁输液架上，与一次性冲洗管道连接，按输液法排气常规消毒后连接三腔气囊导尿管，开放一次性冲洗器行膀胱冲洗，导尿管并连接引流袋。观察引流液的颜色、性质，冲洗至流出液清澈为止，冲洗时不宜按压膀胱。注意事项：①保持冲洗管道通畅，若引流不畅应及时施行高压冲洗抽吸血块，以免造成膀胱充盈或膀胱痉挛而加重出血；②冲洗速度可根据尿色而定，色深则快、色浅则慢。前列腺切除术后随着时间的延长血尿颜色逐渐变浅，反之则说明有活动性出血，应及时通知医师处理；③准确记录冲洗量和排出量，尿量=排出量－冲洗量。

4. 膀胱痉挛的护理　逼尿肌不稳定、导管刺激、血块堵塞冲洗管等原因均可引起膀胱痉挛，从而引起阵发性剧痛、诱发出血。遵医嘱留置硬脊膜外麻醉导管按需定时注射小剂量吗啡，效果良好；也可遵医嘱口服地西泮、硝苯地平、丙胺太林或用维拉帕米30mg加入生理盐水内冲洗膀胱。

5. 预防感染　因患者手术后免疫力低下加之留置导尿管，易引起尿路感染和精道感染，应注意观察体温及白细胞变化，若有畏寒、发热症状，应注意观察有无附睾肿大及疼痛。早期应用抗生素，每日用消毒棉球擦拭尿道外口2次，防止感染。

6. 预防并发症　手术1周后，逐渐离床活动，保持大便通畅，避免腹压增高及便秘，禁止灌肠，以防前列腺窝出血，定时翻身防止压疮发生，加强基础护理预防心肺并发症。

7. 不同手术方式的护理

（1）开放手术：耻骨后引流管术后3～4d，引流量很少时可拔除；耻骨上前列腺切除术后5～7d、耻骨后前列腺切除术后7～9d拔出导尿管；术后10～14d，若排尿通畅可拔除膀胱造瘘管，拔管后用凡士林油纱布填塞瘘口，排尿时用手指压迫瘘口敷料以防漏尿，一般2～3d愈合。

（2）经尿道切除术（transurethral resection，TUR）：因术中大量的冲洗液被吸收使血容量急剧增加，形成稀释性低钠血症，患者可在几小时内出现烦躁、恶心、呕吐、抽搐、昏迷，严重者出现肺水肿、脑水肿、心力衰竭等称为 TUR 综合征。术后注意观察有无 TUR 综合征，如有 TUR 综合征应减慢输液速度，给利尿剂、脱水剂，对症处理。术后 3 ~ 5d 尿液颜色清澈，即可拔除导尿管。

六、健康教育

（1）非手术治疗者，应避免受凉、劳累、饮酒、便秘以防急性尿潴留。

（2）术后加强营养，进食含纤维多、易消化的食物，保持大便通畅，预防便秘。术后 1 ~ 2 个月内为防止继发性出血，避免剧烈活动，如跑步、骑自行车、性生活等。

（3）术后前列腺窝的修复需 3 ~ 6 个月，因此术后可能仍会有排尿异常现象，应多饮水，定期化验尿，复查尿流率及残余尿量。

（4）前列腺切除术后常会出现逆行射精，但不影响性交。少数患者出现阳痿，可先采取心理治疗，同时查明原因，作针对性治疗。

（5）指导患者有意识地经常锻炼肛提肌，以尽快恢复尿道括约肌功能，防止溢尿。方法是：吸气时缩肛，呼气时放松肛门括约肌。

七、护理评价

（1）患者的恐惧 / 焦虑是否消失，情绪是否稳定。

（2）疼痛是否减轻，有无疼痛症状。

（3）有无感染的发生，有无体温升高、伤口红肿及尿液混浊。

（4）排尿形态是否恢复正常，排尿是否通畅、能否节制。

（5）是否有血尿，血尿程度如何，生命体征是否平稳。

第五节　下尿路结石

一、临床表现

（1）膀胱刺激症状：如尿急、尿频、尿痛症状。

（2）排尿中断与变换体位排尿：由结石活动阻塞尿道造成。

（3）血尿。

（4）癌变。

二、辅助检查

（1）实验室检查：血液分析、尿液分析、结石分析、24h 尿液分析。

（2）影像学检查：B 超、KUB 平片、CT 扫描、静脉肾盂造影检查等。

三、治疗要点

原则：取出结石，治疗病因。

（1）体外冲击波碎石术。

（2）膀胱镜碎石术。

（3）耻骨上膀胱切开取石术。

四、护理措施

1. 心理护理　解除思想顾虑，注意了解患者的饮食、饮水习惯及特殊爱好等，以取得患者的信任。特别是年老体弱、反复发作者，容易对治疗失去信心，意志消沉，情绪低落，护士要经常与患者沟通，指导其正确对待疾病，增强信心，以愉快的心情接受治疗。

2. 手术前护理　按术前常规护理，术前1d沐浴，常规备皮，抗生素皮试，做好肠道准备。指导患者进行手术体位练习，完善术前常规检查，术前拍摄X线片定位，以确定结石位置。

3. 手术后护理　如下所述。

（1）麻醉后护理常规：嘱患者去枕平卧6h，禁食水。

（2）生命体征的观察：定时测量体温、呼吸、脉搏、血压、血氧饱和度，并进行记录。

（3）肾实质切开取石：患者应遵医嘱绝对卧床，以减轻肾的损伤，防止再发出血。

（4）切口护理：观察切口或造瘘口渗血、渗液情况，如有异常，及时通知医生。保持切口或造瘘口清洁、干燥。

（5）引流管的护理：①尿管及引流管长度要适宜，保持通畅，避免牵拉、扭曲、打折，尿袋及引流袋应固定在低于引流口的位置，防止反流。②妥善固定肾造瘘管，严防脱落。③每日进行尿道口护理，保持尿管及会阴清洁，防止尿路逆行感染。④置管期间每日观察尿液及引流液的颜色、性质、量，如有异常及时通知医生。⑤置管期间应定时更换尿袋及引流袋，抗反流尿袋应每周更换1次，伤口引流袋应每日更换。

（6）疼痛护理：疼痛时可根据疼痛程度遵医嘱给予镇痛药物。

（7）饮食指导：非全身麻醉及开放手术，可在麻醉期后恢复正常饮食；全身麻醉及开放手术应在肠道排气后开始进食，先给予流食，逐步恢复为半流食、普食。

（8）其他护理：术后第1天拍KUB，了解结石取出情况，嘱患者晨起禁食。

（9）术后并发症的护理：①出血。定时观察患者术后病情变化及引流液的颜色、性质、量，如出现四肢湿冷、脉搏加快、血压下降、血性引流液增加等，应及时通知医生给予处理。②发热。术后常见并发症，应遵医嘱给予对症处理，并嘱患者多饮水，监测体温变化。③漏尿。注意观察患者主诉及临床症状，如腹痛、压痛、板状腹等急腹症症状。

4. 健康指导　如下所述。

（1）出院患者的指导：出院后遵医嘱定期复查，以便及时发现有无结石复发。如出现肾区胀痛（或绞痛）、尿频、尿急、尿痛、血尿、发热等症状应及时到医院就诊。

（2）饮食指导：泌尿系统结石以预防为主，所以应向患者讲解饮食结构与结石的相互关系。①高钙结石：不宜食用牛奶、奶制品、巧克力、坚果等。②草酸结石：不宜食用浓茶、番茄、菠菜、芦笋，多食用含纤维丰富的食物。③尿酸结石：不宜食用高嘌呤食物，如动物内脏，应进食碱性食品。④感染性结石：建议进食酸性食物，使尿酸化。

（3）讲解饮水、运动的意义：每日饮水2 500 ~ 3 000mL，适当运动，尿量保持2 000 ~ 3 000mL/d，使尿液稀释，促进尿中晶体物质排出，同时起到冲洗尿路、减少感染发生的作用。

（4）术后留置双J管的患者：部分会出现尿痛、腰痛、尿频、血尿等情况，多为双J管刺激所致。应注意多休息，避免剧烈活动。多饮水，不憋尿，如出现排尿困难、发热、尿大量血块等及时就诊。

第五章　骨科疾病的护理

第一节　骨伤患者入、出院护理

入、出院护理是患者进入医院后和离开医院前，由护理人员为患者提供的一系列护理工作。通过护理人员提供的护理措施，可以使患者入院后很快适应环境，遵守医院规章制度，密切配合医疗护理活动；出院后继续巩固治疗效果，提高自护能力，提高生活质量。护理人员应掌握入、出院护理的一般程序，按照整体护理的要求，有针对性地提供护理措施。

一、入院护理

入院护理是指患者住进医院后，护理人员对患者一系列医护活动的安排。目的是促进新患者尽快适应医院环境，消除紧张、焦虑等不良心理情绪；满足患者的各种合理需求，以调动患者配合治疗护理的积极性；做好健康教育，满足患者对疾病知识的需求。

病房护士在接到门诊或急诊科发出的患者入院通知时，要主动了解患者的主要病情，以便根据情况做好迎接患者的准备。

1. 准备床单位　接到住院处通知后，应立即根据病情需要选择并准备病床。一般骨伤科患者要准备硬垫床，首先将备用床改为暂空床，再根据骨折的种类准备好支具或牵引用具，如下肢疾患要准备下肢抬高架，上肢要准备垫枕，老人或截瘫患者要准备好充气床垫等。手术后患者应准备麻醉床，危重患者应安置在危重病房或ICU病房，并做好各种抢救治疗的用物准备。

2. 迎接新患者　主管护士应热情接待新患者，将患者领到床边，协助患者上床，掌握各种患者的搬运方法，切勿因搬动而加重患者病情，如四肢骨折患者在移动患肢时要边拔伸边移动，并要注意稳抬稳放；脊柱损伤者搬动时要保持脊柱上下一致，不能扭曲。妥善安置患者的体位，如四肢骨折患者要抬高患肢。对在院外已使用石膏、夹板外固定等患者，注意检查肢体远端血运、颜色、温度等，保持关节于功能位，以保证固定关节有最大效能。

3. 观察及评估　观察和评估患者目前是否有严重的疼痛或不适的症状及体征，若有特殊不适症状，除就个人能力给予处理外，应立即请医生诊治；如无特殊不适，则先执行住院护理常规。

4. 填写入院病历及各种卡片　建立病历并将门诊检查的各种资料进行整理，粘贴在病历上。填写各种住院卡片，如住院一览卡、床头卡等。对昏迷和危重患者应向其家属及同事进行了解，对联系地址、电话等必须填写准确。

5. 测量生命体征　准确测量患者的生命体征，如体温、脉搏、呼吸、血压等，做好记录。如有异常，立即通知医生。

6. 通知医生　及时通知医生，协助做好有关检查，了解诊断及治疗方案。如属重症患者，要立即配合医生进行抢救处理。

7. 执行医嘱　要及时准确地处理医嘱，根据医嘱对患者进行观察和护理。

8. 收集资料　按照护理程序收集患者的健康资料，如既往史、健康状况、药物过敏史等，进行入院评估，制订护理计划并实施。

9. 进行健康教育指导　如下所述。

（1）医务人员介绍：患者入病房后，医护人员在迎接患者时，即做自我介绍，以消除患者的陌生感。向患者介绍所住的房间、床号，介绍科主任、护士长、主治医生、责任护士等。

（2）住院环境及规章制度介绍：对于慢症患者，在做好安置、进行初步卫生处置、待患者及家属的心情稳定后，责任护士向患者及其家属介绍患者床单位的设备及使用方法（如呼叫系统的使用等），介绍同病室的病友、病房的有关制度（如外翻窗的管理、病房物品的管理、吸烟的管理、探视时间及陪住制度等）和医院的常规（用餐时间、送开水时间、开关仓库的时间等），最后引导患者或家属认识病房的环境，如护士站、治疗室、医生办公室、仓库、卫生间、餐厅、茶水炉及垃圾投放的位置等，使患者及家属尽快熟悉新的环境和适应新的角色，处于接受治疗的最佳状态。对于急症患者，应先配合医生进行抢救，待病情稳定后再进行相关介绍。向患者及家属解释“医患双向承诺书”的内容，并请患者及家属签名。

（3）病情介绍：向患者介绍其所患疾病名称，对于暂时不适合向患者公开的疾病，如骨肉瘤、截瘫等，应向家属讲明，取得家属的配合。

（4）相关疾病知识介绍：根据病情及患者接受情况，对相关疾病知识进行简单介绍。如四肢骨折患者患肢要制动、抬高；脊柱骨折患者要防止脊柱扭曲；骨折患者禁止吸烟，因烟中的尼古丁可收缩血管，影响骨折愈合；骨折早期给予低脂、高维生素、清淡、易消化的饮食等。

（5）介绍各项治疗护理措施：医生下达医嘱后，在落实治疗护理措施时，对治疗护理的目的、意义及患者的配合要进行指导。如牵引的目的、意义、术中配合及注意事项等。

二、出院护理

患者经过住院期间的治疗和护理，病情好转、稳定、痊愈需出院或需转院（科），或不愿接受医生的建议而自动离院时，护理人员均应对其进行一系列的出院护理工作。出院护理的目的是了解出院患者的生理、心理及社会再适应的情况，以协助其重返社会；指导患者和家属，出院后仍须继续执行的治疗和护理活动，使其明白出院并非意味着治疗护理工作的全面结束，而只是初步完成第一个疗程，出院后的治疗、护理、休养、锻炼等，对疾病最终痊愈、功能康复都起着重要作用；指导患者办理出院手续；清洁、整理床单位。出院护理应始于患者情况稳定后，使患者在出院时能全面了解出院后需要注意的问题及需要遵循的规则，具备一定的自护能力，使其家属正确掌握一般的护理方法。

骨伤科患者出院的护理程序如下。

（一）患者出院前的护理

1. 通知患者和家属　医生根据患者健康情况，决定出院日期，护士按出院医嘱，提前通知患者及家属做好出院的思想准备和物质准备（如硬垫床、轮椅、拐杖、便器等）。

2. 根据患者情况制订有针对性的健康教育计划并组织实施　如下所述。

（1）使患者了解疾病的转归过程：根据疾病的特点，向患者讲解疾病的过程，使患者对疾病的痊愈过程有所了解，对今后的治疗工作既不盲目乐观，也不悲观失望，能正确了解治疗意图和注意事项，自觉主动地配合完成治疗计划。注意保持心情愉快、乐观，情绪稳定，生活有规律，劳逸结合，适当参加一些社会活动。建议节制房事。

（2）掌握一般护理方法：根据不同病情教育患者或共同居住者掌握简单的护理方法，如翻身、皮肤护理、穿衣、协助大小便、肢体搬动、上下轮椅、使用拐杖等。如有外固定者，应使患者及家属了解外固定的基本性能、观察指征及常见异常情况的处理措施，告诫患者及家属在未取得医务人员同意的情况下不可擅自松解、去除外固定。需继续牵引固定者，应事先在家中准备可靠的牵引装具，在医护人员指导下安放体位及牵引锤。

（3）正确选择饮食：根据不同病情、不同年龄、不同体质指导患者有针对性地配餐，使之营养科学、合理，如截瘫患者需多食富含纤维素的食物，防止长期卧床造成便秘，忌食辛辣、煎炸肥腻之食。

（4）药物的服用方法与保管：对出院继续用药者，要详细介绍药物的使用方法、作用，以及可能发生的不良反应，教育本人要注意保护药品包装上的标志，包装损坏、药物失效时，应废弃不用，以免发生药物中毒。要按时服药，自我观察不良反应。

（5）卧床并发症的预防：对不能下床活动需长期卧床的患者，预防皮肤压疮、泌尿系统感染、坠积性肺炎等并发症是家庭护理的重点内容，要向患者及家属介绍预防方法，使其掌握为患者翻身、叩背、排痰及皮肤护理的方法。

（6）坚持功能锻炼：功能锻炼是骨伤科疾病治疗的重要内容之一，必须贯穿于整个治疗过程中。护士根据病程合理指导功能锻炼，教会患者锻炼的方法，掌握有效指征及锻炼中的注意事项。要使患者了解继续功能锻炼的重要意义，使之科学合理、持之以恒，既不能惧怕痛苦而懈怠锻炼，也不能操之过急而盲目锻炼出现意外。功能锻炼以患者不感到疲劳为度。

（7）自理能力的培养：根据所患病症及病情恢复情况有针对性地培养患者自理能力。如上肢疾患患者要尽早训练健侧功能，如梳头、拿筷子吃饭等；对下肢疾患患者要教会其双拐的使用方法，如何上下楼梯等；对伤情较重可能致残者，要在做好心理护理的同时，引导患者尽早掌握一门适合自己的技术。总之，要使患者最大限度地恢复自我照顾能力，提高生活质量。

（8）复印病历的方法：如需复印病历者，持本人身份证及门诊挂号证，先到挂号室提取门诊病历，然后再到医务科开具复印病历的证明，最后到病案室复印病历。如果本人不能来复印病历，直系亲属持本人和患者的身份证以及两人关系的证明信，按照上述复印程序办理即可。

（9）需及时就诊的症状与体征：将病区的电话号码告诉患者，向患者及家属交代来院复诊时间及程序。根据不同疾病和不同的治疗方法，向患者讲清出现哪些情况要及时就诊，以免耽误治疗时机使病情加重甚至致残。如有石膏外固定的患者肢体出现异常疼痛，肢体活动无力，可能为神经受压迫，应及时与医生联系或到医院诊治，否则将会造成不可逆损害。

3. 注意患者的情绪变化　护理人员应特别注意病情无明显好转、转院、自动离院的患者并做好相应的护理，如进行有针对性的安慰与鼓励，增进患者康复信心，以减轻患者的恐惧与焦虑心情。

（二）患者出院当日的护理

（1）停止一切医嘱，通知营养部门及有关部门取消饮食、治疗及药物，注销各种卡片（如一览卡、床头卡等）。

（2）将有关资料（如 MRI、CT 等）交家属妥善保管，有外固定者要认真检查各部件是否有效。

（3）做好出院指导。

1）环境：安全、洁净、舒适，阳光充足，注意避风寒。

2）饮食：多食高蛋白、高营养、低脂肪、粗纤维饮食，多饮水，多食新鲜水果蔬菜，少食辛辣刺激性饮食，忌吸烟、酗酒等。

3）服药：遵医嘱给予抗炎、活血、补钙药物。

4）休息：保证充足的睡眠，每天 6 ~ 8h。

5）患肢继续加强功能锻炼，不同患者具体指导。

6）复查：术后 1 个月到骨伤科门诊复查，以后复查时间遵医嘱，根据骨折愈合情况，决定取外固定或内固定时间。随时复诊的指征：①发热（体温 >38.5℃）；②不明原因患肢剧痛，感觉运动异常；③再次受伤；④伤口红、肿、热、痛；⑤伤口、钉孔处渗液等；⑥外固定过紧或过松，固定肢体末端发凉、严重肿胀、颜色苍白或暗紫等。

7）遵医嘱节制房事。

8）下地活动时间和去除外固定时间严格遵从医嘱，不可私自行事，以免影响骨折顺利愈合。

（4）征求患者对医院医疗、护理等各项工作的意见以便不断提高医疗护理质量。

（5）办理出院手续：护士执行出院医嘱，填写出院通知单，结账（总结患者在住院期间所用的药品及医疗费用），指导患者或家属到出院处办理出院手续。

（6）护送出院：根据患者情况，采用不同方法护送患者出病区。

三、骨伤患者搬运法

掌握正确的患者搬运法是骨伤科护士的基本功，也是院前急救的重要技术之一。在搬运过程中，要特别注意保护伤口或手术部位，切勿因搬动而加重患者病情，同时应用人体力学的节力原理来保护自身安全。

（一）搬动患者的力学要求

（1）防止病损局部产生剪切应力或旋转应力，以免加重原有病理损害和疼痛。

（2）保持平衡稳定，以防止跌倒摔伤。

（3）保持舒适，避免患者其他部位受到挤压或牵拉。

（4）护理人员应力求省力，减轻疲劳，防止发生自身损伤。

（二）搬动患者前的评估

（1）患者的心理准备情况，了解患者的配合程度。

（2）患者的身体状态，如意识、瞳孔、生命体征等。

（3）评估患者的体重，估计身体各部段的重量，确定各部段的重心位置，合理分配支托力量和选择着力点。身体各部段的重量：头、颈和躯干约占体重的58%，每个上肢占5%，每个下肢占16%。

（4）了解病损部位和病情，有针对性地采取保护措施，主要是防止病变部位受压和扭曲，以免使局部产生剪切应力和旋转应力。如颈椎骨折的患者应绝对保持头颈部平直，禁止向任何方向弯曲；而对四肢骨折的患者，患肢局部应妥善固定支托，使患部既不受压，也不悬空；有骨髓炎病灶时，应注意防止病理性骨折。

（三）搬运的原则

（1）患者应对帮助者有信心，从而使自己身心放松，配合转移搬运。

（2）患者应向前看，而不应看地板或帮助者。

（3）搬运前应检查器械是否安全良好，准备好并固定妥当，保持空间通畅，没有障碍。

（4）在多人协助搬运时，应决定由何人指挥，发出指令后，大家一起协同用力。

（5）搬动患肢时，搬动者双脚间距应适当放宽，增加支撑面。托起患者时，搬动者两臂应尽可能地向身体两侧靠拢，以减少身体重力线的偏移程度，减少阻力臂。搬动者如为2人以上，则应准备好后同时用力，以提高平衡的稳定度，减少意外损伤的机会，保持患者的安全与舒适，同时也可省力。根据病损部位和病情，选择合适的搬运方法。如病情许可，能在床上配合动作者，可用单人搬运法；不能自行活动或体重较重者，可用两人或三人搬运法；病情危重或颈腰椎骨折等患者，需采用四人搬运法。

（6）在搬运过程中，搬运者应保持搬运开始的姿势，不得在中途改变姿势。

（四）搬运方法

1. 床上搬运法主要搬动卧床患者　如下所述。

（1）搬运方法。

1）一人帮助患者移向床头法：适用于一侧上肢或下肢骨折患者。

上肢：让患者仰卧屈膝，健手握住床头板，双脚蹬床面，护士用手托住患肢，同时提供助力，使其移向床头。

下肢：让患者仰卧屈健侧膝部，双手握住床头板，健足蹬床面，护士用手托住患肢，同时提供助力，使其移向床头。

2）二人帮助患者移向床头法：适用于一侧上肢和下肢同时骨折的患者或骨盆骨折患者。上、下肢合并骨折：让患者仰卧屈健侧膝部，健手握住床头板，健足蹬床面，两位护士站在床的同侧，一人托住患者的上肢，另一人托住患者的下肢，同时提供助力，使其移向床头。

骨盆骨折：让患者双手握住床头板，两位护士分别站在床的两侧，交叉托住患者的腰臀部，协调地将患者抬起移向床头。

3）三人帮助患者移向床头法：适用于双侧下肢骨折患者。让患者仰卧，双手握住床头板，两位护士站在床的两侧，分别托住患者的下肢，另一位护士用手托住患者的腰臀部，同时提供助力，使其移向床头。

4）轴线翻身法：适用于脊椎损伤及脊椎手术患者。胸、腰椎损伤患者翻身法：两位护士站在床的同侧，一人将双手分别置于患者肩、腰部，另一人将双手分别置于腰、臀部，患者可将一手搭于第一位护士的一侧肩部，三人一起用力，使胸腰部保持在同一水平线上，翻转至对侧，垫好枕头。

颈椎损伤患者的翻身法：应由3位护士同时进行，一人立于患者头上，固定患者头部，沿纵轴向上略加牵引，使头、颈随躯干一起缓慢移动，另一人将双手分别置于肩部、腰部，第三人将双手分别置于腰部、臀部，三人一起操作时头、颈、肩、腰、髋保持在同一水平线上，翻转至侧卧位。

（2）注意事项。

1）搬运前了解患者病情、意识状态、肢体肌力、配合能力、身体有无创伤及骨折固定、牵引、留置各种管道等情况。

2）视患者病情放平床头，将枕头横立于床头，避免上移撞伤患者头部。

3）搬运患者时动作宜轻柔，扶托患肢时必须双手同时扶托骨折部位上下两个关节；未固定的患肢搬运时，扶托远端肢体关节的手要沿肢体轴线略向上施加一个牵引力。

4）搬运后要放回枕头，根据患者需求抬高床头，使患者体位舒适。

5）胸、腰椎骨折患者翻身时，躯干和头部应在同一轴线上，向同一方向、用同样速度进行。翻身以后，用枕头、沙袋等将头部、肩部、腰部及四肢固定好。

6）颈椎骨折患者搬运时，注意颈、肩一直线，防止颈部扭曲，加重脊髓损伤；平卧后，颈部要放置海绵或棉垫，颈部两侧用软枕固定，避免头摇动而加重损伤。

2. 轮椅运送法主要运送不能行走的患者　如下所述。

（1）搬运方法：将轮椅推至床边，椅背与床尾平齐，面向床头，翻起脚踏板，拉起车闸，以固定车轮；协助患者穿衣、裤、袜，穿健侧鞋；嘱患者将双手置于护士肩上，患肢蜷起勿碰伤，护士双手环抱患者腰部，协助健肢落地；协助患者转身，嘱患者用手扶住轮椅把手，坐于轮椅中间；患者坐稳后，翻下脚踏板，脚踏在脚踏板上。

（2）注意事项。

1）推轮椅时，嘱患者双手扶着轮椅扶手，尽量靠后坐，勿向前倾身或自行下地。

2）下坡时要减慢速度并注意观察病情。

3. 平车运送法主要运送不能起床的患者　如下所述。

（1）搬运方法。

1）单人搬运法：①推平车至患侧床旁，大轮端靠近床头，使平车与病床平行并调整高度，踩下平车刹车以免平车移动。②松开盖被，协助患者穿好衣服。③患者取坐位，双手撑住床面，健腿屈曲支床抬臀，移向床缘。④护士双手平托患肢与患者一齐用力，依次将患肢、臀部及上肢移至平车上。

2）两人搬运法：①推平车至床尾，大轮端靠近床尾，使平车头端与患者床尾呈钝角，踩下平车刹车以免平车移动。②松开盖被，协助患者穿好衣服。③甲乙搬运者同时站在靠近车的一侧，协助患者将上肢交叉于胸前，甲一手托住患者头、颈、肩下方，另一手托住患者腰部下方；乙一手托住患者臀部下方，另一手托住患者膝部下方。为减少患者疼痛，搬运者应将前臂及手完全伸至患者身下，同时用力抬起患者至近侧床缘，再同时抬起患者稳步向平车处移动。

3）三人搬运法：①推平车至床尾，大轮端靠近床尾，使平车头端与患者床尾呈钝角，踩下平车刹车以免平车移动。②松开盖被，协助患者穿好衣服。③甲乙丙搬运者站在靠近车的一侧，协助患者将上肢交叉于胸前，甲托住患者头、颈、肩及胸部，乙托住患者背、腰和臀部，丙托住患者膝部和双足。为减少患者疼痛，搬运者应将前臂及手完全伸至患者身下，三人合力同时抬起患者至近侧床缘，再同时抬起患者稳步向平车处移动。此搬运法在骨伤科最常用。

4）四人搬运法：①推平车至床尾，大轮端靠近床尾，使平车头端与患者床尾呈钝角，踩下平车刹车以免平车移动。②松开盖被，协助患者穿好衣服。③搬运者甲站于床头，托住患者头及颈肩部；乙站于床尾，托住患者两腿；丙站立于平车侧紧握中单两角；丁站立于丙的对侧或跪立于床上膝盖略分开，一前一后，加大支撑面，紧握中单另两角；四人合力同时抬起患者，放于平车上。此搬运法法适用于颈腰椎损伤的患者。

（2）注意事项。

1）搬运患者时动作轻稳，车速适宜，要确保患者安全、舒适，多人搬运时动作应协调一致。

2）搬运患者时，搬动者双脚间距应适当加大，增大支撑面。托起患者时，搬动者两臂尽可能向身体两侧靠拢，尽量让患者身体靠近搬运者，使重力线通过支撑面，保持平衡。

3）推车时，护士应站在患者头侧，便于观察病情，要注意患者的面色、呼吸及脉搏的变化。对烦躁不安或神志不清的患者，必须有护士在车旁守护，以防意外。

4）平车上下坡时，患者头部应放在高处一端，以免引起不适；如平车一端为固定轮，一端为方向轮，患者头部应卧于固定轮端。

5）搬运骨折患者，车上需垫木板，护士应重点保护并固定好骨折部位。

6）各种导管的固定：一般保留静脉输液通路，更换液体后，调节滴速。护士应暂时关闭其他导管，或在无菌操作下夹闭、分离接口，消毒后用无菌纱布捆扎并妥善固定，返回后再消毒连接。

7）推车出门时，应先将门打开，不可用车撞门，以免震动患者或损坏建筑物。

8）有些检查须掀开盖被以便确定部位，卧床患者应穿好贴身衣物或病员服以免受凉或过分暴露。

4. 担架运送法是院前急救最常用的搬运方法，主要运送路途较长、病情较重的患者　担架必须是硬质担架，上铺软垫（不宜很厚）。搬运方法同平车搬运法，疑有胸腰椎损伤者，尽可能不变换体位，将患者四肢伸直、并拢，一人扶肩及腰，一人扶臀及下肢，将患者滚到担架上，并使其仰卧位。注意患者头部在后、足部在前，搬运途中保持水平状态，患者进入救护车后，应取头部在前、足部在后的位置。

四、患肢护理

患肢护理是骨伤患者护理的基本内容，包括卫生处置、患肢观察、患肢保护等内容，做好患肢护理，对预防感染、早期发现血管神经并发症、保持患肢正确治疗位置、促进康复具有重要作用，在临床护理过程中，应注意根据患肢不同情况给予全面护理。

1. 卫生处置　及时做好入院卫生处置，清除患肢血迹、污垢，保持患肢皮肤清洁、干燥。

2. 观察伤肢情况　包括疼痛、肿胀、出血、末梢血液循环及主动被动活动、感觉、有无全身伴随症状等项目。对任何异常疼痛及严重的肢体肿胀均应提高警惕，防止骨筋膜间区综合征的发生。

3. 观察外固定情况　包括外固定装置是否有效，夹板松紧度是否适宜，石膏有无断裂、石膏筒内肢体是否松动或受挤压、牵引重量是否适宜、牵引滑轮是否灵活、牵引锤是否落地、牵引针孔有无红肿、脓液渗出等影响外固定效能的内容，以及外固定处与身体受压处皮肤有无红肿、水疱、破溃，有无胶布过敏反应等躯体反应的内容。

4. 保持肢体位置　按治疗要求正确摆放与固定体位，注意保持功能位，抬高患肢 15° ~ 30°，以利消肿止痛。

5. 平稳搬移　协助患者移动或改变体位时应注意重点保护受损部位，双手托扶患肢，缓慢移动，稳抬轻放，争取一次性完成，尽量减少患者痛苦。

6. 促进消肿镇痛　受伤后 48h 内可给予冰袋冷敷受伤部位，以减轻肿胀和疼痛，中后期可使用热敷，使用冷热敷注意防止冻伤或烫伤。亦可向心性按摩患肢加快血液循环，促进患肢消肿。

7. 指导锻炼　鼓励患者早期进行正确的功能锻炼，防止发生肌肉萎缩、关节僵硬、骨质疏松等并发症。

8. 水疱护理　患肢出现张力性水疱者注意保护好局部，尽量避免水疱破裂，保持皮肤的完整性，防止细菌感染。水疱较大者应在严格无菌操作下沿水疱边缘抽出其中渗液，必要时定时无菌换药。

9. 爱伤观念 注意保护好患肢，禁止在伤侧做输液、抽血等穿刺操作，避免在患肢做测量血压等影响血液循环的操作，手术患者禁止在手术区及其附近做损伤性操作。

第二节 骨伤患者的心理护理

心理护理是指通过护士的行为、语言、态度、表情和姿势等，改变患者的心理状态和行为，使之有利于疾病的转归与康复。护理人员与患者之间的关系是建立在平等、尊重、信任和合作基础上的人际关系。护理人员要善于使用暗示和美好语言，举止端庄大方、镇定从容，操作认真严肃、准确轻柔，服务体贴入微，采用最佳的心理护理措施影响患者的心理活动，使患者安心治疗，早日康复。对于骨伤患者不论是在疾病的治疗过程中，还是在康复的全程，都要重视患者的心理社会因素及心理康复问题，才能使患者早日康复。

一、心理护理的目标

心理护理的目标主要指心理护理的实施者在护理过程中通过积极的语言、表情、态度和行为去影响患者，促使其疾病愈合，或增强其适应性。具体的目标如下：

1. 满足患者的合理需要 了解和分析患者的不同需要是心理护理要达到的首要目标。
2. 提供良好的心理环境 创造一个使患者康复的心理与物质环境是做好心理护理的前提。
3. 消除不良情绪反应 发现患者的不良情绪，及早采取多种措施是心理护理的关键。
4. 提高患者的适应能力 调动患者战胜疾病的主观能动性是心理护理的最终目标。

二、心理护理的步骤

1. 了解患者的需要 这是解决问题的第一步。通过观察、交谈、调查等手段，收集有关患者各种需要的信息。如果患者的某些需要得不到满足，有时会通过心理反应来表达，如发脾气、生闷气等，这些反应也会影响患者的病情。因此，要善于捕捉，及时发现这些信息。

2. 分析患者的需要 不同患者在不同时期都会有各种各样不同的需要，分析这些需要也是心理护理的一个重要步骤。例如，有的患者爱清洁，怕在医院受到交叉感染而产生生物学上的安全需要；也有的患者对医疗环境感到陌生甚至惧怕，因而产生心理上的安全需要。这些都需要在深入的交往中分析其内在原因。

3. 提出解决问题的方法 这是决策阶段。根据了解和分析的结果，设计解决问题的护理干预手段，是运用专业知识来解决具体问题的关键步骤。

4. 心理护理的实施 这是行动阶段，就是解决问题的手段付诸实践的过程。这个阶段也关系到护理目标的实现。除了决策的正确性之外，心理护理技巧起决定作用。

5. 心理护理的效果评价 此阶段就是看心理护理的目标是否实现。如果没有实现，就要分析原因，是哪一个环节发生了问题。是了解不全面，还是分析不正确；是决策的问题，还是行动上的不足。根据评价来提出下一阶段的新要求。

心理护理虽然可以分解成五个步骤，但它是作为一个整体，连续、动态地进行的。心理护理程序的核心是要确定这次心理护理的目标，即通过了解与分析，从患者的大量心理需要中选择最主要、最关键的需要首要解决的问题；然后，确定最佳护理干预手段，即从心理学角度做出“护理诊断”。

（一）常见心理特征与护理

骨伤科患者多因突然遭受意外事故、车祸、人为伤害而致伤。发病突然、症状强烈、病情复杂，事先毫无心理准备，外伤后改变了患者生理、心理及社会状况，对机体功能有很大影响，给家庭、工作、生活、学习带来很多问题，也给家人带来不良影响，需要及时给予调整和适应，因此对骨伤患者不论是在疾病的治疗，还是在康复的全过程中，既要重视药物及手术等治疗与护理，还要重视患者的心理社会因素及心理康复问题，才能给患者以全面的护理，使患者早日康复。

1. 骨伤患者常见心理特征　如下所述。

（1）紧张和恐惧：创伤初期，患者因突然遭受意外事故，看到伤口出血，又受到伤处疼痛的折磨，且常回忆受伤时的情景，心有余悸。此外，骨伤科特殊的检查治疗手段（暗室透视、骨牵引、手法整复、钢板内固定等），担心手术效果不佳或残废，看到为抢救危重患者而来回奔忙的医生、护士，也可产生一种异乎寻常的恐惧感。少数患者怕无人照顾，特别是目睹其他危重或死亡患者，更易产生恐惧心理，出现面色苍白、全身发抖、判断力差、不知所措等表现。

（2）焦虑：引起焦虑的因素很多，根据医学心理学的研究，患者产生焦虑的原因主要有下述几个方面。①人际关系紧张，环境陌生；②诊断不明确；③疗效不明显；④患者是家庭支柱，对老人、孩子牵挂惦念；⑤经济负担重；⑥恐惧情绪的延续，疼痛；⑦怕失去事业、怕失去生活能力、怕失去爱情等。表现为性情急躁、容易激动、爱发脾气，男性多为一点小事吵吵嚷嚷，女性多为抑郁哭泣，或者是患者在适应患者角色过程中与其本人病前的各种角色发生心理冲突引起的行为矛盾。这种情况在中年患者中多见，其后果将使病情加重或导致骨折延迟愈合等不良后果。

（3）孤独感：患者住院后由于医院环境、人际关系陌生，生活单调无聊及医院各种管理规定的约束，感到不习惯、拘束，甚至有度日如年的感觉，加之患者伤情稳定后，亲友渐渐离去，忙于各自的工作疏于探视，医护人员忙于其他重患者的治疗护理与其交谈减少，也会使患者产生孤独、寂寞感。

（4）忧郁悲观：多见于经过一段时间救治而无缓解，以及知道自己有可能致残的患者。这些患者在经过一段时间救治后不但病情没有好转，反而不断恶化，甚至出现一些严重的并发症，于是，对治疗效果产生怀疑，又因长期卧床，生活不能自理、思想负担加重，觉得自己是家庭社会的负担，出院后也不能恢复劳动及工作能力，而产生悲观失望情绪。不同的患者有着不同的表现形式。如有的故作姿态，极力掩饰；有的表现为沉默寡言，对周围事物漠不关心；有的哭喊连天；有的不思饮食，拒绝治疗，甚至产生自杀行为等。

（5）怨恨和抵触：因车祸造成的创伤患者，常对肇事者或肇事单位抱有怨恨和抵触情绪。患者常把手术、牵引、换药、注射等痛苦归罪于肇事者，在其面前有意夸大伤痛和病情，甚至大喊大骂，诅咒对方也遭受同样的不幸；多不主动锻炼，锻炼时也不刻苦，且多不愿出院。

（6）患者角色行为减退：多见于一些住院时间较长或已处恢复期的患者。患者已适应其角色，但由于某些原因，使他不顾疾病的预后，过早地承担在社会中的其他角色，从事不应承担的活动。如一个腰椎压缩性骨折患者，住院后经卧床治疗一周病情已大有好转，但由于其爱人与其一同受伤，且呈昏迷状态，患者由于更关心爱人的安危，便过早下床照料爱人，他的病痛似乎已感觉消失了，这是因“丈夫”的角色在其心中上升为主要位置，而他放弃了患者角色去承担“丈夫”角色，因此患者角色行为减退。

（7）患者角色行为强化：此种情况常见于康复期患者。由于依赖性增强和自信心减弱，对自我能力表示怀疑，对承担原来或其他角色感到恐惧不安，而安于患者角色的现状，或自我感觉病情的严重程度超过实际情况，于是小病大养，并且与患者年龄、性格、外伤性质、个人修养、家庭条件等有明显关系，如儿童住院后因家人迁就、照顾，被动性增强，变得娇气，感觉事事需别人照顾。一些大手术或车祸之后，患者死里逃生，心理上害怕再负责任，随之产生依附心理，习惯于别人的照料与帮助，不做主观努力，如不能主动进行功能锻炼，使功能恢复及适应过程变长。病情慢性化，一些工伤、交通事故及斗殴致伤者，当肇事方负责赔偿患者全部损失时，患者因经济消费有依赖，易产生迁延不愈的“赔偿”神经症，患者症状迟迟不消失。有些人病前泼辣能干，伤后已到恢复后期，但力所能及的事也不会做了，其症状与外伤程度不相符，主要原因是患者症状不消失可获取经济赔偿和生活照料等，这种“继发性获益”的心理，使疾病过程大为延长，少数患者可成为终生的“残废”。

2. 心理护理　骨伤科住院患者因伤情轻重、性格、家庭情况、年龄、外伤性质等在不同的住院时期将产生不同的心理变化，护士要针对不同的病程、不同患者的心理特征，采取相应的心理调护。

（1）对紧张、恐惧的患者：护士要耐心详细地介绍病情、治疗方法及康复的过程，在遇到较严重的伤情时，采取恰当的救护措施，工作有条不紊、忙而不乱。告知患者不要直视伤口，配合医务人员迅速止血、固定、包扎，疼痛较严重时，遵医嘱使用止痛剂。告知家属要避免因惊慌或使用不恰当的语言增加患者的恐惧心理。将抢救患者、危重患者与一般患者隔开，以减少精神刺激、消除恐惧紧张心理，为患者创造一个安全舒适的治疗环境。

（2）对焦虑的患者：护士要与患者耐心交流，了解其焦虑的原因，进行耐心的解释和劝慰工作，使其遇事不要情绪激动，保持心态平和。必要时遵医嘱服抗焦虑药物。创造条件并鼓励患者和家属经常与病情好转的患者交流，增加治疗信心。对极度焦虑或长期处于焦虑之中的患者要格外重视，设法帮助他们减轻心理负担，以免影响疾病的治疗或诱发其他疾病。

（3）对孤独感的患者：医护人员在患者入院时主动热情地与患者打招呼，搀扶患者到床边，亲切自然地介绍病房环境和有关住院制度，介绍同病室的病友，帮助患者建立病友关系，使他们尽快适应环境。对中老年人要注重与患者感情上的沟通，根据患者的职业特点适当称呼，切忌轻率地直呼姓名和床号。在不影响治疗的情况下，让患者尽可能参加一些文娱活动，活跃病房的生活，亲属或亲友应多探视和陪伴患者，以消除患者的孤独心理。

（4）对抑郁悲观的患者：护士要经常对其开导和谈心，借鉴治愈、好转以及肢体功能恢复好的典型病例，来增强其战胜疾病的信心。对患者加强患肢的功能锻炼指导，鼓励其与病友聊天，谈家庭、孩子、家乡、生活和理想。对伤残严重的患者，应鼓励其学习有成就的伤残人的事迹，身残志不残，敢于面对现实，积极配合治疗。在恢复期，应重点指导患者自立奋发，重新设计自己的生活目标，同时参加一些适当的娱乐活动，使身心得到康复。对情况严重的忧郁者，可遵医嘱使用抗忧郁药物。

（5）对怨恨和抵触的患者：护士应首先安慰患者，耐心做好患者的思想工作，并详细了解患者有关事故的发生经过，劝告患者正确处理自己与肇事者之间的关系；同时护士积极与医生配合，及时告知患者治疗及预后情况，以减轻患者某些不必要的焦躁心理。

（6）对患者角色行为减退的患者：了解患者角色行为减退的原因，劝慰患者要重视自己的疾病，否则会加重病情或遗留后患。积极沟通家属，尽量解除患者的后顾之忧，使其配合治疗，安心休养。

（7）对患者角色行为强化的患者：对因家人迁就而依赖性增强的儿童，告知家属不可过分溺爱，不能因怕疼而姑息不做功能锻炼。对依赖型性格患者，医务人员应指导其做一些力所能及的事情，如吃饭、洗脸、刷牙、健肢伸展运动等，适当的锻炼、活动有利于疾病恢复。及时告知患者疾病的好转情况，使其做好恢复工作或自理生活的心理准备。做好家属的沟通和教育，使家属从患者实际情况出发，从维护患者健康出发，对患者适当照顾关心，避免过度的生活照料，充分调动患者的主观能动性、恢复自理能力，以促进患者早日康复。对于因他人意外致伤，产生"继发性获益"心理者，应采取适当方式使双方尽早解决经济或司法纠纷，减少后遗症。

（二）围手术期心理护理

对大多数患者而言，手术都是一个强烈的刺激源。通过交感神经系统，使肾上腺素和去甲肾上腺素的分泌增加，引起患者血压升高、心率加快；有的患者对手术环境和手术器械异常敏感，在手术台上可出现四肢发凉、发抖，甚至出现病理性心理活动。

1. 术前心理特征与护理　术前患者最明显的心理特征是焦虑不安，其焦虑程度对手术效果及预后有很大的影响。资料表明，轻度焦虑者，术后效果较好；严重焦虑者，预后不佳；而无焦虑者，效果往往更差。这是因为：一定程度的焦虑反应，可调动机体的生理防御机制和心理防御机制，使人进入警觉防卫状态而准备采取适当的行动；而没有焦虑反应的患者由于对医生或手术过度依赖、过分放心，对生理上带来的不可避免的痛苦缺乏应有的心理准备。

焦虑的主要原因是关于疼痛与死亡、是否会残废和留下后遗症、是否会发生意外。焦虑的主要表现是交感神经系统功能亢进，如心跳加快、血压升高、颜面苍白、皮肤发冷等，或语言改变，说话速度快而声音高，也可能沉默寡言，精神难以集中等。患者术前的这种紧张和焦虑，将直接影响手术效果，如失血量大、伤口愈合慢等，还易引起术后并发症。

护士应当进行术前心理咨询，耐心听取患者的意见和要求，向家属详细交代病情，阐明手术的重要性和必要性，尤其要使患者完全放松；谨慎向患者交代术中可能发生的危险。依据不同的患者，用恰当的语言交代术中情况和术后需用的引流管、导尿管及仪器等；有针对性地组织同类手术患者交流。这些心理上的准备，可使患者正视现实，稳定情绪，减轻焦虑反应，使患者以良好的心态积极应对手术。

2. 术中心理特征与护理　患者一进手术室就感到自己失去了对自己的主宰，一切痛苦甚至生命，全都由医生和护士掌握，所以，患者对手术室的环境和气氛极为敏感。要求手术室要整齐清洁，床单无血迹，手术器械要掩蔽；医生和护士不能闲谈嬉笑，也不要窃窃私语，尽量减轻手术器械的碰击声，态度和蔼、言语亲切，使患者产生安全感；应观察患者的情绪变化，如心理过度紧张时应及时安慰，发生意外时，医护人员要沉着冷静，不可惊慌失措，给患者造成紧张和恐惧。

3. 术后心理特征与护理　如下所述。

（1）及时告之手术效果：当患者回到病房，从麻醉中刚刚醒来时，医生、护士应以亲切和蔼的语言，告诉患者术中的有关情况；对预后不良的患者，不宜直接将真实情况告诉患者，因为患者在手术之后经不起任何外来的精神刺激，应当及时传达对患者有利的信息，让患者的身心处于最佳状态，有利于术后机体的顺利康复。

（2）帮助患者缓解疼痛：术后 6h 内给予药物止痛，可以大大减轻术后全过程的疼痛；安静、和谐的环境也有利于患者镇痛；积极的暗示可以减轻患者的疼痛感；音乐疗法也可以转移患者对疼痛的注意力。

（3）鼓励患者康复锻炼：骨伤科患者手术后大都要经过相当长一段时间的恢复过程，术后患者的功能锻炼必须及时、正确，否则，可能导致关节僵硬甚至功能障碍，从而留下后遗症。

三、不同年龄段心理护理

1. 小儿骨伤科患者的心理特征与护理　小儿骨伤科患者突出的特点是年龄小，对疾病缺乏深刻认识，注意力转移较快，情感表露比较直率、外露、单纯。对创伤后的疼痛、陌生的医院环境，患儿极易产生恐惧、焦虑、孤独、抑郁、烦躁等情绪。小儿骨伤科患者的心理护理，在很大程度上是对家长的心理支持。护士要理解患儿家属的心情，尽量满足家属及患儿的要求；要善于观察其细微变化，及时发现问题，采取有效措施，防止事故发生；使用和蔼的语言、亲切的爱抚给患儿带来关爱，利用孩子的好学心理进行启发诱导，取得其在治疗上的配合；针对儿童的模仿心理，树立典型加以表扬，引导其他患儿的仿效，使个别带动一片。

2. 青年骨伤科患者的心理特征与护理　青年人正是学习、工作、生活、恋爱、婚姻时期，情绪强烈而不稳定，心理活动错综复杂。一旦面临突然而至的创伤，就显得格外紧张和恐惧，常常翻阅各类医学书籍，向医务人员咨询疾病的愈后和转归等情况。他们担心疾病会耽误自己的学习和工作，会影响自己的恋爱、婚姻和家庭生活，或因致残而被迫放弃自己感兴趣的工作，甚至产生轻生念头；有时病情稍有好转，他们就盲目乐观，不再认真执行医疗护理计划，不按时服药。护士要了解这类患者容易从一个极端走向另一个极端的心理，密切注意其思想波动，主动沟通，正确引导，预防可能发生的不良后果。

3. 中年骨伤科患者的心理特征与护理　中年患者思想比较成熟，遇到意外事故，多数能够正确面对现实。但该年龄段扮演多种角色，是家庭的顶梁柱，受伤后的顾虑和牵挂较多，易产生偏执、猜忌的心理，对周围事物特别敏感，既想了解有关疾病的预后，又对听到的一些解释抱有怀疑。应主动积极与患者单位和家属沟通，妥善处理患者所牵挂的事件，解除其后顾之忧。

4. 老年骨伤科患者的心理特征与护理　孤独、失落、抑郁、悲观是老年人常见的心理反应。由于社会角色的改变以及疾病的影响，如骨折或牵引而导致患者长期卧床，造成老年人活动受限，生活无法自理，需依赖他人，成为家人的负担。因而，有些老年人要求出院或转院，拒绝治疗。老年患者一般都盼望亲人来访，护士要有意识地告诉家人多来看望，带些老年人喜欢吃的东西等；对丧偶或无子女的老年患者，护士应倍加关心，不要直接呼叫床号、姓名，应以长辈尊称，让患者感到亲切，人格受到尊重；老年患者一般都有不同程度的健忘、耳聋和眼花，护士要勤快、细心、耐心、周到；老年人的生活方式刻板，看问题也有些固执，除治病饮食的需要以外，要尽量照顾他们的饮食习惯；尽量创造安静、舒适的环境，鼓励老年患者做力所能及的活动，以促进机体早日康复。

第三节　骨伤患者的营养护理

骨伤后机体局部或全身受到损害，引起机体内神经、激素与生化代谢发生复杂变化，营养支持需求等于甚至大于治疗需求。如早期骨伤后引起的应激反应使机体营养物质代谢增强；大面积创伤患者，在很大程度上需要依靠营养作为主要的治疗方法。不适当饮食不利于治疗，甚至会导致严重后果；骨伤中大量的失血致营养物质丢失；骨伤的愈合使机体对营养物质的需求增加；骨伤后疗程一般较长，伤后大多食欲不振，消化能力减弱，导致营养供应不足，影响机体的修复。因此，要使机体组织从损伤得到完全愈合，应在治疗的同时配以合理的饮食、足够的营养，可起到促进骨折愈合、缩短疗程的作用。对于骨折延迟愈合以及儿童、孕妇和老年骨折患者，营养支持与饮食调护尤显重要。

一、骨伤愈合与营养护理

骨伤愈合与机体营养状况关系密切。骨伤后，尽管机体处于负氮平衡时期，但身体以其他部位的组织和肌肉提供营养素，用来合成胶原使伤口开始愈合。若骨伤前营养不良，骨伤后又未注意营养支持，则伤口难以愈合，营养不良又导致免疫功能下降，易继发感染。

（一）骨伤愈合过程中的营养需求

骨伤愈合是一个必须有蛋白质、氨基酸、不饱和脂肪酸、碳水化合物、维生素 A、维生素 C 以及微量元素铁、铜、锌等营养素的补充才能完成的复杂过程。

1. 高蛋白、高糖、高碳水化合物饮食　由于创面出血、渗出、脓液形成、组织坏死等各种原因造成蛋白质的大量损耗，因此必须供给高蛋白饮食，以减轻伤口水肿，防止感染。以每公斤体重计，成人每日需蛋白质 2 ~ 3g，儿童则为 6 ~ 8g。而且，在补充蛋白质的同时必须给足够的碳水化合物。因为碳水化合物能参与蛋白质内源性代谢，能防止蛋白质转变为碳水化合物，这也就是葡萄糖的省氮效果，另外，充足的碳水化合物在术前有保护肝脏的作用，有利于患者对手术的耐受；术后最易消化吸收，对消化功能欠佳者尤为适宜。

富含蛋白质的食物有：鸡蛋、鸡肉、鱼、牛奶、猪肉、虾、大米、玉米、小米、小麦、红薯、土豆、大豆、绿豆、花生、白菜等。另外，把几种蛋白质含量较低的食物混合食用可提高营养价值，如谷类和豆类混合食用，可使所含的氨基酸相互补充。

2. 富含胶原的食物　伤口愈合中，胶原纤维和蛋白多糖起重要作用，这二者都有多种氨基酸成分，若依靠内源性肌肉蛋白完成伤口愈合是不够的，故应使患者得到外源蛋白质。富含胶原的食物不仅可以作为获得甘氨酸、脯氨酸的食物来源，同时也获得了较多量的锌。富含胶原的食物有：猪皮、猪蹄、猪尾，里面含有大量的胶原蛋白。

3. 富含膳食纤维的食物　可刺激肠蠕动、促进排便。富含膳食纤维的食物有：韭菜、芹菜、黄瓜、粗粮、豆类等。

4. 富含微量元素的食物　能促进骨折的恢复。

富含钙的食物：鱼松、虾皮、虾米、芝麻酱、干豆、豆制品、奶制品等。蔬菜有雪里蕻、茴香、芥菜茎、油菜、小白菜、海带、金针菜、胡萝卜等。

富含铜的食物：瘦肉、肝、水产品、豆类、白菜、鸡毛菜、小麦、粗粮、杏仁、核桃等。

富含锌的食物：牡蛎、虾皮、紫菜、猪肝、芝麻、黄豆、瘦猪肉、绿豆、带鱼、鲤鱼等。

富含铁的食物：动物肝、心、肾、全血、蛋黄、虾米、瘦肉类、鱼类为首选，其次为绿叶蔬菜、水果（红果、葡萄）、干果（柿饼、红枣）、海带、木耳、红小豆、芝麻酱、红糖等植物性食物，但吸收率不如动物性食物。

5. 富含维生素的食物　如足量维生素 C 可使胶原组织成熟，特别是葡萄等水果，不但含有普通营养素，更重要的是含有丰富的硼，它既可促进体内激素合成和保护激素不被迅速破坏，又可降低体内钙、磷、镁的排泄率，从而维护骨骼的硬度，促进骨组织的再生。

富含维生素A的食物：植物性食物有菠菜、杏干、韭菜、油菜、茴香、莴笋叶、芥菜、苋菜、胡萝卜、雪里蕻、红薯等；动物性食物有动物肝脏、河螃蟹、鸡蛋、全脂牛奶、黄油、鸭蛋、鹌鹑蛋等。

富含维生素C的食物：主要来源是新鲜蔬菜和新鲜水果。

新鲜蔬菜：如青椒、苦瓜、青蒜、菜花、韭菜、红枣、番茄、大白菜、小白菜等。

新鲜水果：如柑、橙、梨子、葡萄、苹果、橘子、红果、鲜枣、草莓等及猕猴桃、刺梨、沙棘等野果。

（二）骨伤愈合过程中的营养护理

护士应熟悉营养学及骨伤患者的代谢与营养特点，因人因病而宜，将营养护理及其宣教纳入接待新患者及责任护理的范畴。

1. 医院患者摄取营养的途径　如下所述。

（1）口服：是体内各种营养素最有效、最方便、最合乎生理条件的方式，只要消化吸收功能正常或基本正常，甚至有轻微不正常，都应鼓励患者早日进食，即使患者进食量少，对胃肠功能也起锻炼作用，可为恢复正常饮食创造条件。

（2）管饲：将食物或各种营养物质制成流质或糊状，通过插入胃肠道的细管输入患者体内，以保证患者获得足够的营养物质。

（3）口服加管饲：当患者进食甚少，难以满足机体营养需要时，为满足机体需要，可考虑口服加管饲的进食方式。

（4）静脉营养（胃肠外营养）：少数患者因消化道疾病引起消化、吸收功能紊乱，难以采用上述途径摄取营养素，或经上述途径摄取营养素会加重消化道症状和加重消化、吸收功能紊乱，可经静脉输入患者每日所需的全部营养素。

2. 骨伤患者的基本饮食分类　如下所述。

（1）普食：与正常膳食一样，以易消化、无刺激性食物为主。常见的有：馒头、包子、饺子、面条、饼、米饭、各种炒菜、鱼、虾、肉、蛋等，每日进食3次；油腻、煎炸、辛辣、刺激性食物和调味品不用或少用。

适应对象：消化道功能正常，无心、肝、肾疾病，疾病较轻或疾病恢复期。

（2）软食：介于半流质和普通饮食之间的一种饮食。食物要求以软烂、无刺激性、易消化为主，如面条、软饭，菜和肉烹饪时都要切碎、炖烂、煮软，每日进食3～4次；不用油炸食物；少用含粗纤维的蔬菜；不用辛辣的调味品，如辣椒、胡椒等；长期用软饭的患者，因蔬菜都切碎、煮软，维生素损失较多，所以要加以补充维生素，多用含维生素C丰富的食物，如番茄汁、鲜果汁、菜汁。

适应对象：老幼患者、口腔疾患、术后和肠道疾病恢复期患者。

（3）半流质：外观呈半流状态，易咀嚼、吞咽，比软饭更细软，更易消化，纤维含量少、渣滓少、营养较高的食物，采用少量多餐方式，每日进食5～6次，每次300mL；禁用油脂多或用油煎炸的食物，不用强烈的调味品。

适应对象：发热较高、体质虚弱、咀嚼困难、施行手术后的患者及刚分娩的产妇，消化道疾病如腹泻、消化不良等患者。

膳食内容：米面类有大米粥、枣泥粥、碎菜粥、蛋花粥、馄饨、面条等；荤食类有肉类，采用筋少的瘦肉制成的肉泥及肝泥、蒸鸡蛋等；乳类有牛乳、羊乳、奶油等制成的软点心；豆类有豆腐脑、豆腐等；菜果类、碎菜类、煮烂的瓜类、土豆、煮水果。

（4）流质：食物为流体状态，或在口腔内可溶化为液体的食品，容易消化，没有渣滓，也不含有刺激性食物，每日进食6～7次，每2～3h 1次，每次200～300mL。因所含热量及营养素不足，只能短期食用。

适应对象：高热、咀嚼吞咽困难、急性消化道炎症、施行大手术和腹部手术后不久的患者。

膳食内容：米面类有米汤、稀藕粉、各类米面糊等；汤类有排骨汤、鸽子汤、牛肉汤、鸡汤、肝泥汤、菜汤等；豆类有豆浆、绿豆汤、赤豆汤、嫩豆腐脑等；乳类有牛奶、牛奶冲蛋花、牛奶蒸鸡蛋、奶油等；饮料有果子汁、水果冻、麦乳精等。

3. 骨伤患者宜选择的食物分类　如下所述。

（1）清热解毒类食物：适用于局部红肿热痛或伤口感染的患者。如苦瓜、西瓜、松花蛋、番茄、芹菜、丝瓜、绿豆、荸荠及各种野菜。

（2）健脾和胃类食物：适用于胃肠功能欠佳而食欲差、食量少的患者。如包心菜、猪肚、牛奶、柚、板栗、大枣、粳米、玉米、扁豆、无花果、胡萝卜、醋、芫荽等。

（3）促使类食物：可增强食欲促进消化能力。如葱、姜、韭菜、芫荽、胡椒、辣椒、八角、茴香等。

（4）消导类食物：适用于饮食积滞、消化不良的患者。如萝卜、山楂、茶叶、神曲、麦芽、鸡内金等。

（5）通便类食物：适用于小便不畅、便秘的患者。如菠菜、竹笋、番茄、香蕉、蜂蜜等。

（6）止血类食物：适用于外伤后创口渗血不止的患者。如黄花菜、板栗、茄子、黑木耳、乌梅、香蕉、莴苣、枇杷、藕、槐花、猪肠等。

（7）补血类食物：适用于血虚的患者。如桑葚、荔枝、松仁、黑木耳、菠菜、胡萝卜、猪肉、羊肉、牛肝、羊肝、甲鱼、海参等。

（8）补气类食物：适用于长期卧床及气虚的患者。如糯米、小米、山药、马铃薯、大枣、胡萝卜、番茄、豆腐、鸡肉、鹅肉、鹌鹑、牛肉、兔肉、狗肉、青鱼、鲢鱼等。

（9）活血类食物：适用于外伤有瘀血者。如桃仁、菠菜、山楂、酒、醋、蚶肉等。

（10）助阳类食物：适用于胃寒肢冷或骨折愈合缓慢者。如枸杞苗、枸杞、核桃仁、韭菜、泥鳅、花生、刀豆、羊乳、羊肉、狗肉、鹿肉、鸽蛋、鲜鱼、海虾、蚕蛹等。

（11）利水消肿类食物：适用于小便不利或肢体肿胀者。如玉米、赤小豆、黑豆、西瓜、冬瓜、葫芦、白菜、鲤鱼、鲫鱼等。

选择食物，除考虑病情外，还应兼顾体质的不同。偏热体质及热性疾病，选用性质偏寒的食物；偏寒体质及寒性疾病，选用性质偏热的食物。

4. 骨伤患者饮食　禁忌骨伤患者常有疼痛烦躁、失眠等症状，因此，要忌食带刺激性、兴奋性食物，如吸烟、饮酒、饮茶、饮咖啡等；忌食辛辣之物，如辣椒、川菜等，尽量减少对消化道及呼吸道的刺激；忌食含草酸多的食物，如菠菜、红苋菜、竹笋、茭白、芋头等。

二、骨伤患者分期饮食

骨伤患者康复时间比较长，临床上应根据骨伤修复过程的特点、骨伤的不同时期给予科学合理的饮食调护，才能达到加速骨伤愈合、促进患者早日康复的目的。

（一）骨伤患者饮食原则

按中医学来讲，骨伤患者需要有助于接骨续筋、益气养血、补益肝肾、促进骨伤愈合的食品，因此应给予高蛋白、高糖、富含胶原、富含膳食纤维、富含微量元素与维生素的食物，忌食辛辣刺激兴奋性食物，忌食含草酸多的食物。

（二）骨伤患者饮食指导方法

1. 骨伤患者分期饮食　如下所述。

（1）骨伤前期（活血化瘀期）：伤后1～2周，伤肢肿痛，气滞血瘀，失水、失盐严重，情志不畅，胃肠功能减退，出现食欲不振、腹胀、便秘等。

此期饮食当以活血化瘀、消肿止痛、清淡通便为主，宜食低脂、高维生素、高钠、高铁、含水分多、清淡可口、易消化、富含胶原纤维、促进肠蠕动、有利于排便的食物，如新鲜蔬菜、香蕉、豆制品、米粥。萝卜、蔗糖均可刺激肠蠕动，蜂蜜、决明子有润肠通便作用，可适当调饮。此期应忌生冷、辛辣、油腻、煎炸食物，以防热毒壅盛，不利伤口愈合或加重便秘。颅脑、颌面损伤的病员用低脂全流质饮食，每日6餐。昏迷患者用管饲混合、奶匀浆膳等。四肢骨伤轻症患者可用普食，每日3餐，下午加餐维生素AD奶或强化钙酸奶。

推荐食谱：

粥类：小米粥、桃仁粥、大枣甘草米粥、萝卜粥等。

汤类：菠菜汤、消肿汤、百合桃仁汤、萝卜丝汤等。

菜类：小白菜炖排骨、韭菜炒鸡蛋、海米炒油菜、肉炒胡萝卜丝等。

（2）骨伤中期（和血生新期）：伤后 3 ~ 4 周，伤肢肿痛减轻，但气血还不十分调和通顺，脏腑还不够协调，瘀血未尽，骨痂始生。

此期宜选用有调和营血、健脾和胃、消肿利尿、接骨续筋的饮食。可食用大量蛋白质、维生素和含磷、钙质丰富的食物，如牛奶、鸡蛋、排骨汤、瘦肉及海产品等。

推荐食谱：

粥类：赤豆红枣粥、萝卜粥、鲜奶粥、山楂粥、丹参膏等。

汤类：猪骨续骨汤、棒骨人参汤、鸽子汤、花生煮猪脚、菠菜猪血汤、桂圆花生汤、虾皮萝卜汤、鲫鱼炖豆腐等。

菜类：猪蹄炖海带、木耳炖豆腐、木耳炒肉泥、炒豆芽、猪肉炖小白菜、炸花生仁、红烧肘子。

（3）骨伤后期（固本培元期）：伤后 5 周以上，骨折端已有骨痂生长，但不坚固，伤处肿痛已基本消失，肢体功能尚未完全恢复，患者卧床日久、体质虚弱。

此期应以补气养血、调养肝肾为原则。可食用高蛋白（2 ~ 3g/kg）、高脂肪（2g/kg）、高糖（500 ~ 600g/d）、高热量（3 000 ~ 4 000 千卡 /d）、高维生素、高钙、高锌、高铜的食物。如骨头汤、鸡汤、豆制品、动物肝肾、新鲜蔬菜、果品、山萸肉、肉桂炖鳖鱼等食物。此期要注意节制饮食，以免暴饮暴食而影响骨伤愈合。

推荐食谱：

粥类：黄芪粥、粳米大枣粥、八宝粥、木瓜粥、龙眼大枣粥等。

汤类：黄芪炖乌骨鸡、猪肾羊肾鹿肾汤、当归生姜羊肉汤、养生参汤、鲫鱼汤、鸽子汤、乌鸡煲天麻、甲鱼汤等。

菜类：韭菜炒虾仁、牛膝蹄筋、肉片炒豆腐、红烧排骨、红烧蹄筋、红烧鸡块、葱烧蹄筋等。

2. 骨伤手术患者饮食　如下所述。

（1）术前饮食：手术是一种创伤性治疗手段，机体组织从创伤到愈合需要足够的营养，所以说营养状况与手术的耐受力有明显的关系。身体强壮、心理状态好、全身情况良好的患者，抗病能力强，对手术的适应性好，术后恢复得快；反之，营养不良、情绪悲观的人术后康复就比较困难，并发症发生机会也大。因此，术前要对患者做全面的身体检查，并采取相应预防措施。

患者及家属应注意配合，术前可进食高热量、高蛋白饮食，想方设法增加患者的营养摄入量，减少消耗量，提高患者对手术耐受力。另外，手术前患者还要改掉不良习惯与嗜好，如戒烟、戒酒，纠正偏食，并保持健康的心态，增强体质，提高对手术耐受性。术前 1 日遵医嘱根据手术部位、麻醉方法要求进食。一般情况下，局部麻醉手术者，术前无须禁水、禁食；硬膜外麻醉手术者术前需禁水 4h，禁食 6 ~ 8h。全身麻醉手术者，术前需禁水 4 ~ 6h、禁食 10 ~ 12h。

（2）术后饮食：患者手术后进食是根据手术部位、麻醉方法、胃肠道功能和患者体质来决定的。一般情况下，小手术后未出现不良反应者，手术后即可进普食；局部麻醉下手术者，如手术后无任何不适反应，可根据病情安排饮食；硬膜外麻醉一般术后 6h 可以进食；做全身或半身麻醉大手术者，需待清醒后 3 ~ 4d，在无胃肠不良反应的情况下才开始少量进食。手术后患者经 1 ~ 2d 试食如无不适反应，可逐渐增加进食量，并向普通饮食过渡。

手术后第一阶段（术后当日）：患者因疼痛、创伤刺激，精神较差，胃肠蠕动功能弱，饮食以清流质为主。患者可进萝卜丝汤、米汤、藕粉、去油肉汤、蛋花汤等；硬膜外麻醉及蛛网膜下隙麻醉患者术后第一餐进食萝卜丝汤有开胃、护胃、通便消胀的作用。

手术后第二阶段（术后 1 ~ 3d）：患者仍疼痛，精神状态及胃肠功能仍未完全恢复，应以流质、半流质为主，进食牛奶、豆浆、酸奶、蒸蛋羹、蛋花粥、菜泥、肝泥、龙须面甩蛋花、馄饨等。

手术后第三阶段（术后 4 ~ 10d）：病情开始稳定，可进食软饭、肉类制作的软菜、馒头等，如不适，可过渡到普食（参照骨伤患者分期饮食）。

手术后第四阶段（术后 11 ~ 21d）：病情稳定，按照骨伤患者分期饮食及患者的饮食习惯选择食物。

3. 骨伤合并其他疾病饮食护理　如下所述。

（1）骨伤合并高血压患者饮食。

1）饮食原则：宜食低盐、低脂、低胆固醇、低热量、优质蛋白的饮食，以植物油为主，减少含饱和脂肪酸的肥肉或肉类制品，动物内脏含胆固醇高，应少吃，多进食高维生素和含钾含钙的食物，如蔬菜、水果、新鲜乳类、豆类制品。忌饮咖啡、浓茶、酒等刺激性食物。

2）有降压作用的水果：西瓜、山楂、香蕉、柿子、菠萝、橘子、乌梅、苹果等。

3）其他有降压作用的食物：糖醋蒜、芹菜、洋葱、玉米、葱、海带、甜瓜、花生及酸奶等。

（2）骨伤合并冠心病患者饮食。

1）要少食多餐，不暴饮暴食，以清淡素食为主。

2）要食低脂肪、低胆固醇（胆固醇的摄入量应该控制在每天 300mg 以下）、高蛋白（适当增加植物蛋白）的食物，如鱼、瘦肉、兔肉、豆类及豆制品；少吃或不吃动物脂肪和胆固醇含量高的食物，如肥肉、动物内脏、蛋黄等；对辛辣性食物也应少吃或不吃；烧菜宜选用植物油，如花生油、菜籽油、豆油；可以选食一些有降脂作用的食物，如海带、海参、葵花子、芝麻。

3）高钾，补充维生素，每天食盐的摄入量应控制在 2 ~ 5g，烧菜宜偏淡，对酱菜、榨菜、盐茶、皮蛋等含钠盐高的食物也应少食；多食用含钾高的食物和水果，如冬菇、竹笋、花生、香蕉、橘子等；多食用含维生素多的新鲜蔬菜和水果，如豆芽、芹菜、萝卜、胡萝卜等。

4）禁烟限酒。

（3）骨伤合并糖尿病患者饮食：饮食治疗是糖尿病治疗的基础，不论是哪种类型的糖尿病，不论病情轻重都应配合饮食治疗。

1）合理饮食调配：少进糖食、根茎类蔬菜，如土豆、白薯、山药；要适当限制水果；应增进纤维的食物，如糙米、玉米、豆类、绿叶蔬菜、白菜、绿豆芽、黄瓜、芹菜、西红柿等；多食用精蛋白，如瘦肉、蛋、奶、鱼类。选用植物油，少进动物内脏类食物等。

2）一天中进食次数和主食量，可根据病情、活动量和用降糖药物情况来调整。主食控制：休息者一日 200 ~ 250g；可多吃蔬菜，如冬瓜、黄瓜、西红柿、空心菜、小白菜等。病情轻者，每日 3 餐，主食分配量为 1 : 2 : 2 的比例。病情重者，每日主食分为 4 ~ 6 次进餐。用胰岛素治疗时，可在两餐之间及睡前加餐。加餐量从三餐主食中减卜 1/3 量。加餐可吃面包、鸡蛋、豆腐干、花生米等，以防止发生低血糖。

3）可使血糖下降的食物：桃、菠萝、杨梅、樱桃、黑芝麻、葱、胡萝卜、柚子、南瓜、菠菜根、苦瓜、洋葱。

4）糖尿病患者常食用的蔬菜：苦瓜、南瓜、冬瓜、黄瓜、西红柿、空心菜、小白菜、洋葱、银耳、竹笋、莴苣、木耳等。

5）合理选用水果：①把握好吃水果的时机：餐后 2h。②把握好吃水果的时间：两次正餐中间或睡前 1h。③把握好吃水果的种类：苹果、梨、橘子、猕猴桃合适；香蕉、红枣、荔枝含糖高不宜吃。④把握好吃水果的数量：每天可食用水果 200g 左右，同时减少 25g 主食。

（4）骨伤合并妊娠患者饮食：妊娠期是一个特殊时期，有些食品是不宜摄入的。

1）禁用有堕胎作用的水产品，如螃蟹、甲鱼。

2）禁用滑腻之品，如薏苡仁、马齿苋。

3）杏子及杏仁有滑胎作用，且杏仁中含有剧毒，应忌食。

4）黑木耳不利于胚胎的稳固和生长，应忌食。

5）山楂有活血通瘀的作用，同时又收缩子宫，应忌食。

6）禁烟酒，二手烟（即别人吸烟，而令自己吸入有烟雾的空气）也应避免。

（5）骨伤合并肝炎患者饮食。

1）宜进食：高蛋白、低脂肪、丰富维生素、适量碳水化合物和热量、清淡的饮食。多食水果、芝麻、花生、大豆、香菇、菜籽、玉米、葵花子以及牛、羊、猪的瘦肉，禽蛋、猪腰、猪肚、羊肚。

2）忌进食：烟、酒和方便面等加工食品；各种滋补品、饮料、果奶；酸冷碍胃的水果，如梨、干鲜荔枝、黄桃、柚子、橙子、李子、桂圆和糖果、糕饼等甜品；辛辣油炸食物和高铜饮食；肝风食物和发物，如虾、蟹子、茄子、咸菜、芋头、番薯、春笋；暴饮暴食。

三、骨伤患者推荐食谱与配方

（一）粥类

1. 桃仁粥　桃仁 15g，红糖适量，将桃仁捣烂，水浸，研汁去渣，入粳米，红糖，同入砂锅中，加水 400mL 用文火煎成稀粥即可，每日 1 ～ 2 次，本方具有活血化瘀、通经止痛之效，可用于骨折早期，气滞血瘀者。

2. 山楂粥　山楂 10 ～ 20g，加粳米 100g 共煮为粥服用，有健脾和胃、消食散瘀止痛之功。

3. 赤豆红枣粥　赤豆 50g、红枣 10 颗，加米 100g 共煮为粥，有清热利尿消肿之功。

4. 萝卜粥　萝卜 1 个，加粳米 100g 共煮为粥，有清热利尿消肿之功。

5. 黄芪粥　黄芪 30g 浓缩成汁加粳米 100g，待粥成加橘皮 3g 稍煮，加红糖调匀服，每日 2 次。

6. 木瓜粥　木瓜 250g，粳米 50g。木瓜洗净，切成小片，置锅中，加清水 500 mL，加粳米，急火煮开 3min，改文火煮 30min，成粥，趁热食用，连服 10 ～ 15d。功效：接筋续损，和营通络。

7. 龙眼大枣粥　龙眼肉 50g，大枣 10 枚，粳米 50g。龙眼肉、大枣分别洗净，置锅中，加清水 1 000mL，加粳米，急火煮开 3min，改文火煮 30 分钟，成粥，趁热食用，连续 10 ～ 20 天。功效：壮阳益气，温补中阳。

8. 莲肉米粥　莲子肉 30g，粳米 50g。莲子肉洗净，置锅中，加清水 1 000mL，加粳米，急火煮开 5min，改文火煮 30min，成粥，分次食用，连续 10 ～ 20d。功效：补益脾肾。

9. 大枣甘草米粥　大枣 10 枚，炙甘草 5g，粳米 50g。大枣、炙甘草洗净，置锅中，加清水 1 000mL，加粳米，急火煮开 3min，改文火煮 20min，成粥，趁热分次食用。功效：调卫调营，缓急止痛。

10. 百合桃仁汤　鲜百合 250g，桃仁 20g。鲜百合洗净，桃仁洗净，同置锅中，加清水 500mL，急火煮开 3min，文火煮 20min，分次食用，连续 10 ～ 15d。功效：活血止痛，和营通络。

（二）汤类

1. 消肿汤　鲜猪长骨 1 000g，黄豆 250g，紫丹参 50g，桂皮，盐适量，同煎至豆烂，喝汤食豆。更适于老人、妇女及体质虚弱者。

2. 猪骨续骨汤　猪骨、接骨木、黑豆、猪腰、党参、姜、葱、黄酒适量，把接骨木、党参加水煎煮，去渣留汁，入猪骨，黑豆，猪腰，煮烂加姜、葱、酒即可，每日早晚温服 30mL。

3. 丹参膏　丹参 1 000g，加水适量水煎 3 次，去渣合并 3 次药液加炼蜜 250g 为膏，日服 2 次，每次 30g，有活血化瘀、调经通脉之功。

4. 猪肾、羊肾、鹿肾汤　猪、羊、鹿肾 50g，粳米 100g，煎服，可补肾气，壮腰膝，填精补髓。

5. 当归生姜羊肉汤　当归 20g，生姜 12g，羊肉 300g，加水 1 500mL，同煮即可，食汤与肉，1d 3 次服完。功能：养血活血、温阳散寒、止痛，适用于骨折损伤后期血虚或瘀血未消。

6. 黄芪炖乌骨鸡　乌骨鸡 1 只，去毛及内脏，留肝肾，黄芪 50g 塞入鸡腹内，加适量水，隔水蒸烂，加食盐少许调味吃肉喝汤，随意服食。能补血养阴、健脾补虚、壮骨健身，更有添精生髓、促进骨折愈合的功效。

7. 猪蹄黄豆汤　猪蹄 2 只，黄豆 100g。猪蹄洗净，剁碎，置锅中，加黄豆，加清水 1 000mL，急火煮开 3min，加黄酒、姜、葱、精盐少许，改文火煮 60min，分次食用，连服 10d 左右。功效：滋养筋骨、滑利关节。

8. 牛蹄筋白芷汤　牛蹄筋 100g，白芷 20g。牛蹄筋洗净，切成小块；白芷洗净，纱布包扎。牛蹄筋、白芷同置锅中，加清水 1 000mL，急火煮开 3min，去浮沫，加黄酒、姜、葱、精盐等，文火煮 30min，分次食用，连服 10 ～ 20d。功效：强筋骨，利关节。

9. 猪蹄筋杞桂汤　猪蹄筋100g，红枣15枚，枸杞子10g，桂圆肉15g。干猪蹄筋水发后洗净，切成小段，置锅中，加清水1 000mL，加红枣、枸杞子、桂圆肉，急火煮开5min，改文火煮30min，分次食用。功效：养气补血，滑利关节。

10. 赤小豆竹笋汤　赤小豆100g，绿豆100g，竹笋30g。将赤小豆、绿豆、竹笋分别洗净，置锅中，加清水500mL，急火煮开3min，文火煮20min，分次食用，连服1周。功效：消肿活血，逐血利湿。

11. 薤白鲫鱼汤　鲫鱼1条，薤白25g。鲫鱼活杀，去鳃、内脏等，洗净，油锅煎至鱼背微黄，加清水500mL；薤白洗净，纱布包扎，同置锅中，急火煮开3min，加黄酒、姜、葱、精盐等，改文火煮20min，去薤白，食鱼及汤，连续1周。功效：消肿行气活血，利水湿。

（三）汤饭类

1. 莲藕薏米排骨汤　排骨600g，莲藕500g，薏米1汤匙。莲藕洗净，切厚片，薏米洗净，排骨氽水；水开后把原料全部放入，再开后慢火煮2h，放盐调味即可。功效：去湿清热，健脾益胃，壮筋骨，且能预防感冒。

2. 肉末香干油菜丝　瘦猪肉，豆腐干，油菜。瘦猪肉剁成肉末，豆腐干（或豆腐片）切成小丝，油菜洗净切丝；热锅放点油，下肉末煸炒；随后放入葱花、豆腐千丝，添适量水，烧片刻，再投入油菜丝，翻炒片刻，加入细盐即成。功效：健脾益胃，壮筋骨。

（四）菜肴类

1. 葱油拌莴笋　莴笋300g。将莴笋洗净，去皮切成丝，热油加葱末，与莴笋丝拌匀，分次食用。功效：通经络，养筋骨。

2. 焖冬瓜　冬瓜250g，瘦肉50g，榨菜8g，海米10g，葱花3g，姜末1g，蒜泥1g，肉汤或开水100g，酱油5g，白糖2g，麻油5g。冬瓜去皮后洗净，切成长约4cm的厚片，瘦肉剁成肉泥，榨菜和海米剁成泥备用；锅内放适量油烧热后投入葱花、姜末和蒜泥煸炒一下，倒入冬瓜并加入肉汤，烧至滚沸，加入肉泥、榨菜末和海米末，再加入调味品，调好口味，焖烧至冬瓜酥熟时，浇上麻油，装盘即成。本品富含蛋白质、脂肪、碳水化合物，能产生热量174千卡，另含钙、维生素等。

3. 韭菜炒佛手　韭菜250g，佛手200g。韭菜洗净，切成小段；佛手洗净，切成小片。油锅烧热，将韭菜、佛手同置锅内，热炒炒熟，分次食用，连续10d。功效：行气止痛，温经通络。

4. 糖醋红曲排骨　排骨500g，红曲5g，白醋、料酒、盐、白糖、大料、葱花、姜末各适量。排骨洗净，剁成3cm见方的小块，倒入料酒、大料、葱、姜、盐、胡椒粉，拌匀腌制20min，入油锅中炸至五成熟捞出，入开水锅中，漂去油质备用；锅置火上注水，投入沥干水分的排骨，加入糖、料酒、白醋、红曲，至烂熟时，用旺火把卤汁收干即可。能清热消痰，消食活血，健脾强胃，常食用可补虚弱、壮腰膝、强筋骨、益力气。

5. 木须肉　猪肉100g，鸡蛋2只，黑木耳10g，绍兴黄酒5g，酱油5g，精盐、味精、水淀粉适量。猪肉洗后切成肉丝，放碗内加入绍兴黄酒、适量蛋清、精盐和淀粉，拌匀后备用；鸡蛋打在大碗内，加入精盐和味精，搅打匀透；黑木耳浸发洗净后，切成粗丝备用；锅烧热，多放些油，把肉丝放入煸炒至熟，倒在笊篱里，滤去油，然后再在锅里加适量的油烧热，倒入鸡蛋炒熟，再加入木耳丝和肉丝，放入酱油和适量水，调好口味，翻炒匀透，装盘即成。味道鲜美，营养丰富，特别适合蛋白质缺乏，热量不足，缺钙、铁及维生素A的人食用。

6. 滑蛋牛肉　牛肉片100g，鸡蛋2只，黄酒5g，酱油3g，精盐、味精、水淀粉适量。牛肉片放入大碗内，加入黄酒、精盐、味精、酱油和蛋白反复搅拌，再加入淀粉拌匀，鸡蛋打在大碗内，加入精盐和味精搅拌匀透备用；锅内稍多放油置火上烧热后，倒入牛肉片，用菜勺迅速搅开，一熟立即捞出，锅内倒剩下适量油仍放火上，倒入鸡蛋浆，炒至半熟时，加入牛肉片，再炒至蛋熟透后，装盘即成。含蛋白质、铁、锌及维生素比较丰富。

7. 雪里蕻炒肉丝　雪里蕻125g，去皮肥瘦肉150g，猪油50g，香油10g，酱油、葱、白糖、盐适量，汤少许。将雪里蕻洗净，沥干，切除疙瘩和叶尖，切成碎块，用开水稍烫，捞出控净水；将肉洗净切成丝；将炒锅置于火上，放入猪油，油热后下肉丝煸炒变色，加入葱末、酱油，放入雪里蕻煸炒几遍，加入盐，放汤少许，开后放白糖，淋香油，翻炒均匀即成。此食谱含蛋白质22.0g，脂肪115.7g，热量1159.0千卡，钙 280.1mg。

8. 炒油菜苋　油菜苋 250g。油菜苋洗净，切成小段，菜油起油锅，将油菜苋炒熟，加少许精盐、味精，分次食用，每日 2 次，连续1周。功效：活血祛瘀通络。

第四节　手部开放性损伤护理

手部开放性损伤是手外科最常见的损伤，病因多样，病情复杂，包括切割伤、刺伤、挤压伤、火器伤、皮肤撕脱伤等，损伤特点是多有皮肤、血管、神经、肌腱、骨与关节的复合伤，局部常存在不同程度的污染情况，均需急症手术，根据损伤情况需采取多种治疗手段，如清创缝合、腕以下截肢（指）残端缝合、肌腱修复、骨折内固定、带蒂皮瓣修复皮肤缺损等。

专科护理：

1. 病情观察　如下所述。

（1）观察局部及全身情况：①首先帮助患者脱去伤侧的衣袖，使受伤肢体充分暴露，观察上肢各关节的活动情况，了解手部以外其他部分有无损伤。②查看手部受伤情况，如皮肤的完整性、出血、肿胀、伤口污染程度以及有无畸形等。③了解手指感觉及主动运动功能。④根据伤肢出血情况，可在手指根或上臂缚止血带，对已经应用止血带的应详细确切了解使用时间和使用后肢体的情况。⑤监测体温、血压、脉搏和呼吸，切勿只重视局部创伤而忽略全身情况。

（2）警惕血管神经损伤：观察患肢有无剧烈疼痛、感觉麻木等异常情况，警惕神经损伤。严密观察患肢手指末端皮肤的色泽、温度、弹性、毛细血管反应、手指活动、皮肤感觉等情况，如发现皮肤苍白或发绀、皮温降低、显著肿胀或指腹瘪陷等，说明存在血液循环障碍，需立即处理。

（3）警惕感染：由于开放性伤口均存在不同程度的污染，致感染机会增加，特别是食品加工机械、动物（或人）咬伤等开放性损伤发生感染的概率更大，及时彻底的清创术，是控制感染的最根本措施。术后需及时有针对性地应用抗生素，注意保持患处清洁、干燥，观察切口有无红肿及渗液，保持敷料不被污染或浸湿，对污染和浸湿的敷料要及时更换，更换敷料时要严格无菌操作。

2. 急症手术准备　早期清创可有效减少或消除感染机会，一般须争取在伤后 6 ~ 8h 内进行，应在最短时间内做好术前准备转送手术室行急症手术。

（1）迅速做好各种药物敏感试验，如普鲁卡因、破伤风抗毒素等过敏试验，并在术前肌内注射破伤风抗毒血清。

（2）对于出血较多的伤员，需及时输液扩容，并测定血型，以备必要时输血。

（3）对于需要截肢（指）者，要与患者及家属交代清楚，取得同意，并及时向患者和随同家属解释病情及做必要的思想工作，必要时可介绍显微外科修复重建治疗方法，使患者对所要施行的手术有充分的了解，减轻患者的绝望心理。

（4）急诊手术患者备皮后进行必要的包扎和制动后转送手术室进行治疗。

3. 体位护理　如下所述。

（1）保持伤手固定位置：除单纯清创缝合或截肢（指）残端缝合不需要固定外，其他手术术后一般采用管型石膏、石膏托、夹板、铝塑板等外固定材料将患手固定在功能位，即保持腕关节背伸 30°，掌指关节屈曲 45°，指关节稍屈和拇指对掌位，也可根据手术需要将患肢固定在非功能位，如肌腱修复手术。石膏固定时间视修复的组织不同而异，如血管吻合固定时间为 2 周，肌腱缝合为 3 ~ 4 周，神经修复为 4 ~ 6 周，关节脱位为 3 周，骨折为 4 ~ 6 周。

（2）让患者取较舒适的卧位，用硬垫或支架将伤手垫起抬高，略高于心脏水平，促进静脉血和淋巴液的回流，减轻肢体肿胀。要避免患肢长时间在下的侧卧位，以免影响患肢血液循环，加重水肿。患者坐位或立位时应将患肢用三角巾或颈腕悬吊带悬吊于胸前而不要下垂或随步行而甩动。

（3）向患者强调维持体位的重要性，特别是皮瓣移植者，注意保持皮瓣良好的血液供应，使其尽可能舒适，以便耐受较长时间的被动体位，避免皮瓣受压、牵拉及蒂部扭转等现象。

4. 功能锻炼　如下所述。

（1）常用手部功能锻炼方法。

1）手部主动运动：手部主动运动应每 2h 1 次，每次 5 ~ 10min，内容包括：①腕关节背伸、掌屈。②桡偏、尺偏。③前臂旋前、旋后。④掌指和指间关节屈、伸。⑤掌指和指间关节同时伸直或屈曲（握拳松拳）。⑥手指内收、外展。⑦拇指外展、内收。⑧拇指和其他指的对指。⑨拇指屈、伸。

2）手主动运动的禁忌证：严重创伤后的 3 ~ 4d；神经和肌腱修复术后 3 周；关节急性炎症；不稳定骨折等。

（2）在锻炼活动中应注意：①因为在日常生活工作中，手的屈指功能比伸指更重要，所以要重视手的屈指练习。②注意锻炼掌指关节，掌指关节的活动度对伤手的功能恢复至为重要。③锻炼不能过度，手部锻炼过度易造成肌腱神经等组织再损伤。④外固定未撤除者，每日锻炼之后，须将伤手用石膏托原位固定。⑤训练计划根据活动有无进步来适时修订以适应手功能恢复的需要。⑥采用工艺疗法，增加患者的兴趣。在伤手活动进行到一定程度时，指导患者做适当的游戏或工艺，如用筷子夹豌豆比赛、用指尖拾竹签、用手和手指捏黏土、塑泥人、绘画写字等。

（3）清创缝合术后的功能锻炼：①术后疼痛、肿胀减轻后即可练习握拳、屈伸手指，开始练习时动作应缓慢，以不引起明显疼痛或增加伤口张力为度，同时做腕部的屈伸和旋转锻炼，防止关节僵硬。②伤口拆线后，练习用力握拳和手的伸屈、内收、外展等活动，保持手的正常肌力，使手部各关节的功能尽快恢复正常。③肌力达到 3 级以上时必须开始抗阻练习，如揉转石球、捏皮球或海绵卷及挑皮筋网。

5. 出院指导　如下所述。

（1）及时修剪指甲，保持伤口周围清洁、干净。

（2）加强功能锻炼，防止肌肉萎缩及关节强直，参照上述功能锻炼方法。

（3）指导安全防护：告诉患者尽量避免导致皮肤损伤的危险因素，注意保持与锐利、硬物间的距离，谨防擦伤和碰伤。在洗手时，先用健手试温（在 45℃左右），后将患手浸入水中，以免烫伤。寒冷季节手指注意保暖，防冻伤。

（4）功能重建：手部功能丧失者可以通过显微外科手段进行功能重建。

（5）复诊：根据不同手术要求安排复诊时间，单纯清创缝合者拆线后一般不需复诊。

第五节　手部骨与关节损伤护理

手部骨折发生率很高，约占全身骨折的 25%，多为开放性或多发性。手部常见的骨折有掌骨骨折、指骨骨折等，常见的关节脱位有月骨脱位、掌指关节脱位、指间关节脱位，韧带损伤包括掌指或指间关节侧副韧带损伤。临床表现为患处肿痛、功能障碍，手术方法包括闭合复位或有限切开复位，内固定材料常选用克氏针、微型钢板或外固定架等。手部骨折易合并有动静脉、伸屈肌腱、神经损伤或软组织缺损。

专科护理：

1. 病情观察　如下所述。

（1）警惕合并血管神经损伤：注意观察患指末端皮肤的色泽、温度、毛细血管反应、手指活动、皮肤感觉等情况，切开复位的患者要注意观察伤口渗血情况，如有持续新鲜渗血及时报告医生。

（2）警惕急性手部骨筋膜室综合征：严重挤压伤、闭合性多发性掌骨骨折有发生骨筋膜室综合征的可能，如手部出现进行性肿胀、皮肤苍白或紫暗、掌骨间隙有典型的剧烈压痛、掌指关节被动牵拉时伴放射性疼痛，并出现患手呈掌指关节伸直而指间关节半屈位，应及时报告医师处理。

（3）警惕感染：食品加工机械、动物（或人）咬伤等开放性损伤患者发生感染的概率较大，应注意观察伤口情况，及时更换敷料。

（4）警惕固定不当：观察固定的松紧度是否适宜，尤其在肿胀消退后，要及时调整，以免外固定过松影响固定效果。

2. 体位护理　如下所述。

（1）保持伤手固定位置：手部骨折和关节脱位复位后一般用石膏、铝板功能位固定 3 ~ 4 周，术后伤手应固定在功能位，即保持腕关节背伸 30°，指关节稍屈和拇指对掌位。

（2）让患者取较舒适的卧位，用硬垫或支架将伤手垫起抬高，略高于心脏水平，促进静脉血和淋巴液的回流，减轻肢体肿胀。避免取患肢长时间在下的侧卧位，以免影响患肢血液循环，加重肿痛。患者坐位或立位时应将患肢用三角巾或颈腕悬吊带悬吊于胸前而不要下垂或随步行而甩动。

3. 功能锻炼　如下所述。

（1）主动锻炼：手关节的主动屈伸锻炼即无外力作用的患手自我活动，从远指间关节、近指间关节、掌指关节到腕关节循序活动，主动活动时，应注意活动幅度及节奏性，使肌肉得到充分的收缩和放松。石膏功能位固定期间，手部正常关节易僵硬，应注意未被固定关节的主动锻炼，包括指间关节、掌指关节、腕关节，在可能的范围内进行主动活动。术后 2 ~ 3d 疼痛减轻即积极进行健指及上肢未被制动关节的屈伸活动。去除固定后，仍以主动活动为主；关节僵硬的可以配合中药烫洗，在烫洗液中锻炼可以收到事半功倍的效果。

（2）被动锻炼：即用外力屈伸手部各关节，按照腕关节、掌指关节、近指间关节、远指间关节的顺序，循序渐进活动各关节，屈伸关节时应保持外力 15 ~ 30s，尽量将关节活动到正常范围，但必须避免暴力活动关节。被动活动可每日 1 ~ 2 次，每次使受伤关节向各轴位方向被动运动 3 ~ 5 次。对于肿胀的手指，配合向心性按摩可以减轻肿胀，提高锻炼效果。

（3）患处主动活动应根据内固定材料选择开始时间，微型钢板与外固定架固定者可早期开始锻炼，一般术后 1 周内患处关节即可开始行被保护下轻度被动活动，第 3 周开始进行保护下的主动活动。克氏针固定一般在拔除内固定之后才能开始患处锻炼。因手部关节较多，需要把未被固定关节的主动锻炼与患处的主、被动锻炼结合起来，故锻炼的安排一般每 2 小时 1 次，每次须锻炼 10 ~ 20min，每关节活动至少 3 ~ 5 次。

（4）指骨克氏针内固定一般在 4 周后拔除，因在固定期无法自主活动患指指间关节，故拔除钢针后应及早进行自主锻炼。指导患者做缓慢的主动屈伸活动，每次争取达到最大范围，如有关节屈伸障碍可用健手协助患指做被动活动，屈伸的幅度要大于主动活动的幅度。

（5）功能锻炼的注意事项：患处进行被动活动时，一定要注意手法及力度，做到由弱到强，循序渐进地进行，防止因被动活动过度，造成骨、神经、肌腱再度损伤。如果运动后疼痛不加重或活动范围增大，说明运动量合适。进行主动活动时，在医生护士的指导下进行，应积极进行主动活动，包括掌指关节、指间关节、腕关节的屈伸及分指运动等，进行上述每次练习时间不可少于 10 ~ 20min。外固定未撤除者，每日锻炼之后，须将患手回归原位固定（如石膏托固定）。

4. 出院指导　如下所述。

（1）继续进行功能锻炼，按照上述锻炼计划完成各阶段锻炼。

（2）积极使用患手是最好的功能锻炼方式，日常生活及工作中应尽量运用患手，如拿筷子、执笔、扣纽扣和系鞋带以及使用钳子、螺丝刀等工具，也可执钢球、玻璃球练习。

（3）使用手工艺疗法，增加锻炼兴趣。在患手活动进行到一定程度时，指导做适当的游戏或工艺，如用筷子夹豌豆，用指尖拾竹签，用手和手指捏黏土塑泥人，编织、绘画、珠算、拼装、下棋、写字等。

第六节　手部肌腱损伤护理

手部肌腱分为伸肌腱、屈肌腱，损伤多为开放性，以切割伤为多见，常合并指神经血管损伤或骨折，也可发生单纯性或闭合性断裂。肌腱断裂后，相应的部位与关节出现疼痛和功能障碍，手术治疗包括肌腱修复、肌腱移植等方法。因损伤后肌腱滑动结构随之受损，即使手术修复，肌腱粘连也很难避免，粘连的程度、部位对功能影响较大，故发生粘连应行肌腱松解术。

专科护理：

1. 病情观察　如下所述。

（1）警惕感染：观察伤口有无红肿及渗液，保持敷料包扎清洁、干燥，严格无菌操作。

（2）警惕血管神经损伤：早期注意观察患指末端皮肤的色泽、温度、毛细血管反应、手指活动、皮肤感觉等情况，术后注意观察石膏的松紧度是否适宜及远端的血液循环情况。

2. 体位护理　如下所述。

（1）保持非功能位固定：肌腱修复术后，需用石膏托或铝板维持非功能位外固定 3 ~ 4 周。应保持伤手外固定有效，屈肌腱修复术后应用石膏托将腕和指制动在屈曲位；伸肌腱修复术后应用石膏托将腕和指制动在背伸位。注意患肢位置和角度的变化，嘱患者遵从医嘱，不可私自改变位置或角度。

（2）睡时给患者取较舒适的卧位，用硬垫将伤手抬高，略高于心脏水平，避免患者患肢长时间在下的侧卧位。患者坐位或立位时应将患肢用三角巾或颈腕悬吊带悬吊于胸前而不要下垂或随步行而甩动。协助患者移动或改变体位时应注意妥善保护患肢，用健手托扶患肢或妥善固定于胸前，稳抬轻放，减轻患者痛苦。

3. 功能锻炼　如下所述。

（1）肌腱修复或移植术后功能锻炼：术后前 3 周内不宜活动患指，过早的肌腱活动可破坏腱鞘与肌腱之间刚刚建立起来的血供，致肌腱变性坏死。术后 1 ~ 3 周，注意加强未固定关节的活动，包括指间关节、掌指关节、腕关节。术后满 3 周，此时可以去除外固定，开始患指的主、被动屈伸活动，力量由小到大，直至患指伸屈活动正常。从术后 5 ~ 6 周开始，可以对患指进行加大范围的被动活动，尽量使关节达到正常的屈伸范围，此期可以配合其他物理治疗手段，促进术后瘢痕组织软化。术后 6 周以后，可以用支具增加关节的活动范围，防止关节挛缩及肌腱粘连。

（2）肌腱松解术后功能锻炼：为了防止再粘连，一般术后 24 ~ 48h 即可去除敷料，开始主动屈伸活动。开始锻炼时要用力使患指达到充分的屈伸程度，此时因为伤口肿胀、疼痛，患者较为痛苦，但也是防止粘连、恢复功能的最好时机，要协助患者克服困难。具体方法包括：①锻炼频次：术后的前 4d 锻炼以每天 2 次为宜，每次屈伸 5 次左右，次数过多易造成出血和水肿加重，4d 后练习的次数和时间可逐渐增加至每次连续锻炼 2min，每天仍为 2 次；2 周内逐步增加至每天 6 次，每次 2min；2 周起逐步加大活动范围和强度，每 2h 1 次。②伸肌腱锻炼法：应主动伸直到最大范围，稍停 5 ~ 10s，然后再屈曲，如屈曲不够充分应协助做被动屈曲，再主动伸直，4 ~ 5d 后逐渐增加活动次数。③屈肌腱锻炼法：练习伸直与屈曲活动，先被动屈伸活动 1 次，使关节活动度尽量加大，然后再主动活动，锻炼时先固定掌指关节 180° 伸直位，然后尽量屈曲指间关节，以达到最大的范围，稍停 5 ~ 10s，然后再主动伸直到最大限度，如此反复练习。术后 4 ~ 5d 后不再固定掌指关节，让患者屈指后继续屈曲掌指关节，加大肌腱活动范围，以达到手指充分屈曲。

（3）功能锻炼的注意事项：注意手法及力度，做到由弱到强，循序渐进地进行，避免盲目活动过度，锻炼切勿用力过猛，以防肌腱断裂。早期在练习时患指如出现肿胀较重，可配合热疗、蜡疗或其他物理疗法进行练习。重建滑车者术后应适当减少活动次数，可在术后 3 周起行主动屈曲伸直活动。如患者因局部肿胀、疼痛加剧，而失去锻炼的勇气和信心，医护人员应向患者耐心说明功能锻炼对治疗效果及恢复起着重要作用，鼓励患者战胜疼痛，必要时使用镇痛措施帮助患者坚持锻炼。

4. 常见护理问题　肌腱粘连为肌腱修复术后最常见的并发症，肌腱粘连松解术后也易发生再粘连，功能锻炼是最好的预防手段，应嘱咐患者完成锻炼计划。

5. 出院指导　如下所述。

（1）继续加强功能锻炼：按照上述功能锻炼计划认真完成，在患手活动进行到一定程度时，可做适当的游戏或工艺增加锻炼兴趣，如用筷子夹豌豆，用指尖拾竹签，用手和手指捏黏土塑泥人，编织、十字绣、珠算、组装、下棋、写字等。

（2）术后 1 ~ 2 个月复诊，查看锻炼效果，做进一步锻炼指导，此后可在 3 个月、6 个月复查。肌腱修复术后如发生粘连，应加大锻炼力度，如无改善，可于术后 3 ~ 6 月行粘连松解术。

第六章　妇科常见疾病的护理

第一节　妊娠滋养细胞疾病

妊娠滋养细胞疾病（gestational trophoblastic disease，GTD）是一组来源于胎盘绒毛滋养细胞的疾病。根据滋养细胞增生程度、有无绒毛结构、侵蚀能力及其生物学特性不同可分为葡萄胎、侵蚀性葡萄胎和绒毛膜癌。葡萄胎是一种良性滋养层细胞疾病，侵蚀性葡萄胎和绒毛膜癌又统称为妊娠滋养细胞肿瘤（gestational trophoblastic tumor，GTT）。侵蚀性葡萄胎属于低度恶性滋养细胞肿瘤，绒毛膜癌为高度恶性滋养细胞肿瘤。滋养细胞疾病绝大部分继发于妊娠，极少数来源于卵巢或睾丸生殖细胞，称为非妊娠滋养细胞疾病，本章主要讨论妊娠性滋养细胞疾病。

一、良性滋养细胞疾病

葡萄胎是一种滋养细胞的良性病变，主要为组成胎盘的绒毛滋养细胞增生，绒毛间质水肿变性，各个绒毛的乳头变为大小不一的水泡，相互间由细蒂相连成串，形如葡萄状，故称葡萄胎，也称水泡状胎块（hvdatidiform mole， HM）。

葡萄胎可分为两类：①完全性葡萄胎表现水泡状组织充满宫腔，形如串串葡萄，没有胎儿及其附属物；②部分性葡萄胎表现为有胚胎，胎盘绒毛部分水泡状变性，并有滋养细胞增生。葡萄胎多数为完全性葡萄胎。

（一）病因

葡萄胎原因不明，它可发生在任何年龄的生育期妇女，年龄 >35 岁及 <20 岁妊娠妇女的发病率显著升高，可能与该年龄段容易发生异常受精有关。部分性葡萄胎与年龄无关，曾患葡萄胎的女性再次患病的可能性是第 1 次患病概率的 40 倍。有过一次或两次葡萄胎妊娠者，再次发生率分别为 1% 和 15% ~ 25%。另外，营养因素、感染因素、孕卵异常、细胞遗传异常、社会经济因素等可能与发病有关。流行病学调查资料显示，发生率有明显的地域差异，亚洲和拉丁美洲国家发病率高，东南亚地区发病率比欧美国家高。

（二）病理

葡萄胎病变局限于子宫腔内，病变不侵入肌层，也不发生远处转移。水泡大小直径数毫米至数厘米不等，水泡壁薄、透亮，内含黏性液体。完全性葡萄胎大体检查水泡状物形如串串葡萄，泡壁薄，水泡间隙充满血液及凝血块。子宫膨大，宫腔充满水泡，无胎儿及其附属物可见。部分性葡萄胎时，可见胚胎或胎儿组织，胎儿多已死亡，合并足月儿极少，常伴发育迟缓或多发性畸形。镜下见部分绒毛变为水泡，轮廓不规则，滋养细胞增生程度较轻，间质内可见胎源性血管。

（三）临床表现

1. 完全性葡萄胎　由于诊断技术的进展，越来越多的患者在尚未出现症状或仅有少量阴道流血时已作出诊断并得以治疗，所以症状典型的葡萄胎已越来越少见。完全性葡萄胎的典型症状如下：

（1）停经后阴道流血：为最常见的症状，多数患者在停经 8 ~ 12 周后出现不规则阴道流血，时断时续，量多少不定，常可反复发作大量出血导致贫血、感染、休克甚至死亡。有时在血中可发现水泡状物。

（2）子宫异常增大、变软：约 1/3 患者的子宫大小与停经月份相符，子宫小于停经月份的只占少数，其原因可能与绒毛水泡退行性变停止发展有关。由于滋养细胞增生及水泡状变化，或因宫腔内积血，半数以上患者的子宫体积大于停经月份，质地极软，并伴血清 hCG 水平异常升高。

（3）妊娠呕吐及妊娠期高血压疾病征象：出现较正常妊娠时间早，持续时间长，严重呕吐未及时纠正可导致水电解质紊乱。可在妊娠 20 周前出现高血压、蛋白尿和水肿，症状严重且持续时间长，易发展为子痫前期。

（4）卵巢黄素化囊肿：由于滋养细胞过度增生，产生大量的绒毛膜促性腺激素（hCG）刺激卵巢卵泡内膜细胞，产生过度黄素化反应，形成黄素化囊肿。妇科查体，患者常为双侧性也可单侧卵巢囊性增大，囊壁薄，表面光滑，一般无症状，偶可发生扭转。黄素化囊肿随 hCG 水平的下降而消退，在水泡状胎块清除后 2 ～ 4 个月自行消退。

（5）腹痛：阵发性下腹隐痛，由于葡萄胎增长迅速，子宫急速膨大时可引起下腹胀痛，一般不剧烈，可忍受，多发生在阴道流血前，也是葡萄胎流产的表现。如黄素化囊肿急性扭转或破裂时则为急性腹痛。

（6）甲状腺功能亢进征象：约 7% 患者出现心动过速、皮肤潮热和震颤等甲状腺功能亢进症状，T_3、T_4 水平升高，突眼少见。

2. 部分性葡萄胎　大多数症状与完全性葡萄胎相同，但程度较轻。子宫大小与停经月份相符或小于停经月份，一般无腹痛，妊娠呕吐也较轻，常无妊娠期高血压疾病征象，一般不伴卵巢黄素化囊肿。不易与不全流产或过期流产相鉴别，刮宫后经组织学检查方能确诊。

（四）辅助检查

1. 绒毛膜促性腺激素（hCG）测定　患者的血、尿 hCG 处于高值范围且持续不降或超出正常妊娠水平。

2. 超声检查　为诊断葡萄胎的重要方法。完全性葡萄胎的典型超声影像学表现为增大的子宫内无妊娠囊或胎心搏动，宫腔内充满不均质密集状或短条状回声，呈“落雪状”，若水泡较大则呈“蜂窝状”。常可测到一侧或双侧卵巢囊肿。部分性葡萄胎宫腔内见水泡状胎块引起的超声图像改变及胎儿或羊膜腔，胎儿常合并畸形。

3. 产科检查　腹部检查扪不到胎体，子宫大于停经月份，质软。

4. 多普勒胎心测定　只能听到子宫血流杂音，无胎心音。

（五）治疗要点

葡萄胎的治疗原则是确诊后及时清除子宫腔内容物。如黄素化囊肿扭转且卵巢血运发生障碍，应手术切除患侧卵巢。年龄 >40 岁，水泡小，病理报告滋养细胞高度增生或出现可疑的转移灶，伴有不典型增生或无条件随访的患者可采用预防性化疗。

（六）护理措施

1. 心理护理　引导患者说出内心感受，评估患者对疾病的心理承受能力、接受清宫术的准备，多与患者沟通，确定其主要的心理问题，解除焦虑。向患者及家属讲解有关葡萄胎的病因、性质、治疗、预后等疾病知识，以取得配合，告诉患者治愈 2 年后可正常生育。

2. 病情观察　观察和评估腹痛及阴道流血情况，保留会阴垫，以评估出血量及流出物的性质。观察阴道排出物有无水泡状组织并送病理检查，监测生命体征，发现阴道大量流血或清宫术中大出血时立即通知医生。

3. 术前准备及术中护理　术前做好输血、输液准备，备好抢救药品及物品，建立静脉输液通路。在刮宫前遵医嘱静脉滴注缩宫素。清宫过程中注意观察面色及生命体征变化。葡萄胎清宫不易一次吸刮干净，一般于 1 周后再次刮宫。选取靠近宫壁的葡萄状组织送病理检查。对合并妊娠期高血压疾病者做好相应的护理。

4. 健康教育　刮宫术后禁止性生活 1 个月，保持外阴清洁，以防感染。告知患者进高蛋白、高维生素、易消化饮食，适当运动，注意休息，提高机体的免疫功能；让患者和家属了解监测 hCG 的意义。

对于年龄 >40 岁、刮宫后 hCG 值不进行性下降、黄素化囊肿直径 >6cm、子宫较相应的妊娠月份明显大、子宫短时间内迅速增大、滋养细胞高度增生或伴有不典型增生、出现可疑转移灶、无条件随访者可采用预防性化疗。

5. 随访指导 葡萄胎的恶变率为10% ~ 25%，应重视刮宫术后的定期随访。随访内容包括：①随访时间：葡萄胎清空后定量测定hCG每周1次，直至连续3次阴性，然后每月检查1次，持续6个月。此后可每6个月1次，共随访2年。②随访内容：除必须做hCG测定外应注意月经是否规律，有无不规则阴道流血，有无咳嗽、咯血及其他转移灶症状，做妇科检查，定期或必要时做B型超声及X线胸片或CT检查。

6. 避孕 葡萄胎患者随访期间必须严格避孕1年。首选避孕套，也可选择口服避孕药，避免选用宫内节育器，以免穿孔或混淆子宫出血的原因。

二、妊娠滋养细胞肿瘤

妊娠滋养细胞肿瘤（gestational trophoblastic tumor，GTT）是滋养细胞的恶性病变，包括侵蚀性葡萄胎、绒毛膜癌和胎盘部位滋养细胞肿瘤。

妊娠滋养细胞肿瘤60%继发于葡萄胎，30%继发于流产，10%继发于足月妊娠或异位妊娠。继发于葡萄胎排空半年以内的妊娠滋养细胞肿瘤的组织学诊断多数为侵蚀性葡萄胎，而1年以上者多数为绒癌，半年至1年者，绒癌和侵蚀性葡萄胎均有可能，但一般来说时间间隔越长，绒癌的可能性越大。继发于流产、足月妊娠、异位妊娠者组织学诊断则应为绒癌。

侵蚀性葡萄胎（invasive mole）是指葡萄胎组织侵入子宫肌层引起组织破坏或转移至子宫以外，恶性程度不高，一般仅造成局部侵犯，仅4%患者发生远处转移。预后较好。

绒毛膜癌（choriocarcinoma）是一种高度恶性肿瘤，主要经血行转移至全身，破坏组织或器官，引起出血坏死。最常见的转移部位是肺，其次是阴道和脑。患者多为育龄妇女，也有少数发生于绝经后。在化疗药问世以前，死亡率高达90%以上。随着诊断技术和化学治疗的进展，患者的预后已得到极大改善。

（一）病理

侵蚀性葡萄胎大体检查可见子宫肌壁内有大小不等、深浅不一的水泡状组织。当侵蚀病灶接近子宫浆膜层时，子宫表面可见紫蓝色结节，侵蚀较深时可穿透子宫浆膜层或阔韧带。显微镜下可见侵入子宫肌层的水泡状组织的形态和葡萄胎相似，可见绒毛结构和滋养细胞增生和分化不良，绒毛结构也可退化，仅见绒毛阴影。

绝大多数绒癌原发于子宫体，也有少数原发于输卵管、宫颈阔韧带等部位。肿瘤常位于子宫肌层内，可突入宫腔或穿破浆膜。单个或多个，无固定形态，与周围组织分界清，质地软而脆，剖视可见癌组织呈暗红色，常伴出血、坏死。镜下表现为滋养细胞不形成绒毛或水泡状结构，极度不规则增生，周围大片出血、坏死。肿瘤中不含间质和自身血管，瘤细胞靠侵蚀母体血管而获得营养物质。

（二）临床表现

1. 无转移滋养细胞肿瘤 如下所述。

（1）不规则阴道流血：葡萄胎清除后、流产或足月产后出现不规则阴道流血，量多少不定，也可表现为一段时间的正常月经后再停经，然后出现阴道流血。长期流血者可继发贫血。

（2）子宫复旧不全或不均匀增大：常在葡萄胎排出后4 ~ 6周子宫未恢复到正常大小，质地偏软，也可因肌层病灶部位、大小而表现为子宫不均匀性增大。

（3）卵巢黄素化囊肿：在葡萄胎排空、流产或足月产后，两侧或一侧卵巢黄素化囊肿可持续存在。

（4）腹痛：一般无腹痛，肿瘤组织穿破子宫时，可引起急性腹痛和腹腔内出血症状。黄素化囊肿发生扭转或破裂时也可出现急性腹痛。

（5）假孕症状：生殖道质地变软，外阴色素加深，阴道、宫颈黏膜着色。乳房增大，乳头、乳晕着色，甚至有初乳样分泌。

2. 转移性滋养细胞肿瘤 大多为绒癌，症状和体征视转移部位而异。转移发生早而广泛，主要经血行播散，最常见的也较早见的转移部位是肺（80%），其次是阴道（30%）、盆腔（20%）、肝（10%）、脑（10%）。脑转移较少见，但致死率高。局部出血为各转移部位共同特点。

（1）肺转移：主要症状为咳嗽、血痰或反复咯血、胸痛及呼吸困难。当转移灶较小时可无症状。常急性发作，少数情况出现肺动脉高压和急性肺功能衰竭。

（2）阴道、宫颈转移：转移灶常位于阴道前壁及穹隆，局部表现蓝色结节，破溃后可大出血。

（3）肝转移：表现为上腹部或肝区疼痛，多伴肺转移，预后不良。病灶穿破肝包膜时出现腹腔内出血可导致死亡。

（4）脑转移：为主要死亡原因，致死率极高。常继发于肺转移之后。按病情进展可分为3期：①瘤栓期：表现为暂时性失语、失明、突然跌倒等。②脑瘤期：瘤组织增生侵入脑组织形成脑瘤，表现为头痛、喷射性呕吐、偏瘫、抽搐直至昏迷。③脑疝期：瘤组织增大及周围组织出血、水肿，表现为颅内压升高，脑疝形成压迫生命中枢而死亡。

（三）辅助检查

1. 血和尿的绒毛膜促性腺激素（hCG）测定　患者多于葡萄胎排空后9周以上，或流产、足月产、异位妊娠4周以上，血、尿hCG测定持续高水平或一度下降又上升，排除妊娠物残留或再次妊娠，结合临床表现可诊断为滋养细胞肿瘤。

2. 胸部X线摄片　是诊断肺转移的主要检查方法。患者如有咳嗽、咯血等症状应给予胸部X线摄片，典型表现为棉球状或团块状阴影。转移灶以右侧肺及中下部较多见。

3. 超声检查　子宫正常大或不同程度增大，肌层内可见高回声团，边界清但无包膜；或肌层内有回声不均区域或团块，边界不清且无包膜；也可表现为整个子宫呈弥漫性高回声，内部伴不规则低回声或无回声。彩色多普勒超声主要显示丰富的血流信号和低阻力型血流频谱。

4. 妇科检查　子宫增大，质软，发生阴道宫颈转移时局部可见紫蓝色结节。

5. CT和磁共振检查　磁共振主要用于脑和盆腔病灶诊断。CT对发现肺部转移小病灶及脑、肝等部位的转移灶具有较高诊断价值。

6. 组织学诊断　凡在送检的子宫肌层或子宫外转移灶的组织切片仅见到成片的滋养细胞浸润及坏死出血未见绒毛结构，诊断为绒毛膜癌。若见到绒毛或退化的绒毛阴影，则诊断为侵蚀性葡萄胎。若原发灶和转移灶诊断不一致，只要在任一组织切片中见有绒毛结构即可诊断为侵蚀性葡萄胎。

（四）治疗要点

妊娠滋养细胞肿瘤患者的治疗原则是以化疗为主，手术和放疗为辅。年轻未生育者保留生育能力尽可能不切除子宫，需手术治疗者一般主张先化疗再手术，病情控制后再手术。对肝、脑有转移的重症患者，加用放射治疗。

（五）护理措施

1. 心理护理　对住院患者做好环境、病友及医护人员的介绍，减轻患者的陌生感。主动与患者交谈，鼓励患者宣泄痛苦，耐心讲解疾病有关治疗进展和预后。向患者提供有关化学药物治疗及其护理的信息，以减少恐惧及无助感。详细解释患者所担心的各种疑虑，减轻患者的心理压力，鼓励其接受现实。列举治疗成功的病例，帮助患者和家属树立战胜疾病的信心。

2. 病情观察　严密观察腹痛及阴道流血情况，记录出血量，出血多时密切观察患者的生命体征，剧烈腹痛并伴有腹腔内出血征象者，立即通知医生并及时做好手术准备。配合医生做好抢救工作。认真观察转移灶症状，发现异常，立即通知医生并配合处理。

3. 做好治疗　配合接受化疗者按化疗护理。手术治疗者按妇科手术前后护理常规实施护理。

4. 减轻不适　对疼痛、化疗不良反应等问题积极采取措施，减轻症状，尽可能满足患者的合理要求。

5. 有转移灶者按相应的症状护理　如下所述。

（1）阴道转移患者的护理：①密切观察阴道有无破溃出血，禁做不必要的检查和窥阴器检查，尽量卧床休息。②准备好各种抢救器械和物品，配血备用。③若发生溃破大出血时，立即通知医生并配合抢救。用长纱条填塞阴道压迫止血。严密观察阴道出血情况及生命体征，填塞的纱条必须于24～48小时内取出，若出血未止可再用无菌纱条重新填塞。取出时必须做好输液、输血及抢救的准备工作。按医嘱应用抗生素预防感染。

（2）肺转移患者的护理：①卧床休息，减轻患者消耗，有呼吸困难者给予半卧位并吸氧。②按医嘱给予镇静药及化疗药。③大量咯血时有窒息、休克甚至死亡的危险，如发现应立即让患者取头低侧卧位，轻击背部，排出积血，保持呼吸道通畅。配合医生进行止血抗休克治疗。

（3）脑转移的护理：①观察患者生命体征、神志，有无颅内压升高的症状，记录出入液量，观察有无电解质紊乱的症状。②按医嘱给予静脉补液、吸氧、化疗等，严格控制补液总量和补液速度，以防颅内压升高。③让患者尽量卧床休息，起床时应有人陪伴，采取必要的护理措施预防跌倒、咬伤、吸入性肺炎、角膜炎、压疮等发生。④做好血、尿 hCG 测定，CT，腰穿等项目的检查配合。⑤昏迷、偏瘫者按相应的护理常规实施护理。

6. 健康教育指导　患者进高蛋白、高维生素、易消化的饮食，鼓励患者进食，以增强机体的抵抗力。注意休息，不过分劳累，阴道转移者应卧床休息，以免引起溃破大出血。适当活动。保持外阴清洁，以防感染。出院后严密随访，第 1 次在出院后 3 个月，然后每 6 个月 1 次至 3 年，此后每年 1 次直至 5 年，以后可每 2 年 1 次。随访内容同葡萄胎。随访期间严格避孕，一般于化疗停止≥ 12 个月才能妊娠。

第二节　妇科手术

手术治疗在妇科疾病的治疗中占有相当重要的地位，是妇科肿瘤患者的主要治疗手段之一。手术既是治疗的过程，也是创伤的过程。要保证手术的顺利进行、患者术后如期康复，则需要充分的术前准备和精心的术后护理。本节主要介绍妇科手术患者的一般护理内容，包括手术种类、适应证、术前准备、术后护理及常见并发症的护理。

一、种类

按手术急缓程度，可分为择期手术、限期手术和急诊手术。按手术部位区分为：①腹部手术：包括剖腹探查术、附件切除术、次全子宫切除术、全子宫切除术、次全子宫及附件切除术、全子宫及附件切除术、子宫根治术等；②外阴手术：包括外阴癌根治术、前庭大腺囊肿或脓肿切开引流术、处女膜切开术、外阴良性肿瘤切除术等；③阴道手术：包括宫颈手术和阴道成形术、阴道前后壁修补术、尿瘘修补术、陈旧性会阴裂伤修补术、子宫黏膜下肌瘤摘除术、阴式子宫切除术等。

二、适应证

女性内外生殖器官的病变、性质不明的下腹部肿块、诊断不清的急腹症以及困难的阴道分娩等。

三、手术前准备

一般手术准备内容与外科腹部手术相同。妇产科患者有其特殊的方面，因此要求护士提供专业性指导，使患者术前保持良好的身心状态。

1. 心理准备　妇科手术患者会顾虑手术可能会使自己丧失某些重要的功能，担心切除子宫会引起早衰、影响夫妻关系等，外阴手术暴露部位涉及身体特别隐私处，患者常出现自我形象紊乱、自尊心受损等问题，部分患者会因为丧失生育功能产生焦虑和抑郁。针对这些情况，护士应向患者介绍手术名称及过程，解释术前准备的内容、如何接受检查，术后可能需要的治疗及护理措施；进行术前准备、检查、手术时注意使用屏风遮挡患者，尽量减少暴露部位，减轻患者的羞怯感。

2. 全身准备　详细了解全身重要脏器的功能，纠正内科并发症，观察患者的生命体征，注意有无月经来潮，如有异常及时通知医生。外阴、阴道手术患者应指导患者床上使用便器、做深呼吸、咳嗽、翻身、收缩和放松四肢肌肉的运动等，确保患者能完全掌握。术前做药物过敏试验、配血备用等。

3. 皮肤准备　以顺毛、短刮的方式进行手术区剃毛备皮。腹部手术患者备皮范围上自剑突下，下至两大腿上 1/3，包括外阴部，两侧至腋中线。外阴、阴道手术备皮范围上至耻骨联合上 10cm，下至会阴部、肛门周围、腹股沟及大腿内侧上 1/3。最新观点指出，尽可能使用无损伤性剃毛刀备皮，时间尽量安排在临手术时，以免备皮过程产生新创面，增加感染机会。外阴、阴道手术患者术前要特别注意个人卫生，每日清洗外阴。如外阴皮肤有炎症、溃疡，需治愈后手术。

4. 消化道准备　一般腹部手术前 1 日灌肠 1 ～ 2 次，或口服缓泻剂，使患者能排便 3 次以上。术前 8 小时禁止由口进食，术前 4 小时严格禁饮。手术日晨禁食，以减少手术中因牵拉内脏引起恶心、呕吐反应，也使术后肠道得以休息，促使肠功能恢复。预计手术可能涉及肠道及外阴阴道手术时，术前 3 日进少渣饮食，并按医嘱给肠道抗生素，常用庆大霉素口服，每日 3 次，每次 8 万单位。术前 1 日口服番泻叶 30g 代茶饮或 20% 甘露醇 250mL 加等量水口服。术前 8 小时禁食，4 小时禁水。大型手术，需于术前 1 日禁食，给予静脉补液，术前日晚及术晨行清洁灌肠，直至排出的灌肠液中无大便残渣。

5. 阴道准备　外阴、阴道手术或全子宫切除术为防止术后感染，应在术前 3 日开始进行阴道准备，一般行阴道冲洗或坐浴，每日 2 次，常用 1 ∶ 5 000 的高锰酸钾、0.2‰的碘伏或 1 ∶ 1 000 苯扎溴铵（新洁尔灭）溶液等。术晨用消毒液行阴道消毒，消毒时应特别注意阴道穹隆，拟行全子宫切除手术者，用亚甲蓝或 1% 甲紫溶液涂宫颈及阴道穹隆（作为术者切除子宫的标志），消毒后用大棉签蘸干。

6. 膀胱准备　患者术前排空膀胱，腹部手术留置尿管，阴式手术不必留置尿管。

7. 休息与睡眠　护士应为患者提供安静、舒适、有助于保证患者获得充分休息和睡眠的环境。可给患者适量镇静药，如异戊巴比妥（阿米妥）、地西泮（安定）等。手术前 1 日晚上，要经常巡视患者，注意动作轻巧，低声说话，避免影响患者休息。

8. 术晨护理　一般护理同外科手术患者，一旦发现月经来潮、过度恐惧、忧郁的患者，需及时通知医师，若非急诊手术，应协商重新确定手术时间。

四、手术后护理

术后护理措施与外科手术相似，应特别加强外阴部护理。

1. 床边交班　手术完毕、患者被送回恢复室时，值班护士须向手术室护士及麻醉师详尽了解术中情况，及时测量血压、脉搏、呼吸；观察患者的呼吸频率与深度，检查输液、腹部伤口、阴道流血情况、背部麻醉管是否拔除或保留供镇痛泵用等，认做好床边交班，详尽记录观察内容。

2. 给予正确体位　按手术及麻醉方式给予正确体位。全身麻醉患者在尚未清醒前应由专人守护，去枕平卧，头侧向一旁，稍垫高一侧肩胸，以免呕吐物、分泌物呛入气管，引起吸入性肺炎或窒息。蛛网膜下腔麻醉者，去枕平卧 12 小时；硬膜外麻醉者，去枕平卧 6 ～ 8 小时。如果患者情况稳定，术后次晨可采取半卧位。处女膜闭锁及有子宫的先天性无阴道患者，术后应采取半卧位，有利于经血的流出；因外阴癌行外阴根治术后的患者则应采取平卧位，双腿外展屈膝，膝下垫软枕，减少腹股沟及外阴部的张力，有利伤口的愈合；行阴道前后壁修补或盆底修补术后的患者应以平卧位为宜，禁止半卧位，以降低外阴阴道张力，促进伤口的愈合。鼓励患者活动肢体，每 15 分钟进行 1 次腿部运动，防止下肢静脉血栓形成。每 2 小时翻身、咳嗽、做深呼吸 1 次，有助于改善循环和呼吸功能。老年患者的卧床时间、活动方式及活动量需根据具体情况进行调整。

3. 观察生命体征　需依手术大小、病情，认真观察并记录生命体征。通常术后每 0.5 ～ 1 小时观察血压、脉搏、呼吸并记录 1 次；平稳后，改为每 4 小时 1 次。术后至少每日测量体温、血压、脉搏、呼吸 4 次，直至正常后 3 天。手术后 1 ～ 2 日体温稍有升高，但一般不超过 38℃，此为手术后正常反应。术后持续高热，或体温正常后再次升高，则提示可能有感染存在。

4. 疼痛护理　会阴部神经末梢丰富，对疼痛特别敏感。护理人员应充分理解患者，在正确评估患者疼痛的基础上，针对患者的个体差异，采取不同的方法缓解疼痛，如保持环境安静、分散患者的注意力、勿过多打扰患者、保证患者休息、更换体位减轻伤口的张力、遵医嘱及时给予足量镇痛药物、应用自控镇痛泵等。同时，应注意观察用药后的效果。

5. 尿管护理　根据手术范围及病情，导尿管分别留置 1 ～ 10 日。术后应注意保持尿管通畅，观察尿量及性质。长期留置尿管者可给予膀胱冲洗。拔尿管前应训练膀胱功能，拔除尿管后应嘱患者尽早排尿，如有排尿困难，给予诱导、热敷等措施帮助排尿，必要时重新留置尿管。留置尿管期间，应每日擦洗外阴 2 次，保持局部清洁，防止发生泌尿系统感染。

6. 肠道护理　一般术后不禁食，但外阴、阴道手术的患者为防止大便对伤口的污染及解便时对伤口的牵拉，应控制首次排便的时间，以利于伤口的愈合，防止感染的发生。阴道前后壁修补术、外阴癌根治术等，术后给予流食或半流食 3 天，涉及肠道的手术如乙状结肠代阴道手术术后应禁食 3 天，在患者排气后抑制肠蠕动，按医嘱常用药物鸦片酊 5mL，加水至 100mL 口服，每日 3 次，每次 10mL。于术后第 5 天给予缓泻剂，使大便软化，避免排便困难而影响手术伤口愈合。腹部手术患者术后尽早下床活动可促进肠功能恢复，增进食欲，预防坠积性肺炎等并发症。

7. 切口的护理　外阴阴道由于肌肉组织少、切口张力大，不易愈合，护理人员要随时观察切口的情况，注意有无渗血、红肿热痛等炎性反应；观察局部皮肤的颜色、温度、湿度，有无皮肤或皮下组织坏死；注意阴道分泌物的量、性质、颜色及有无异味，有异常情况及时通知医生。注意保持外阴清洁、干燥，勤更换内衣内裤，保持床单位清洁，每天行外阴擦洗 2 次，患者排便后用同法清洁外阴。有些外阴部手术需加压包扎或阴道内留置纱条压迫止血，外阴包扎或阴道内纱条一般在术后 12 ~ 24 小时取出，取出时注意核对数目。术后 3 天可行外阴烤灯，保持伤口干燥，促进血液循环，有利于伤口的愈合。有引流的患者要保持引流管通畅，严密观察引流物的量及性质。向患者讲解腹部压力增加会影响伤口的愈合，应避免增加腹压的动作，如长期下蹲、用力大便、咳嗽等。

8. 术后常见并发症护理　如下所述。

（1）腹胀：一般情况下肠蠕动于术后 12 ~ 24 小时开始恢复，术后 48 小时恢复正常，一经排气，腹胀即可缓解。如果术后 48 小时肠蠕动仍未恢复正常，应排除麻痹性肠梗阻、机械性肠梗阻的可能。刺激肠蠕动、缓解腹胀等措施很多，例如采用生理盐水低位灌肠，热敷下腹部等。在肠蠕动已恢复但仍不能排气时，可针刺足三里，或按医嘱皮下注射新斯的明 0.5mg，肛管排气等。术后早期下床活动可改善胃肠功能，预防或减轻腹胀。如因炎症或缺钾引起，则按医嘱分别补以抗生素或钾，形成脓肿者则应及早切开引流。

（2）尿潴留及泌尿系统感染：尿潴留是盆腔内和经阴道手术后常见的并发症之一。多数患者因不习惯卧床排尿而致尿潴留；术后留置尿管的机械性刺激，或因麻醉性镇痛药的使用减低了膀胱膨胀感等也是尿潴留的主要原因。为了预防尿潴留的发生，术后鼓励患者定期坐起来排尿，床边加用屏风，增加液体入量；拔除存留尿管前，注意夹管定时开放以训练膀胱恢复收缩力。如上述措施无效，则应导尿。一次导尿量超过 1 000mL 者，宜暂时留置尿管，每 3 ~ 4 小时开放 1 次。

老年患者、术后必须长期卧床者，以及过去有尿路感染史的患者都容易发生泌尿系统感染，表现为尿频、尿急、尿痛、高热等。应嘱患者多饮水，保持外阴清洁、干燥，按医嘱做尿培养，给予抗生素治疗感染。

（3）切口血肿、感染、裂开：多数切口是清洁封闭创口，能迅速愈合。如果切口没有渗出，直到拆线不必更换敷料。切口出血多，或压痛明显、肿胀、检查有波动感，应考虑为切口血肿。血肿极易感染，常为伤口感染的重要原因。少数患者，尤其年老体弱或过度肥胖者，可出现伤口裂开的严重并发症。此时，患者自觉切口部位轻度疼痛，有渗液从伤口流出；更有甚者，腹部敷料下可见大网膜、肠管脱出。护士在通知医师同时，立即用无菌手术巾覆盖包扎，送手术室协助缝合处理。

9. 出院指导　外阴部手术后患者伤口局部愈合较慢，嘱患者回家后应保持外阴部的清洁；患者一般应休息 3 个月，禁止性生活及盆浴，避免重体力劳动及增加腹压，避免从事会增加盆腔充血的活动，如跳舞、久站等；防止正在愈合的腹部肌肉用力，并应逐渐加强腹部肌肉增强运动；出院 1 个月后到门诊检查术后恢复情况，并于术后3个月再次到门诊复查，经医生检查确定伤口完全愈合后方可恢复性生活；如有阴道流血、异常分泌物等病情变化应及时就诊。

第三节　妇科肿瘤

妇科肿瘤是女性的常见病，可发生于任何年龄，严重威胁妇女的身心健康。肿瘤分为良性、恶性或交界性。妇科肿瘤按部位分为宫颈肿瘤、子宫肿瘤、卵巢肿瘤、输卵管肿瘤和外阴肿瘤。其中宫颈肿瘤包括宫颈上皮内瘤变和宫颈癌；子宫肿瘤包括子宫肌瘤、子宫内膜癌、子宫肉瘤和子宫内膜异位症；外阴肿瘤包括外阴良性肿瘤、外阴上皮内瘤变和外阴癌。手术是主要治疗方法。本节主要讲述较常见的子宫颈癌、子宫肌瘤、子宫内膜癌、卵巢肿瘤和外阴癌。

一、子宫颈癌

子宫颈癌（carcinoma of cervix or cervical cancer）是妇科最常见的恶性肿瘤，高发年龄为 50 ~ 55 岁，近年发病有年轻化的趋势。近 40 年来，由于宫颈细胞学筛查的普遍应用及长期广泛开展防癌的宣传及普查、普治工作，使子宫颈癌和癌前病变得以早期发现和治疗，子宫颈癌发病率和死亡率明显下降。

（一）病因

子宫颈癌的病因目前尚未完全明了。国内外大量临床和流行病学资料表明可能与下列因素有关：性活跃、初次性生活 <16 岁、早年分娩、多产等与子宫颈癌的发生密切相关；与有阴茎癌、前列腺癌或其性伴侣曾患子宫颈癌的高危男子性接触的妇女也易患子宫颈癌；高危型人乳头病毒（human papillomavIrus，HPV）感染是子宫颈癌的主要危险因素。90% 以上的子宫颈癌伴有高危型 HPV 感染。此外，单纯疱疹病毒Ⅱ型及人巨细胞病毒等也可能与子宫颈癌的发病有一定关系。子宫颈癌发病率还与地理因素、种族和经济状况等有关。吸烟可增加感染 HPV 效应。

（二）病理

子宫颈癌的病变多发生在宫颈外的原始鳞 – 柱状交接部与生理性鳞 – 柱状交接部间所形成的移行带区。在移行带区形成过程中，未成熟的化生鳞状上皮代谢活跃，在一些物质如精子、精液组蛋白、人乳头瘤病毒等的刺激下，可发生细胞分化不良、细胞核异常、排列紊乱、有丝分裂增加，形成宫颈上皮内瘤样病变（cervical intraepithelial neoplasia，CIN），其中包括宫颈不典型增生及宫颈原位癌。1967 年，Richart 提出这两种病变是宫颈浸润癌的癌前病变。

1. 巨检　宫颈上皮内瘤样病变、镜下早期浸润癌及极早期宫颈浸润癌，肉眼观察外观无明显异常，或类做一般宫颈糜烂。随着病程的发展，表现为以下 4 种类型：

（1）外生型：此型最常见，又称菜花型。癌组织向外生长，最初呈乳头状或息肉样隆起，继而发展为向阴道内突出的菜花样赘生物，组织脆，触之易出血。常累及阴道。

（2）内生型：又称浸润型。癌组织向宫颈深部组织浸润，宫颈表面光滑或仅有表浅溃疡，宫颈肥大变硬，呈桶状。常累及宫旁组织。

（3）溃疡型：不论外生型或内生型病变进一步发展，合并感染坏死，脱落后可形成凹陷性溃疡，严重者宫颈为空洞所代替，形如火山口状。

（4）颈管型：癌灶发生在子宫颈管内，常侵入宫颈管及子宫峡部供血层，并转移到盆腔的淋巴结。不同于内生型，该型是由特殊的浸润型生长扩散到宫颈管。

2. 显微镜检按组织发生学划分　子宫颈癌主要有鳞状细胞浸润癌和腺癌两大类，前者占 80% ~ 85%，后者占 15% ~ 20%。鳞癌与腺癌在外观上无明显差异，两者均可发生在宫颈阴道部或颈管内。

按癌组织发展的程度，子宫颈癌可分为以下 3 个阶段：

（1）宫颈不典型增生：根据发展的不同阶段，不典型增生分轻、中、重 3 度，重度时与原位癌不易区别。镜下见底层细胞增生，从正常的仅 1 ~ 2 层底细胞增至多层，细胞排列紊乱，细胞核增大、深染，染色质分布不均，有核异质改变。

（2）宫颈原位癌：又称上皮内癌（intraepithelial carcinoma）。癌变局限于子宫颈上皮内层，上皮全层极性消失、细胞显著异型、核大、深染，染色质部分不均，有核分裂象。但上皮基底膜仍完整，病变可累及腺体，但无间质浸润。

（3）宫颈浸润癌：癌细胞进一步增殖，破坏上皮细胞基底膜，并侵入间质内。

（三）转移途径

以直接蔓延和淋巴转移为主，血行转移极少见。

1. 直接蔓延　最常见，癌组织局部浸润，向邻近器官及组织扩散，向下累及阴道壁及穹隆，向上由宫颈管累及宫腔，癌灶向两侧可扩散至主韧带及子宫颈旁、阴道旁组织，甚至延伸至骨盆壁；晚期癌灶向前、后蔓延，可侵犯膀胱或直肠，形成膀胱阴道瘘或直肠阴道瘘。癌灶压迫或侵及输尿管时，可引起输尿管阻塞或肾积水。

2. 淋巴转移　癌组织局部浸润后侵入淋巴管，形成癌栓，随淋巴液引流进入局部淋巴结，经淋巴管引流扩散。最初受累的淋巴结有宫旁、宫颈旁或输尿管旁、闭孔、髂内、髂外；继而累及髂前、髂总、腹主动脉旁淋巴结和腹股沟深浅淋巴结。晚期癌还可出现左锁骨上淋巴结转移。

3. 血行转移　极少见，多发生在晚期。癌组织破坏小血管后，可经体循环转移到肺、肝或骨骼等。

（四）临床分期

根据国际妇产科协会（Federation International of Gynecology and Obstetrics，FIGO）2000年修订的临床标准进行分期（表6–1）。

表6–1　子宫颈癌的临床分期

0期	原位癌（浸润前癌）
Ⅰ期	癌灶局限于宫颈（包括累及宫体）
Ⅰ$_{A}$	肉眼未见癌灶，仅在显微镜下可见浸润癌
Ⅰ$_{A1}$	间质浸润深度≤3mm，水平扩散≤7mm
Ⅰ$_{A2}$	间质浸润深度3～5mm，水平扩散≤7mm
Ⅰ$_{B}$	临床可见癌灶局限于宫颈，或显微镜下可见病变＞Ⅰ$_{A2}$
Ⅰ$_{B1}$	临床可见癌灶最大直径≤4cm
Ⅰ$_{B2}$	临床可见癌灶最大直径＞4cm
Ⅱ期	病灶已超出宫颈，但未达盆壁，癌累及阴道，但未达阴道下1/3
Ⅱ$_{A}$	无宫旁浸润
Ⅱ$_{B}$	有宫旁浸润
Ⅲ	肿瘤扩散至骨盆壁和（或）累及阴道下1/3，导致肾盂积水或无功能肾
Ⅲ$_{A}$	癌累及阴道下1/3，但未扩散至骨盆壁
Ⅲ$_{B}$	癌累及阴道下1/3，但未扩散至骨盆壁
Ⅳ	癌播散超出真骨盆，或癌浸润膀胱黏膜及直肠黏膜
Ⅳ$_{A}$	癌播散超出真骨盆，或癌浸润膀胱黏膜及直肠黏膜Ⅰ
Ⅳ$_{B}$	有远处转移

（五）临床表现

1. 症状早期　患者无明显症状、体征，随病情发展可有以下表现：

（1）阴道流血：早期多为接触性出血，表现为性生活后或妇科检查后少量出血，晚期为不规则阴道流血。出血量根据病灶大小、侵及间质内血管情况而不同，早期出血量少，晚期病灶大则出血量较多，一旦侵蚀较大血管可能引起致命性大出血。年轻患者也可表现为经期延长，周期缩短，经量增多等；老年患者常为绝经后不规则阴道流血。一般外生型癌出血较早，量多；内生型癌出血较晚。子宫颈癌合并妊娠者常因阴道流血而就医。

（2）阴道排液：多发生在阴道流血之后，白色或血性，稀薄如水样或米泔样，有腥臭味。晚期患者癌组织坏死伴感染时，则出现大量米汤样或脓性恶臭白带。

（3）晚期症状：根据癌灶累及范围出现不同的继发性症状。当病变累及盆腔、腰骶神经、闭孔神经、坐骨神经时，患者出现严重持续性坐骨神经痛或腰骶部痛。当盆腔病变广泛时，患者因静脉和淋巴回流受阻，导致下肢肿痛、肾盂积水、输尿管阻塞。癌症末期患者表现为贫血、恶病质等全身衰竭症状。

2. 体征 宫颈上皮内瘤样病变、原位癌、镜下早期浸润癌及极早期宫颈浸润癌患者可无明显病灶，宫颈光滑或仅为慢性宫颈炎表现。随着宫颈浸润癌的生长发展，外生型癌可见宫颈表面有呈乳头状或息肉状突起的赘生物向外生长，继而向阴道突起，形成菜花状赘生物；合并感染时，表面有灰白色渗出物，质脆易出血。内生型则表现为宫颈肥大、质硬、宫颈管膨大如桶状，宫颈表面光滑或有表浅溃疡。晚期癌组织坏死脱落，宫颈表面形成凹陷性溃疡或空洞，伴恶臭。阴道壁受累时，可见赘生物生长或阴道壁变硬。宫旁组织受累时，双合诊、三合诊检查可扪及宫颈旁组织增厚、结节状、质硬或形成冰冻盆腔。

（六）辅助检查

1. 子宫颈刮片细胞学检查 用于宫颈癌筛查的主要方法。应在宫颈移行带区取材并染色、镜检。宫颈涂片用巴氏染色，结果分为 5 级。Ⅰ级为正常阴道细胞涂片；Ⅱ级一般为良性改变或炎症引起；Ⅲ级为发现可疑癌细胞；Ⅳ级为发现高度可疑癌细胞；Ⅴ级为发现形态可疑的多量癌细胞。The Bethesda System（TBS）系统是近年来提出的描述性细胞病理学诊断的报告方式。巴氏Ⅱ级涂片需要按炎症处理后，再重复涂片进一步检查；巴氏Ⅲ级及以上、TBS 分类中有上皮细胞异常时均应重复刮片检查并行宫颈活组织检查，以明确诊断。

2. 宫颈碘试验 将碘液涂抹宫颈及阴道穹隆部，观察着色情况，可识别宫颈病变的危险区，检测 CIN。若发现碘不着色区，需进行宫颈活组织检查，以提高诊断正确率。

3. 阴道镜检查 凡宫颈刮片细胞学检查巴氏Ⅲ级及以上者，TBS 分类为鳞状上皮内瘤变，均应在阴道镜观察下，选择可疑癌变部位进行宫颈活组织检查，以提高诊断正确率。

4. 宫颈和宫颈管活体组织检查 是确诊子宫颈癌和子宫颈癌前期病变的最可靠依据。宫颈有明显病灶时，可直接在癌灶部位取材。宫颈无明显癌变可疑区时，选择宫颈鳞—柱状细胞交接部 3、6、9 和 12 点处取 4 处活体组织送检，或在碘试验、阴道镜下取材做病理检查，所取组织应包括间质及邻近正常组织。宫颈刮片阳性、宫颈光滑或宫颈活检为阴性时，需用小刮匙搔刮宫颈管，刮出物送病理检查。

5. 宫颈锥切术 宫颈刮片检查多次阳性而宫颈活检阴性者，或宫颈活检为原位癌需要确诊者。可采用冷刀切除、冷凝电刀切除或环形电切除，切除组织作病理切片检查。

（七）治疗要点

子宫颈癌患者的治疗原则是以手术和放疗为主、化疗为辅的综合治疗。根据患者临床分期、年龄、生育要求、全身情况、医疗技术水平及设备条件等综合分析后确定适当的个体化治疗方案。

1. 手术治疗 适用于Ⅰa～Ⅱa 期患者无严重内外科并发症，无手术禁忌证者，根据病情选择不同术式，年轻患者卵巢正常可保留。

2. 放射治疗 适用于各期患者，包括腔内照射和体外照射。对早期病例主张以腔内照射为主，体外照射为辅。晚期患者以体外照射为主，腔内照射为辅。放射治疗的优点是危险少、疗效高；缺点是个别患者对放疗不敏感，并可引起膀胱炎、放射性直肠炎等并发症。

3. 手术及放射综合疗法 局部病灶较大者，可先做放疗，待癌灶缩小后再行手术。手术治疗后淋巴结或宫旁组织有转移或切除残端有癌细胞残留者，可术后放疗消灭残存癌灶，减少复发。

4. 化学药物治疗 主要适用于晚期或复发转移的子宫颈癌患者。近年也用于术前静脉或动脉灌注化疗，以缩小肿瘤病灶，也用于放疗的辅助治疗。常采用以铂类为基础的联合化疗方案。

对子宫颈癌合并妊娠者，应根据妊娠月份及肿瘤发展情况确定其治疗方案。对确定为原位癌者应严密随访，直至妊娠足月时行剖宫产术结束分娩，产后需继续随访。对确诊为宫颈浸润癌者，应立即终止妊娠，并接受相应治疗。

（八）护理措施

一般护理同妇科手术患者，宫颈癌患者需特殊注意：

1. 提供预防保健知识 大力宣传与子宫颈癌发病有关的高危因素，早期发现及诊治 CIN，以阻止宫颈浸润癌的发生。30 岁以上妇女每 1 ～ 2 年应普查 1 次，对确诊为 CIN Ⅰ级者，可按炎症处理，每 3 ～ 6

个月随访刮片检查结果，必要时再次活检；确诊为CIN Ⅱ级者，应选用冷冻、电熨等宫颈炎的物理治疗法，术后每3～6个月随访1次；确诊为CIN Ⅲ级者，一般主张子宫全切除术，对尚未生育及有生育要求的患者，可行宫颈锥形切除术，术后定期随访。已婚妇女，尤其是绝经前后有月经异常或有接触性出血者，及时就医，警惕生殖道癌的可能。

2. 术前准备　手术前3日使用消毒剂消毒宫颈及阴道。菜花型癌患者有活动性出血可能，需用消毒纱条填塞阴道压迫止血，并认真交接班，按时如数取出或更换纱条。手术前夜给予清洁灌肠，以保证肠道呈空虚、清洁状态。

3. 术后护理　子宫颈癌根治术涉及范围广，患者术后反应大，密切观察并记录患者意识状态、生命体征及出入液量。保持导尿管、腹腔各种引流管及阴道引流通畅，认真观察引流液颜色、性状及量。根据医嘱通常于术后48～72小时拔除引流管，术后7～14天拔除尿管。拔除尿管前3天间断放尿以训练膀胱功能。指导患者在拔尿管后尽早排尿；如不能正常排尿应及时处理，必要时给予重新留置尿管。指导卧床患者在床上进行肢体活动，避免因长期卧床导致并发症的发生。鼓励患者逐渐增加活动量，包括参与生活自理。术后需接受放疗、化疗的患者按相关内容进行护理。

4. 出院指导　对出院患者要讲明随访的重要性，并核实通讯地址确保无误，首次随访为出院后1个月，2年内每3个月随访1次；3～5年内每6个月随访1次；第6年开始，每年随访1次，如发现异常应及时就诊。护士应根据患者身体状况对有关术后生活方式进行指导，包括根据机体康复情况逐渐增加活动量和活动强度，适当参加社会交往活动，或恢复日常工作。性生活的恢复需依术后复查结果而定。

二、子宫肌瘤

子宫肌瘤（myoma of uterus）是女性生殖器最常见的良性肿瘤，由平滑肌及结缔组织组成。常见于30～50岁的妇女，多数为育龄妇女，20岁以下少见。

（一）病因

子宫肌瘤确切的发病因素尚不清楚，一般认为其发生和生长与雌激素长期刺激有关。近年来发现，孕激素有刺激肌瘤生长的作用。此外，由于卵巢功能、激素代谢均受高级神经中枢的调节控制，故有人认为神经中枢活动对肌瘤的发病也可能起作用。

（二）病理

1. 巨检　肌瘤为实质性球形包块，表面光滑，质地较子宫肌层硬，压迫周围肌壁纤维形成假包膜，肌瘤与假包膜间有一层疏松网状间隙，故易剥出。肌瘤呈单个或多个，大小不一，小者仅在镜下可见，大者可达几十千克。大体观可为大瘤体上附有小的肌瘤，但常为散在性多个分布。肌瘤长大或多个相融合时，呈不规则形状。切面呈灰白色，呈漩涡状或编织状结构。肌瘤的颜色与硬度则因含纤维组织的多少而变化。

2. 镜检　可见肌瘤由梭形平滑肌细胞和不等量纤维结缔组织相互交叉组成，肌细胞大小均匀，排列成旋涡状或栅状，核为杆状。

肌瘤的血运来自肿瘤的假包膜，当肿瘤生长快时血运不足，发生中心性缺血，造成一系列变性。肿瘤生长越快、越大，缺血越严重，可引起急性或慢性退行性变，失去原有的典型结构。常见变性有玻璃样变、囊性变、红色样变、肉瘤样变及钙化。

（三）分类

按肌瘤生长部位可分为子宫体部肌瘤和子宫颈部肌瘤。前者常见，占95%～98%。根据肌瘤与子宫肌壁关系不同，可分为以下3类：

1. 肌壁间肌瘤　为最常见的类型，占60%～70%，肌瘤位于子宫肌壁间，周围均为肌层包围。

2. 浆膜下肌瘤　约占20%，肌瘤向子宫浆膜面生长，并突出于子宫表面，肌瘤表面仅由浆膜层覆盖。若瘤体继续向浆膜面生长，基底部形成细蒂与子宫相连时称为带蒂的浆膜下肌瘤，营养由蒂部血管供应。若血液供应不足，肌瘤可变性坏死。若蒂扭转断裂，肌瘤脱落形成游离性肌瘤。若肌瘤位于宫体侧壁向富旁生长突出于阔韧带两叶之间，则形成阔韧带肌瘤。

3. 黏膜下肌瘤　占10% ~ 15%，肌瘤向宫腔方向生长，突出于宫腔，表面仅由子宫黏膜层覆盖。黏膜下肌瘤易形成蒂，在宫腔内生长犹如异物，常引起子宫收缩，肌瘤可被挤出宫颈外口而突入阴道。

子宫肌瘤常为多个，各种类型的肌瘤可发生在同一子宫，称多发性子宫肌瘤。

（四）临床表现

1. 症状　多数患者无明显症状，仅在体检时发现。症状与肌瘤部位、有无变性有关，而与肌瘤大小、数目关系不大。常见症状有：

（1）月经改变：是肌瘤患者常见的症状，多见于大的肌壁间肌瘤及黏膜下肌瘤。大的肌壁间肌瘤可致宫腔增大，子宫内膜面积增加，并使子宫收缩不良或子宫内膜增生过长，此外肌瘤可能使附近的静脉受挤压，导致子宫内膜静脉丛充血与扩张，致使月经周期缩短，经量增多，经期延长，不规则阴道流血等。黏膜下肌瘤常表现为月经量过多，随肌瘤逐渐增大，经期延长。肌瘤一旦发生坏死、感染、溃疡时，则有不规则阴道流血或脓血性排液。长期经量增多可继发贫血，出现乏力、心悸等症状。

（2）下腹包块：肌瘤较小时，在腹部摸不到肿块。随着肌瘤逐渐增大，使子宫超过妊娠3个月大小时，患者下腹正中可扪及包块，尤其是在膀胱充盈时将子宫推向上方时更容易扪及。巨大的黏膜下肌瘤可脱出于阴道外。

（3）白带增多：肌壁间肌瘤使宫腔内膜面积增大，内膜腺体分泌增多，并伴有盆腔充血致使白带增多；脱出于阴道内的黏膜下肌瘤一旦感染，可有大量脓样白带；若有溃烂、坏死、出血时，可有血性或脓血性阴道溢液，或有腐肉样组织排出，伴恶臭味。

（4）压迫症状：肌瘤可压迫邻近器官，出现相应器官受压的各种症状。如尿频、尿急、排尿困难、尿潴留、下腹坠胀不适、便秘、肾盂积水等。

（5）其他：常见下腹坠胀、腰酸背痛，经期加重。患者可不孕或流产。当浆膜下肌瘤发生蒂扭转时可引起急性腹痛；肌瘤红色样变时腹痛剧烈，并伴发热、恶心、呕吐及肿瘤局部压痛；子宫黏膜下肌瘤由宫腔向外排出时也可引起腹痛。

2. 体征　与肌瘤大小、数目、位置以及有无变性有关。较大的肌瘤可于下腹部扪及实质性不规则肿块。妇科检查子宫增大，表面不规则，呈单个或多个结节状突起，质硬，无压痛。浆膜下肌瘤可扪及单个实质性球状肿块与子宫有蒂相连。黏膜下肌瘤位于宫腔者子宫均匀增大，脱于宫颈外口者，窥器检查可见宫颈口处有肿物，呈粉红色，表面光滑，宫颈四周边缘清楚。伴有感染时表面可有坏死、出血及脓性分泌物。

（五）辅助检查

体积较小、症状不明显或诊断有困难者，可采用B型超声检查、宫腔镜检查、腹腔镜检查、子宫输卵管造影或借助探针探测宫腔深度及方向，协助明确诊断。

（六）治疗要点

子宫肌瘤的治疗原则是根据患者年龄、症状、肌瘤大小、数目、生长部位及有无生育要求等情况进行全面分析后选择治疗方案。

1. 随访观察　肌瘤小，无明显症状，一般不需治疗，特别是已近绝经期的妇女，绝经后肌瘤多可萎缩或逐渐消失，可每3 ~ 6个月复查1次，若肌瘤明显增大或出现症状时考虑进一步治疗。

2. 药物治疗　症状不明显或较轻者，子宫小于2个月妊娠大小，近绝经期或全身情况不宜手术者，在排除子宫内膜癌的情况下，可采用药物对症治疗。常用雄激素如丙酸睾酮注射液对抗雌激素，促使子宫内膜萎缩，直接作用于平滑肌，使其收缩而减少出血。还可选用促性腺激素释放激素类似物如亮丙瑞林，采用大剂量连续或长期非脉冲式给药，以缓解症状并抑制肌瘤生长使其萎缩。但停药后又逐渐增大到原来大小。用药6个月以上可产生围绝经期综合征、骨质疏松等不良反应，故长期用药受限。

3. 手术治疗　适用于：①月经过多导致继发贫血；②肌瘤生长较快，怀疑恶变；③严重腹痛或急性腹痛，有膀胱、直肠压迫症状；④不孕或反复流产排除其他原因；⑤药物治疗无效者。手术可经腹、经阴道或宫腔镜、腹腔镜下手术，术前应排除子宫及宫颈的癌前病变。

（1）肌瘤切除术：适用于年轻又希望保留生育功能的患者。可经腹或经腹腔镜切除肌瘤，保留子宫。

突出于子宫颈口或阴道内的黏膜下肌瘤可经阴道或宫腔镜切除。

（2）子宫切除术：临床症状明显，疑有恶变，子宫大于2.5月妊娠子宫大小，或经保守治疗后效果不明显，不要求保留生育功能的患者可行子宫切除术。依具体情况决定是否保留双侧附件。

（七）护理措施

一般护理同妇科手术患者，子宫肌瘤患者需特殊注意：

1. 提供信息，增强信心　详细评估患者对子宫肌瘤相关知识的了解程度及有无错误理解，告知患者子宫肌瘤属于良性肿瘤，消除其不必要的顾虑，增强康复信心。

2. 病情观察　出血多需住院治疗者，应密切观察并记录生命体征变化，注意收集会阴垫，评估出血量。按医嘱给予止血药和子宫收缩剂。纠正贫血状态，维持正常血压。必要时给予输血、补液、抗感染治疗或准备刮宫术止血。巨大肌瘤患者出现局部压迫症状导致尿潴留或排便不畅时，应给予导尿，或用缓泻剂软化粪便。肌瘤脱出阴道内者，应保持局部清洁，防止感染。

3. 肌瘤合并妊娠患者的护理　肌瘤对分娩的影响与肌瘤的大小及生长部位有关，应定期接受产前检查，多能自然分娩，但要预防产后出血；若肌瘤阻碍胎先露下降或导致产程异常发生难产时，应按医嘱做好剖宫产术前准备及术后护理。

4. 出院指导　护士要向接受保守治疗的患者讲明随访的目的、时间、地点及联系方式；向接受药物治疗的患者讲明用药目的、药物名称、剂量、方法、使用时间、可能出现的不良反应及应对措施。选用雄激素治疗者，每月总剂量应控制在300mg以内。应该使术后患者了解术后1个月返院检查的内容、地点、具体时间及联系人等。患者日常活动及性生活的恢复均需通过术后复查全面评估身心状况后确定。

三、子宫内膜癌

子宫内膜癌（carcinoma of endometrium）是发生于子宫内膜层的一组上皮性恶性肿瘤，以来源于子宫内膜腺体的腺癌为主，又称子宫体癌（carcinoma of corpus uteri）。多见于老年妇女，是女性生殖道三大恶性肿瘤之一，占女性全身恶性肿瘤的7%，占女性生殖道恶性肿瘤的20%～30%。近年发病率在世界范围内呈上升趋势。腺癌是一种生长缓慢，发生转移也较晚的恶性肿瘤。但一旦蔓延至子宫颈，侵犯子宫肌层或子宫外，其预后极差。

（一）病因

子宫内膜癌的确切病因仍不清楚。目前认为可能有以下两种发病机制：

1. 雌激素依赖型　由于缺乏孕激素对抗而长期接受雌激素刺激的情况下，发生子宫内膜增生症，导致子宫内膜癌的发生。常见于无排卵性疾病（无排卵性功血、多囊卵巢综合征）、分泌雌激素的卵巢肿瘤（颗粒细胞瘤、卵泡膜细胞瘤）及长期服用雌激素的绝经妇女。这种类型占子宫内膜癌的大多数，均为子宫内膜样腺癌，肿瘤分化较好，预后好。患者较年轻，常伴有肥胖、高血压、糖尿病、不孕不育及绝经延迟。

2. 非雌激素依赖型　发病与雌激素无明确关系，这类子宫内膜癌属少见类型，如子宫内膜浆液性乳头状癌、透明细胞癌、腺鳞癌、黏液腺癌等。常见于老年、体瘦的妇女。在癌灶周围可以是萎缩的子宫内膜，肿瘤恶性度高，分化差，预后不良。

（二）病理

1. 巨检　不同组织学类型的内膜癌肉眼表现无明显区别，大体可分为以下两种：①弥散型：子宫内膜大部或全部为癌组织侵犯，并突向宫腔。癌组织呈淡黄色或灰白色，表面有出血、坏死，有时形成溃疡。病变虽广泛累及内膜，但较少浸润肌层。晚期可侵犯肌壁全层并扩展至宫颈管，一旦癌灶阻塞宫颈管可导致宫腔积脓；②局灶型：癌灶局限于宫腔的某部分，多见于宫腔底部或宫角部，癌灶小，呈息肉或菜花状，易侵犯肌层，晚期可扩散于整个宫腔。极早期病变很小，诊断性刮宫可能将癌灶刮净。

2. 显微镜检　镜下可见4种类型：

（1）内膜样腺癌：占80%～90%，镜下见内膜腺体高度异常增生，上皮复层并形成筛孔状结构。癌细胞明显异型，核大、不规则、深染，核分裂活跃。分化差的腺癌腺体少，腺结构消失，成为实性癌块。

按腺癌分化程度分为3级：Ⅰ级为高度分化腺癌（G1），Ⅱ级为中度分化腺癌（G2），Ⅲ级为低度分化或未分化腺癌（G3）。分级越高，恶性程度越高。

（2）腺癌伴鳞状上皮分化：腺癌组织中含有鳞状上皮成分，伴化生鳞状上皮成分者称棘腺癌（腺角化癌）；伴鳞癌者称为鳞腺癌；介于两者之间称腺癌伴鳞状上皮不典型增生。

（3）透明细胞癌：癌细胞多呈实性片状、腺管状或乳头状排列，癌细胞胞浆丰富、透亮，核呈异型性，或由靴钉状细胞组成。恶性程度较高，易早期转移。

（4）浆液性腺癌：又称子宫乳头状浆液性腺癌。癌细胞异型性明显，多为不规则复层排列，呈乳头状或簇状生长，1/3可伴砂粒体。恶性程度高，易有深肌层浸润和腹腔、淋巴结及远处转移，预后极差。无明显肌层浸润时，也可能发生腹腔播散。

（三）转移途径

多数子宫内膜生长缓慢，病变局限于子宫内膜和子宫腔内的时间比较长，部分特殊病理类型和低分化癌可发展很快，短期内出现转移。其主要转移途径有3种：

1. 直接蔓延　癌灶沿子宫内膜生长扩散并向肌层浸润，向上可沿子宫角波及输卵管，向下可累及宫颈管及阴道。若癌肿向肌壁浸润，可穿透子宫肌层，累及子宫浆膜层，并可广泛种植于盆腔腹膜、直肠子宫陷凹及大网膜。

2. 淋巴转移　是子宫内膜癌的主要转移途径。当癌肿侵犯宫颈管、深肌层或癌组织分化不良时，易早期发生淋巴转移。淋巴转移途径与癌肿生长部位有关，可分别转移至腹股沟浅、深淋巴结，髂淋巴结及腹主淋巴结，也可经淋巴逆流至阴道及尿道周围淋巴结。

3. 血行转移　晚期患者经血行转移至全身各器官，常见部位为肺、肝、骨等。

（四）临床分期

临床广泛采用国际妇产科联盟（FIGO）2000年制订的手术－病理分期（表6-2）。

表6-2　子宫内膜癌的临床分期

Ⅰ期	癌局限于子宫体
$Ⅰ_A$	癌局限于子宫内膜
$Ⅰ_B$	癌侵犯子宫肌层≤1/2
$Ⅰ_C$	癌侵犯子宫肌层＞1/2
Ⅱ期	癌累及宫颈，无子宫外病变
$Ⅱ_A$	仅宫颈黏膜腺体受累
$Ⅱ_B$	宫颈间质受累
Ⅲ期	癌播散于子宫外的盆腔内，但未累及膀胱、直肠
$Ⅲ_A$	癌累及浆膜和（或）附件和（或）腹腔细胞学检查阳性
$Ⅲ_B$	阴道转移
$Ⅲ_C$	盆腔淋巴结和（或）腹主动脉淋巴结转移
Ⅳ期	癌累及膀胱及直肠（黏膜明显受累），或有盆腔外远处转移
$Ⅳ_A$	癌累及膀胱和（或）直肠黏膜
$Ⅳ_B$	远处转移，包括腹腔内转移和（或）腹股沟淋巴结转移

（五）临床表现

1. 症状　极早期的患者无明显症状，随着病程进展后可出现以下症状：

（1）阴道流血：最常见的症状是不规则阴道流血，量一般不多。绝经后患者表现为持续性或间歇性不规则流血；尚未绝经的患者表现为经量增多，经期延长，或月经紊乱。

（2）阴道排液：早期多为血性液体或浆液性分泌物，晚期合并感染则有脓性或脓血性排液、有恶臭。

（3）疼痛：当癌肿累及宫颈内口，堵塞宫颈管导致宫颈积脓时，可出现下腹胀痛及痉挛性疼痛。晚期癌肿浸润周围组织或压迫神经可引起下腹及腰骶部疼痛，并向下肢及足部放射。晚期可出现贫血、消瘦及恶病质等症状。

2. 体征　早期患者妇科检查无明显异常，晚期可有子宫明显增大，质稍软。合并宫腔积脓者，可有明显触痛。宫颈口偶见癌组织脱出，质脆，触之易出血。癌灶浸润周围组织时，子宫固定，在宫旁可扪及不规则结节状物。

（六）辅助检查

1. B 型超声检查　经阴道 B 型超声检查可了解子宫大小、宫腔形状、宫腔内有无赘生物、子宫内膜厚度、肌层有无浸润及深度。

2. 分段诊断性刮宫　是目前早期诊断子宫内膜癌最常用、最有价值的诊断方法。分段诊刮的优点是能鉴别子宫内膜癌和宫颈管腺癌，也可明确子宫内膜癌是否累及宫颈管，为制定治疗方案提供依据。

3. 细胞学检查　采用特制的宫腔吸管或宫腔刷放入宫腔，吸取分泌物做涂片，阳性率可达 90%。但此方法仅供筛查，最后确诊仍需依靠病理检查结果。

4. 宫腔镜检查　可直接观察宫腔及宫颈管内有无癌灶存在，癌灶的大小及部位，子宫内膜病灶的生长情况，并在直视下取可疑病灶活组织送病理检查。

5. 其他　癌血清标记物检查、CT、磁共振（MRI）、淋巴造影检查等可协助诊断。

（七）治疗要点

子宫内膜癌患者的治疗原则是根据患者的全身情况，癌变累及的范围及组织学类型制定治疗方案。早期患者以手术为主，晚期则采用手术、放射、药物等综合治疗。

1. 手术治疗　为首选方案，尤其是早期病例。根据病情选择术式及手术范围。

2. 放射治疗　适用于老年或有严重并发症不能耐受手术或晚期不宜手术的病例。对于怀疑或已有淋巴结转移、深层肌浸润或术后盆腔、阴道残留病灶、腹腔积液癌细胞阳性、细胞分化差的患者，可于术前或术后加用放射治疗，可以提高治疗效果，降低复发，提高生存率。

3. 孕激素治疗　适用于晚期或癌症复发者，也用于治疗子宫内膜不典型增生和极早期要求保留生育功能的患者。常用各种人工合成的孕激素制剂，如醋酸甲羟孕酮、已酸孕酮等。孕激素以高效、大剂量长期应用为宜。

4. 抗雌激素制剂治疗　适应证与孕激素相同。他莫昔芬（tamoxifen，TMX）是一类非甾体类抗雌激素药物，与孕激素配合使用可增加疗效。

5. 化疗　适用晚期不能手术或治疗后复发，也用于术后有高危复发因素的患者，以减少盆腔外的远处转移。可单独使用，也可几种药物联合应用，还可与孕激素合并应用。化疗途径有静脉给药、腹腔给药和动脉介入化疗。

（八）护理措施

一般护理同妇科手术患者，子宫内膜癌患者需特殊注意：

1. 手术治疗　护理严格执行腹部及阴道手术患者护理措施。术后 6 ~ 7 日阴道残端缝合线吸收或感染可致残端出血，需严密观察并记录出血情况，在此期间患者应减少活动。

2. 药物治疗　护理孕激素治疗通常用药剂量大，至少 8 ~ 12 周才能评价疗效，患者需要具备配合治疗的耐心。用药的不良反应为水钠潴留、水肿、药物性肝炎等，停药后可恢复。他莫昔芬用药后的不良反应有潮热、急躁等类似围绝经期综合征的表现，轻度的血小板、白细胞计数下降等骨髓抑制表现，还可有恶心、呕吐、头晕、少量不规则阴道流血、闭经等症状。

3. 放、化疗护理　化疗者按有关的内容护理。接受盆腔内放疗者，应保持直肠、膀胱空虚状态，事先进行灌肠并留置导尿管，避免放射性损伤。腔内置入放射源期间，应保证患者绝对卧床，但需学会肢体运动方法，以免长期卧床出现并发症。取出放射源后，鼓励患者进行床下活动及生活自理项目。

4. 出院指导　完成治疗后应定期随访，通过对患者身心状态的评估，确定体力活动的程度及恢复性生活的时间。随访时间：术后 2 年内每 3 ~ 6 个月随访 1 次；术后 3 ~ 5 年每 6 个月随访 1 次；5 年后每年随访 1 次。随访中根据患者恢复情况调整随访间期，并注意有无复发病灶。子宫内膜癌根治术后、服药或放射治疗后，患者可能出现阴道分泌物减少、性交痛等症状，提供局部水溶性润滑剂可增进性生活舒适度。

5. 普及防癌知识大力宣传 定期防癌检查的重要性，中年妇女每年接受1次妇科检查。重视绝经后妇女阴道流血和绝经过渡期妇女月经紊乱的诊治，对有高危因素的人群应密切随访或监测。严格掌握雌激素的用药指征及方法，加强用药期间的监护和随访。

四、卵巢肿瘤

卵巢肿瘤（ovarian tumor），是妇科常见的肿瘤，可发生于任何年龄。卵巢肿瘤可以有各种不同的形态和性质，单一型或混合型、一侧或双侧性、囊性或实质性、良性或恶性。

卵巢癌是女性生殖器常见的三大恶性肿瘤之一，近40年来，卵巢恶性肿瘤发病率增加2～3倍，并有逐渐上升趋势。20%～25%卵巢恶性肿瘤患者有家族史。卵巢癌的发病还可能与高胆固醇饮食、内分泌因素、肥胖、吸烟有关，此为卵巢肿瘤发病的高危因素。由于卵巢位于盆腔内，无法直接窥视，而且早期无明显症状，又缺乏完善的早期诊断和鉴别方法，一旦出现症状时，往往已属晚期病变，治疗效果不佳，故死亡率高居妇科恶性肿瘤之首。

（一）分型

1. 卵巢上皮性肿瘤（epithelial ovarian tumor） 卵巢上皮性肿瘤是卵巢肿瘤中最常见的一种，约占所有原发性卵巢肿瘤的2/3，多见于中老年妇女。卵巢上皮性肿瘤分为良性、交界性和恶性，包括浆液性囊腺瘤、浆液性囊腺癌、黏液性囊腺瘤和黏液性囊腺癌。

（1）浆液性囊腺瘤（serous cystadenoma）：较为常见，约占卵巢良性肿瘤的25%，常见于30～40岁的患者。多为单侧，圆球形，大小不等，表面光滑，壁薄，囊内充满淡黄色清亮液体。分为单纯性及乳头状两型，前者囊壁光滑，多为单房；后者有乳头状物向囊内突起，常为多房性，偶尔向囊壁外生长。镜下见囊壁为纤维结缔组织，内衬单层立方形或柱状上皮，间质见砂粒体。

（2）浆液性囊腺癌（serous cystadenocarcinoma）：是最常见的卵巢恶性肿瘤，占卵巢恶性肿瘤40%～50%。多为双侧，体积较大，囊实性。结节状或分叶状，灰白色，或有乳突状增生，切面为多房，腔内充满乳头，质脆，囊液混浊，有时呈血性。镜下见囊壁上皮明显增生，复层排列，一般在4～5层以上。癌细胞为立方形或柱状，细胞明显异型，并向间质浸润。肿瘤生长速度快，预后差，5年存活率仅20%～30%。

（3）黏液性囊腺瘤（mucinous cystadenoma）：约占卵巢良性肿瘤的20%，是人体中生长最大的一种肿瘤，多发生于生育年龄，少数儿童也可以发生。多为单侧，圆形或卵圆形，体积较大，表面光滑，灰白色。切面常为多房，囊腔内充满胶冻样黏液，含黏蛋白和糖蛋白，囊内很少有乳头生长。镜下见囊壁为纤维结缔组织，内衬单层高柱状上皮，可见杯状细胞和嗜银细胞。偶可自行破裂，瘤细胞种植在腹膜上继续生长并分泌黏液，在腹膜表面形成胶冻样黏液团块，似卵巢癌转移，称为腹膜黏液瘤（myxoma peritonei）。瘤细胞呈良性，分泌旺盛，很少见细胞异型和核分裂，多限于腹膜表面生长，一般不浸润脏器实质。

（4）黏液性囊腺癌（mucinous cystadenocarcinoma）：占卵巢恶性肿瘤的10%～20%，多为单侧，瘤体较大，囊壁可见乳头或实质区，切面为囊实性，囊液混浊或为血性。镜下见腺体密集，间质较少，腺上皮细胞超过3层，细胞异型明显，并有间质浸润。5年存活率为40%～50%。

2. 卵巢生殖细胞肿瘤（ovarian germ cell tumor） 卵巢生殖细胞肿瘤好发于青少年及儿童，青春期前患者占60%～90%。生殖细胞肿瘤包括畸胎瘤、无性细胞瘤和内胚窦瘤。其中仅成熟畸胎瘤为良性，其他类型均属恶性。

（1）畸胎瘤（teratoma）：由多胚层组织构成，偶见只含一个胚层成分。肿瘤组织多数成熟，少数不成熟。无论肿瘤质地呈囊性或实质性，其恶性程度均取决于组织分化程度。

成熟畸胎瘤（mature teratoma）又称皮样囊肿（dermoid cyst），是最常见的卵巢良性肿瘤，占所有卵巢肿瘤的10%～20%，占生殖细胞肿瘤的85%～97%，占畸胎瘤的95%以上。可发生于任何年龄，以20～40岁居多。多为单侧、中等大小，呈圆形或卵圆形，壁表面光滑，质韧。多为单房，腔内充满油脂和毛发，有时可见牙或骨质。囊壁内层为复层扁平上皮，囊壁常见小丘样隆起向腔内突出，称为“头节”。肿瘤可含外、中、内胚层组织。任何一种组织成分均可恶变、形成各种恶性肿瘤。恶变率为 2% ~ 4%，多发生于绝经后妇女。

未成熟畸胎瘤（immature teratoma）属于恶性肿瘤，多发生于青少年。常为单侧实性瘤，可有囊性区域。含 2 ~ 3 胚层，由分化程度不同的未成熟胚胎组织构成，主要为原始神经组织。肿瘤恶性程度根据未成熟组织所占比例、分化程度及神经上皮含量而定。其转移及复发率均高。5 年存活率约 20%。

（2）无性细胞瘤（dysgerminoma）：属中等恶性的实性肿瘤，主要发生于青春期及生育期妇女。多为单侧，右侧多于左侧。肿瘤为圆形或椭圆形，中等大小，触之如橡皮样。表面光滑或呈分叶状，切面淡棕色。镜下见圆形或多角形大细胞，核大，细胞质丰富，瘤细胞呈片状或条索状排列，有少量纤维组织相隔，间质中常有淋巴细胞浸润。对放疗特别敏感，5 年存活率可达 90%。

（3）内胚窦瘤（endodermal sinus tumor）：又名卵黄囊瘤（yolk sac tumor），属高度恶性肿瘤，多见于儿童及青少年。多数为单侧、体积较大，圆形或卵圆形，切面部分囊性，组织质脆，多有出血坏死区，呈灰红或灰黄色，易发生破裂。镜下见疏松网状和内胚窦样结构。瘤细胞扁平、立方、柱状或多角形，并产生甲胎蛋白（AFP），故测定患者血清中 AFP 浓度可作为诊断和治疗监测时的重要指标。内胚窦瘤生长迅速，易早期转移。但该肿瘤对化疗十分敏感，既往平均生存时间仅 1 年，现经手术及联合化疗后，生存期明显延长。

3. 卵巢性素间质肿瘤（ovarian sex cord stromal tumor） 卵巢性索间质肿瘤占卵巢肿瘤的 4.3% ~ 6%，该类肿瘤常有内分泌功能，故又称为卵巢功能性肿瘤，包括颗粒细胞瘤、卵泡膜细胞瘤、纤维瘤、支持细胞－间质细胞瘤和卵巢转移性肿瘤。

（1）颗粒细胞瘤（granulosa cell tumor）：是最常见的功能性肿瘤，可发生于任何年龄，45 ~ 55 岁为发病高峰，属于低度恶性肿瘤。肿瘤能分泌雌激素，故有女性化作用，青春期前可出现假性性早熟。在生育年龄出现月经紊乱，绝经后妇女则有不规则阴道流血，常合并子宫内膜增生，甚至引起癌变。肿瘤多为单侧性，大小不一，圆形或椭圆形，呈分叶状，表面光滑，实性或部分囊性，切面组织脆而软，伴出血坏死灶。镜下见颗粒细胞环绕成小圆形囊腔，菊花样排列，中心含嗜伊红物质及核碎片。瘤细胞呈小多边形，偶呈圆形或圆柱形，细胞质嗜淡酸或中性，细胞膜界限不清，核圆，核膜清楚。一般预后良好，5 年存活率达 80% 左右，但有晚期复发倾向。

（2）卵泡膜细胞瘤（theca cell tumor）：属良性肿瘤，多为单侧，大小不一，圆形或卵圆形，呈分叶状，质硬，表面被覆有光泽的纤维薄膜。切面为实性，灰白色。由于可分泌雌激素，故有女性化作用，常与颗粒细胞瘤合并存在。镜下见瘤细胞呈短梭形，细胞质富含脂质，细胞交错排列呈漩涡状，瘤细胞团为结缔组织分隔。恶性卵泡膜细胞瘤较少见，可见瘤细胞直接浸润邻近组织，并发生远处转移，但预后比一般卵巢癌好。

（3）纤维瘤（fibroma）：为较常见的卵巢良性肿瘤，多见于中年妇女。肿瘤单侧居多，中等大小，表面光滑或结节状，切面灰白色，实性，坚硬，中等大小时易发生蒂扭转。镜下见由梭形瘤细胞组成，排列呈编织状。1% ~ 5% 纤维瘤患者可伴有腹腔积液及胸腔积液，称梅格斯综合征（Meigs syndrome），手术切除肿瘤后，胸、腹腔积液自行消失。其他卵巢良性肿瘤也可以合并胸、腹腔积液，例如黏液性囊腺瘤等，梅格斯综合征是指所有卵巢良性肿瘤合并胸、腹腔积液者。

（4）支持细胞－间质细胞瘤（sertoli leydig cell tumor）：也称睾丸母细胞瘤（androblastoma），罕见，多发生在 40 岁以下妇女。多为良性、单侧居多、通常较小、可局限在卵巢门区或皮质区，实性，表面光滑，有时呈分叶状，切面灰白色伴囊性变，囊内壁光滑，含血性浆液或黏液。镜下见由不同分化程度的支持细胞及间质细胞组成。高分化者属良性。中低分化为恶性，占 10% ~ 30%，具有男性化作用，少数无内分泌功能，雌激素升高呈现女性化，雌激素由瘤细胞直接分泌或由雄激素转化而来。5 年存活率为 70% ~ 90%。

（5）卵巢转移性肿瘤：体内任何部位，如乳腺、肠、胃、生殖道、泌尿道等的原发性癌均可能转移到卵巢。常见的库肯勃瘤（Krukenberg tumor）是种特殊的卵巢转移性腺癌，其原发部位是胃肠道，肿瘤为双侧性，中等大小，多保持卵巢原状或呈肾形。一般无粘连，切面实性，胶质样。镜下见典型的印戒细胞，能产生黏液，周围是结缔组织或黏液瘤性间质。恶性程度高，预后极差。

（二）瘤样病变

属卵巢非赘生性肿瘤，是卵巢增大的常见原因。有时表现为下腹压迫感，盆腔一侧胀痛，月经不规则等。如果症状不严重，一般追踪观察1 ~ 2个月，无须特殊治疗，囊肿会自行消失。常见有以下几种。

1. 卵泡囊肿　在卵泡发育过程中，因停滞以致不成熟或成熟但不排卵，卵泡液潴留而形成。囊壁薄，卵泡液清。囊肿直径常小于5cm。

2. 黄体囊肿　因黄体持续存在所致，一般少见。多为单侧，直径5cm左右，可使月经后延。

3. 黄素囊肿　在滋养细胞疾病患者中出现。由于滋养细胞显著增生，产生大量hCG，刺激卵巢颗粒细胞及卵泡内膜细胞，使之过度黄素化而形成囊肿，直径10cm左右。常为双侧性，也可单侧，大小不等，表面光滑，黄色，活动度好。黄素囊肿本身无手术指征。

4. 多囊卵巢　与患者内分泌功能紊乱、下丘脑－垂体平衡失调有关。双侧卵巢均匀增大，为正常卵巢的2 ~ 5倍，呈灰白色，表面光滑，包膜厚，坚韧、切面有多个囊性卵泡。患者有闭经、不孕、多毛等多囊卵巢综合征。

5. 卵巢子宫内膜异位囊肿　又称卵巢巧克力囊肿。卵巢组织内因异位的子宫内膜存在，导致反复出血形成单个或多个囊肿，直径5 ~ 6cm以下，囊内液为暗褐色糊状陈旧性血液。

（三）转移途径

直接蔓延及腹腔种植是卵巢恶性肿瘤的主要转移途径。其特点是即使外观为局限的肿瘤，也可在腹膜、大网膜、腹膜后淋巴结、横膈等部位有亚临床转移。通过直接蔓延及腹腔种植，瘤细胞可直接侵犯包膜，累及邻近器官，并广泛种植于腹膜及大网膜、横膈、肝表面。淋巴转移也是重要的转移途径。由于卵巢有丰富的淋巴引流，癌栓脱落后可沿卵巢血管经卵巢淋巴管向上至腹主动脉旁淋巴结；沿卵巢门淋巴管达髂内、髂外淋巴结，经髂总至腹主动脉旁淋巴结；沿圆韧带进入髂外及腹股沟淋巴结。横膈为转移的好发部位。血行转移者少见。晚期时可转移到肺、胸膜及肝。

（四）临床分期

多采用FIGO制订的统一标准，临床分期见表6-3。

表6-3　原发性卵巢恶性肿瘤的分期

Ⅰ期	肿瘤限于卵巢
$Ⅰ_A$	肿瘤限于一侧卵巢，包膜完整，卵巢表面无肿瘤，腹腔积液或腹腔冲洗液中未找到恶性细胞
$Ⅰ_B$	肿瘤限于两侧卵巢，包膜完整，卵巢表面无肿瘤，腹腔积液或腹腔冲洗液中未找到恶性细胞
$Ⅰ_C$	肿瘤局限于单侧或双侧卵巢并伴有以下任何一种情况：包膜破裂，卵巢表面有肿瘤，腹腔积液或腹腔冲洗液中含恶性细胞
Ⅱ期	肿瘤累及一侧或双侧卵巢，伴盆腔内扩散
$Ⅱ_A$	蔓延和（或）转移到子宫和（或）输卵管，腹腔积液或腹腔冲洗液中无恶性细胞
$Ⅱ_B$	蔓延到其他盆腔组织，腹腔积液或腹腔冲洗液中无恶性细胞
$Ⅱ_C$	$Ⅱ_A$或$Ⅱ_B$肿瘤腹腔积液或腹腔冲洗液中含有恶性细胞
Ⅲ期	肿瘤侵犯一侧或双侧卵巢，伴显微镜下证实的盆腔外的腹腔转移和（或）区域淋巴结转移。肝表面转移为Ⅲ期
$Ⅲ_A$	淋巴结阴性，组织学证实盆腔外的腹膜表面有镜下转移
$Ⅲ_B$	淋巴结阴性，腹腔转移灶直径≤ 2cm
$Ⅲ_C$	腹腔转移灶直径 >2cm 和（或）区城淋巴结转移
Ⅳ期	远处转移（胸腔积液有癌细胞，肝实质转移）

（五）临床表现

1. 症状　如下所述。

（1）卵巢良性肿瘤：初期肿瘤较小，多无症状，常在妇科检查时偶然发现。当肿瘤增长至中等大小时，患者感腹胀，或在腹部扪及肿块。较大的肿瘤可以占满盆腔，并出现尿频、便秘、气急、心悸等压迫症状。

（2）卵巢恶性肿瘤：患者初期多无自觉症状，出现症状时往往病情已属晚期。由于肿瘤生长迅速，晚期主要症状为腹胀，腹部出现肿块、腹腔积液及胃肠道症状。肿瘤向周围组织浸润或压迫神经则可引起腹痛、腰痛或下肢疼痛；压迫盆腔静脉，可出现下肢水肿。晚期患者呈明显消瘦、贫血等恶病质现象。症状轻重取决于肿瘤大小、位置、侵犯邻近器官程度、有无并发症及组织学类型。

2. 体征　早期肿瘤小，不易被发现。当肿瘤长到中等大小时或出现明显症状时，盆腔检查发现子宫旁一侧或双侧囊性或实性包块；表面光滑或高低不平；活动或固定不动。有时在腹股沟、腋下或锁骨上可触及肿大淋巴结。

（六）辅助检查

1. 妇科检查　随着卵巢肿瘤增大，通过妇科双合诊或三合诊检查通常发现：阴道穹隆部饱满，可触及瘤体下极，子宫体位于肿瘤的侧方或前后方。同时评卵巢肿块为单侧或双侧、大小、质地、活动度，肿瘤与子宫及周围组织的关系，初步判断有无恶性的可能。良性肿瘤表面光滑，呈囊性，可活动，与子宫无粘连。恶性肿瘤多为双侧，实性或囊实性，表面凹凸不平，活动差，与子宫分界不清。

2. 影像学检查　① B 超检查：临床诊断符合率 >90%，但不易测出直径 <1cm 的实性肿瘤。能检测肿瘤的部位、形态、大小，囊性或实性，囊内有无乳头，同时对肿块来源作出定位；并能鉴别卵巢肿瘤、腹腔积液或结核性包裹性积液；②腹部平片：若为卵巢畸胎瘤可显示牙及骨质，囊壁为密度增加的钙化层，囊腔呈放射透明阴影；③ CT 检查：可清晰显示肿块，良性肿瘤多呈均匀性吸收，囊壁薄，光，滑；恶性肿瘤轮廓不规则，向周围浸润或伴腹腔积液；CT 还可显示有无肝、肺结节及腹膜后淋巴结转移。

3. 腹腔镜检查　可直接观察肿物的外观和盆腔、腹腔及横膈等部位，必要时在可疑部位进行多点活检，抽取腹腔积液行细胞学检查。巨大肿块或有粘连者禁用腹腔镜检查。

4. 细胞学检查　通过腹腔积液或腹腔冲洗液找癌细胞，有助于进一步确定 I 期患者的临床分期及选择治疗方案，并可用以随访观察疗效。

5. 其他　可以通过免疫学、生物化学等方法测定患者血清中的肿瘤标志物（如 AFP、CA125、hCG 等），用于辅助诊断及病情监测。

（七）并发症

1. 蒂扭转　为妇科常见的急腹症。蒂扭转好发于瘤蒂较长、中等大小、活动度大、重心偏于一侧的肿瘤，如成熟畸胎瘤等。常在患者突然改变体位或向同一方向连续转动或妊娠期、产褥期由于子宫大小、位置的改变时促发蒂扭转。卵巢肿瘤扭转的蒂由骨盆漏斗韧带、卵巢固有韧带和输卵管组成。发生急性扭转后，因静脉回流受阻，瘤内充血或血管破裂致瘤内出血，导致瘤体迅速增大。若动脉血流受阻，肿瘤可发生坏死、破裂和继发感染。急性蒂扭转的典型症状为突然发生一侧下腹剧痛，常伴有恶心、呕吐甚至休克。双合诊检查可扪及张力较大的肿块，压痛以瘤蒂部最明显，并有肌紧张。有时不全扭转可自然复位，腹痛也随之缓解。蒂扭转一经确诊应尽快手术。

2. 破裂　卵巢肿瘤破裂有自发性破裂和外伤性破裂两种。自发性破裂常因肿瘤发生恶性变，肿瘤快速、浸润性生长穿破囊壁引起；外伤性破裂可由于腹部受到重击、分娩、性交、妇科检查及穿刺等所致。症状轻重取决于囊肿的性质、破裂口的大小及流入腹腔的囊液量。小的囊肿或单纯浆液性囊腺瘤破裂时，患者仅感轻度腹痛；大囊肿或畸胎瘤破裂后，患者常有剧烈腹痛伴恶心呕吐。破裂也可导致腹腔内出血、腹膜炎及休克。体征有腹部压痛、腹肌紧张，可有腹腔积液征，盆腔原存在的肿块消失或缩小。考虑肿瘤破裂时应立即手术。

3. 感染　较少见，多继发于肿瘤扭转或破裂，也可来自邻近器官感染，如阑尾脓肿扩散。患者可有高热、腹痛、腹部压痛、反跳痛、肌紧张、腹部肿块及白细胞计数升高等腹膜炎征象。发生感染者应先用抗生素抗感染，后手术切除肿瘤。感染严重者，应尽快手术，去除感染灶。

4. 恶变　肿瘤生长迅速，尤其是双侧性应考虑有恶变的可能，确诊后尽快手术。

（八）治疗要点

卵巢肿瘤的治疗原则是一经确诊，首选手术治疗。手术范围取决于肿瘤性质、病变累及范围和患者的一般情况、年龄以及对手术的耐受力等。

1. 良性肿瘤　年轻、单侧良性肿瘤者应行患侧卵巢肿瘤剥出术或卵巢切除术，双侧良性肿瘤者应行肿瘤剥出术，术中须判断卵巢肿瘤良、恶性，必要时做冰冻切片组织学检查，明确性质以确定手术范围。

2. 恶性肿瘤　以手术为主，辅以化疗、放疗等综合治疗方案。

3. 合并并发症　属急腹症，一旦确诊应立即手术。怀疑卵巢瘤样病变者，囊肿直径小于 5cm，可进行随访观察。

4. 合并妊娠　良性肿瘤合并妊娠者早孕期可等待孕 12 周后手术，妊娠晚期发现肿瘤者可等待至妊娠足月行剖宫产术，同时切除卵巢；卵巢恶性肿瘤合并妊娠者应及早手术并终止妊娠。

（九）护理措施

一般护理同妇科手术患者，卵巢肿瘤患者的特殊护理措施包括：

1. 协助患者接受各种检查和治疗　协助医师完成各种诊断性检查。需放腹腔积液者，做好物品准备，协助医师完成操作过程。在放腹腔积液过程中，严密观察、记录患者的生命体征，积液的性质、量以及出现的不良反应；一次放腹腔积液 3 000mL 左右，不宜过多，放积液速度宜缓慢，以免腹压骤降，发生虚脱，完毕后用腹带包扎腹部。发现不良反应及时报告医师。巨大肿瘤患者，需准备沙袋加压腹部，以防腹压骤然下降出现休克。需化疗、放疗者，按相应的常规进行护理。

2. 做好随访工作　卵巢癌易于复发，需长期进行随访和监测。随访时间：术后 1 年内，每月 1 次；术后第 2 年，每 3 个月 1 次；术后第 3 年，每 6 个月 1 次；3 年以上者每年 1 次。良性者术后 1 个月常规复查；卵巢非赘生性肿瘤直径 <5cm 者，应定期（3 ~ 6 个月）接受复查，并详细记录。

3. 普及防癌知识　重视卵巢癌的高危因素，提倡高蛋白、富含维生素 A 的饮食，避免高胆固醇饮食；高危妇女可口服避孕药预防。开展普查普治，30 岁以上的妇女，每 1 ~ 2 年进行 1 次妇科检查，高危人群不论年龄大小最好每半年接受 1 次检查，以排除卵巢肿瘤。早期诊断及处理，卵巢实性肿块或肿瘤直径 >5cm 者，应及时手术切除。盆腔肿块治疗无效或诊断不清者，应及早行剖腹探查或腹腔镜检。

凡乳腺癌、胃肠癌、子宫内膜癌等患者，治疗后应严密随访，定期接受妇科检查，确定有无卵巢转移癌。

五、外阴癌

外阴癌（carcinoma of vulva）是女性外阴恶性肿瘤中最常见的一种（约占 90%），占女性生殖系统肿瘤的 3% ~ 5%，常见于 60 岁以上妇女。以外阴鳞状细胞癌最常见，其他有恶性黑色素瘤、基底细胞癌、前庭大腺癌等。约 2/3 的外阴癌发生在大阴唇，其余的 1/3 发生在小阴唇、阴蒂、会阴、阴道等部位。因早期缺乏典型表现，常不能得到及时治疗。

（一）病因

外阴癌的病因尚不完全清楚。外阴癌患者常并发外阴色素减退疾病，其中仅 5% ~ 10% 的外阴不典型增生者发展成外阴癌。外阴的慢性长期刺激如外阴尖锐湿疣、外阴瘙痒、慢性前庭大腺炎、慢性溃疡等也可能发展成外阴癌。外阴癌可与宫颈癌、阴道癌合并存在。目前认为外阴癌的发生与单纯疱疹病毒Ⅱ型、人乳头状瘤病毒、巨细胞病毒感染等有关，不良生活习惯如吸烟亦和外阴癌发病率有关。

（二）病理

原发性外阴癌 95% 为鳞状细胞痛。只有少数发生在前庭大腺或汗腺的腺癌。外阴癌的癌前病变称为外阴上皮内瘤样病变（vulvar intraepithelial neoplasia，VIN），包括外阴上皮不典型增生及原位癌。外阴上皮内瘤样变分为 3 级，即轻度外阴不典型增生（VIN Ⅰ级）、中度外阴不典型增生（VIN Ⅱ级）、重度外阴不典型增生及原位癌（VIN Ⅲ级）。病变初期多为圆形硬结，少数为乳头状或菜花样赘生物，病变继续发展，可形成火山口状质硬的溃疡或菜花状肿块。

（三）转移途径

外阴癌具有转移早、发展快的特点，转移途径以淋巴转移、直接浸润为主，血运转移常发生在晚期。淋巴转移最初转移到腹股沟浅淋巴结，再至股深淋巴结，并经此进入盆腔淋巴结，最后转移至腹主动脉旁淋巴结，可继续向上至锁骨上淋巴结。浅淋巴结被癌灶侵犯后才转移至深淋巴结。癌组织可沿皮肤黏膜直接向周围及深部组织浸润生长，晚期时可累及肛门、直肠和膀胱等。

（四）临床分期

目前采用国际妇产科联盟（FIGO）分期法（表 6-4）。

表 6-4 外阴癌分期

FICO	肿瘤范围
0 期	原位癌（上皮内癌、浸润前癌）
Ⅰ期	肿瘤局限于外阴或外阴和会阴，肿瘤最大直径≤ 2cm
$Ⅰ_A$	肿瘤直径≤ 2cm 伴间质浸润≤ 1cm
$Ⅰ_B$	肿瘤直径≤ 2cm 伴间质浸润 >1cm
Ⅱ期	肿瘤局限于外阴或外阴和会阴，肿瘤直径 >2cm
Ⅲ期	肿瘤浸润尿道下段，或阴道，或肛门和（或）单侧区域淋巴结转移
$Ⅲ_A$	肿瘤浸润膀胱黏膜，或直肠黏膜，或尿道上段黏膜；或固定于骨盆
$Ⅲ_B$	任何远处转移，包括盆腔淋巴结转移

（五）临床表现

1. 症状　主要为久治不愈的外阴瘙痒和不同形态的肿物，如结节状、菜花状、溃疡状。搔抓后破溃、出血。晚期癌肿向深部浸润，可出现明显的疼痛。当血管被浸润时可有大出血的危险。肿瘤侵犯直肠或尿道时产生尿频、尿急、尿痛、血尿、便秘、便血等症状。

2. 体征　癌灶可生长在外阴任何部位，大阴唇最多见。早期起病时局部见丘疹、结节或溃疡，晚期见不规则肿块。组织脆而易脱落、溃烂、感染，流出脓性或血性分泌物，继发感染后有红、肿、痛等表现。若癌灶已转移至腹股沟淋巴结，可扪及一侧或双侧腹股沟增大、质硬、固定的淋巴结。

（六）辅助检查

1. 妇科检查　外阴局部，特别是大阴唇处有单个或多个融合或分散的灰白色、粉红色丘疹或斑点，也可能是硬结、溃疡或菜花样的赘生物。观察双侧腹股沟有无增大、质硬而固定的淋巴结。

2. 特殊检查　通过外阴活体组织病理检查以明确诊断。

（七）治疗要点

外阴癌的治疗原则是以手术治疗为主，辅以放射治疗与化学药物治疗。

1. 手术治疗　是外阴癌的主要治疗方法，手术的范围取决于临床分期、病变的部位、肿瘤细胞的分化程度、浸润的深度、患者的身体状况以及年龄等。一般采取外阴癌根治术及双侧腹股沟深浅淋巴结清扫术。如病理检查发现腹股沟深浅淋巴结有转移，应行盆腔淋巴结清扫；当病灶较小偏于一侧确定为 0 期的患者，可只行患侧腹股沟淋巴结清扫。

2. 放射治疗　适用于不能手术的患者、晚期患者或术后局部残留癌灶及复发癌的患者。

3. 化学药物治疗　可作为较晚期或复发癌的综合治疗手段。

（八）护理措施

一般护理同妇科手术患者，外阴癌患者特殊的护理措施包括：

1. 术前准备　外阴需要植皮者，应在充分了解手术方式的基础上对植皮部位进行剃毛、消毒后用无菌治疗巾包裹；将患者术后用的棉垫、绷带、各种引流管（瓶）进行消毒备用。

2. 术后护理　术后取平卧外展屈膝体位，并在腘窝垫一软垫；严密观察切口有无渗血，皮肤有无红、肿、热、痛等感染征象以及皮肤湿度、温度、颜色等移植皮瓣的愈合情况；保持引流通畅，注意观察引流物的量、色、性状等；按医嘱给予抗生素，外阴切口术后 5 天开始间断拆线，腹股沟切口术后 7 天拆线；每日行会阴擦洗，保持局部清洁、干燥；术后 2 天起，会阴部、腹股沟部可用红外线照射，每天 2 次，每次 20 分钟，促进切口愈合；指导患者合理进食，鼓励患者上半身及上肢活动，预防压疮及血栓；术后第 5 天，给予缓泻剂口服，使粪便软化。

3. 放疗患者的皮肤护理　放射线治疗者常在照射后 8 ~ 10 天出现皮肤的反应。护理人员随时观察照射皮肤的颜色、结构及完整性，根据损伤的程度进行护理。轻度损伤表现为皮肤红斑，然后转化为干性脱屑，此期在保护皮肤的基础上可继续照射；中度损伤表现为水疱、溃烂和组织皮层丧失，此时应停止放疗，待其痊愈。注意保持皮肤清洁、干燥，避免感染，勿刺破水疱，可涂 1% 甲紫或用无菌凡士林纱布换药；重度表现为局部皮肤溃疡，应停止照射，并注意观察皮肤的颜色，避免局部刺激，除保持局部清洁干燥外，可用生肌散或抗生素软膏换药。

4. 出院指导　告知患者应于外阴癌根治术后 3 个月到医院复诊以全面评估其术后恢复情况，医生与患者一起商讨治疗及随访计划。

外阴癌放疗以后 2 年内复发的患者约占 80%，5 年内约占 90%，故随访时间应在放疗后前半年每月 1 次，后半年每 2 个月 1 次；第 2 年每 3 个月 1 次，第 3 ~ 4 年每半年 1 次，第 5 年及以后每年 1 次。随访内容包括放疗的效果、不良反应及有无肿瘤复发的征象等。

第四节　闭经

一、疾病概要

闭经（amenorrhea）是妇科疾病中的常见症状，并非一种独立疾病，主要表现为无月经或月经停止。通常分为原发性闭经和继发性闭经两类。原发性闭经是指年满 16 岁、女性第二性征已出现但月经从未来潮者，或年满 14 岁仍无女性第二性征发育者。继发性闭经是指曾有规律月经，后因病理原因出现月经连续停止 6 个月以上者，或按自身月经周期计算，停经 3 个周期以上者。

月经的建立和维持有赖于下丘脑 - 垂体 - 卵巢轴的神经内分泌正常调节，以及靶器官子宫内膜对性激素的周期性反应和下生殖道的通畅性。其中任何一个环节发生障碍均可导致闭经。根据引起闭经的原因按部位可分为以下几种类型：

（一）下丘脑性闭经

下丘脑性闭经是最常见的一类闭经，以功能性原因为主。因下丘脑功能失调而影响垂体促性腺激素的分泌，继而影响卵巢功能而引起闭经。

1. 精神应激　是最常见的原因之一。如过度紧张、精神创伤、过度劳累、环境改变及盼子心切等引起的应激反应，使促肾上腺皮质激素释放激素（CRH）和皮质素的分泌增加。CRH 可能通过增加内源性阿片肽的分泌，抑制垂体促性腺激素分泌而导致闭经。

2. 剧烈运动　长期剧烈运动，如长跑、现代舞等训练易导致闭经。初潮的发生和月经的维持需要一定比例（17% ~ 22%）的机体脂肪，若肌肉 / 脂肪比例增加或总体脂肪减少，可影响机体激素合成，故可使月经异常。剧烈运动后 GnRH 释放受到抑制，也可引起闭经。

3. 体重下降和营养缺乏　神经性畏食源于强烈惧怕肥胖而有意节制饮食，体重骤然下降导致促性腺激素分泌减少。当一年内体重下降至正常体重的 90% 以下时即可发生闭经，继而出现进食障碍和进行性消瘦及多种激素改变，促性腺激素逆转至青春期前水平。

4. 药物影响　长期应用甾体类避孕药抑制下丘脑分泌 GnRH；吩噻嗪衍生物（奋乃静、氯丙嗪）、利血平等通过抑制下丘脑多巴胺的产生，使垂体分泌催乳素增加，干扰了下丘脑 - 垂体 - 卵巢轴功能，引起继发性闭经。药物性闭经通常是可逆的，一般停药后 3 ~ 6 个月恢复月经。

5. 颅咽管瘤　瘤体沿垂体柄生长可压迫下丘脑和垂体柄，影响下丘脑 GnRH 和多巴胺向垂体的转运，从而导致低促性腺激素闭经伴垂体催乳素分泌增加，引起生殖器萎缩、视力障碍及肥胖等相应症状，称为肥胖生殖无能营养不良症。

（二）垂体性闭经

垂体性闭经指垂体病变使促性腺激素分泌降低，继而影响卵巢功能导致的闭经。如垂体梗死（希恩综合征）、垂体肿瘤、空蝶鞍综合征和原发性垂体促性腺功能低下。

（三）卵巢性闭经

闭经的原因在卵巢。卵巢分泌的性激素水平低下，子宫内膜不发生周期性变化而导致闭经。如特纳综合征等卵巢发育不全、卵巢功能早衰、卵巢肿瘤、卵巢已切除或组织被破坏、先天性无卵巢、多囊卵巢综合征及对抗性卵巢综合征等。

（四）子宫性闭经

闭经的原因在子宫。此时月经调节功能正常，第二性征正常发育，而由于子宫内膜受到破坏，或对卵巢激素不能产生正常的反应，导致闭经的发生。如米勒管发育不全综合征所导致的先天性无子宫、无阴道、子宫发育不良、始基子宫或子宫内膜损伤、宫颈或宫腔粘连、子宫内膜炎症及子宫内膜结核、子宫切除后或子宫腔内放射治疗后。

（五）其他内分泌功能异常所致闭经

甲状腺、肾上腺及胰腺等功能异常都可引起闭经。常见疾病为甲状腺功能减退或亢进、肾上腺皮质功能亢进、肾上腺皮质肿瘤和糖尿病等，均可影响下丘脑功能而引起闭经。

二、护理评估

（一）健康史

详细询问月经史，包括初潮年龄、月经周期、经期、经量以及有无痛经等，闭经期限及伴随症状，了解闭经前月经情况。已婚妇女了解其生育史及有无产后出血史，闭经前有无诱因，如精神因素、环境改变、过度节食、剧烈运动和用药影响等。原发性闭经者应询问其第二性征发育情况，了解生长发育史，有无先天性缺陷或其他疾病，家族中有无相同疾病史。

（二）身体状况

1. 症状　闭经，长短不一。

2. 体征　观察患者全身发育状况、营养、精神状态与智力情况。测量身高、体重，衡量四肢与躯干比例、五官特征。检查内外生殖器官有无先天缺陷、畸形或其他疾病。第二性征发育情况，如音调高低、毛发分布、乳房发育及有无乳汁分泌，骨盆是否具有女性特征等。

3. 辅助检查

（1）子宫功能检查。

1）诊断性刮宫：适用于已婚女性。用以了解宫腔深度和宽度、宫颈管或宫腔有无粘连。刮取子宫内膜做病理检查，可了解子宫内膜对卵巢激素的反应，刮出物做结核菌培养可除外子宫内膜结核。

2）内镜检查：行宫腔镜检查以确定有无宫腔畸形、粘连，可疑病变部位取材送病理。腹腔镜检查可直接观察子宫表面情况有无异常，同时了解附件情况。

3）子宫输卵管碘油造影：了解宫腔形态、大小及输卵管通畅情况，用以诊断生殖系统发育不良、畸形、结核及宫腔粘连等病变。

4）药物撤退性试验：

a. 孕激素试验：黄体酮注射液 20mg，每日肌内注射，连用 5 日；或口服醋酸甲羟孕酮 10mg，1 次 / 日，连用5日。停药后3 ～ 7日有撤药性出血者（阳性反应）提示子宫内膜对甾体激素有反应，子宫功能正常，可排除子宫性闭经；若无撤药性出血（阴性反应），说明患者体内雌激素水平低下，子宫内膜无相应增生；或者子宫内膜病变，对激素无反应，应进一步做雌、孕激素序贯试验以排除子宫性闭经。

b. 雌、孕激素序贯试验：每晚口服妊马雌酮 1.25mg 或己烯雌酚 1mg，连续 21 日，最后 10 日加服醋酸甲羟孕酮 10mg，1 次 / 日，停药后 3 ～ 7 日出现撤药性出血为阳性，提示子宫内膜正常，可排除子宫性闭经，闭经是由于体内雌激素水平低落所致，应沿着卵巢－垂体－下丘脑调节轴进一步向上寻找原因。如无撤药性出血为阴性，应再重复试验一次，若仍无出血，提示子宫内膜有缺陷或被破坏，可诊断为子宫性闭经。

（2）卵巢功能检查。

1）基础体温测定：基础体温在正常月经周期中显示双相型，即月经周期后半期的基础体温较前半期上升 0.3 ~ 0.5℃，提示卵巢功能正常，有黄体形成并排卵。

2）阴道脱落细胞检查：涂片见有正常周期性变化，说明卵巢有周期性激素分泌，提示闭经原因在子宫；涂片中见中、表层细胞，底层细胞极少或无，无周期性变化，若 FSH 升高，提示单一的雌激素作用，病变原因在卵巢；涂片表现不同程度雌激素低落，或持续轻度影响，若 FSH、LH 均低，提示垂体或以上中枢功能低下。

3）宫颈黏液涂片检查：在雌激素作用下，宫颈黏液涂片呈羊齿状结晶；若涂片见成排的椭圆体，提示宫颈黏液在雌激素作用的基础上已受孕激素影响。

4）甾体激素测定：测定雌二醇、黄体酮及睾酮等。血孕酮水平升高，提示有排卵；雌激素水平低，提示卵巢或卵巢以上功能不正常；睾酮水平高，提示可能为多囊卵巢综合征或卵巢支持间质细胞肿瘤等可能。

5）B 超监测：从周期第 10 日开始用 B 超动态监测卵泡发育及排卵情况。卵泡直径达 18 ~ 20mm 时为成熟卵泡，估计约在 72h 内排卵。

6）卵巢兴奋试验：又称尿促性素（hMG）刺激试验。用 hMG 连续肌内注射 4 日，了解卵巢是否产生雌激素。若卵巢对垂体激素无反应，提示病变在卵巢；若卵巢有反应，则病变在垂体或垂体以上，再进一步进行垂体兴奋试验。

（3）垂体功能检查。

1）垂体激素试验：用放射免疫法测定血 PRL、FSH 及 LH 等。若 PRL> 25μg/L 称为高催乳激素血症，蝶鞍 X 线摄片排除垂体肿瘤，还应进一步做头颅 CT 或 MRI；若 FSH >25 ~ 40U/L，提示卵巢功能衰竭；若 LH>25U/L 或 LH/FSH >2 ~ 3，应高度怀疑多囊卵巢综合征；若 FSH、LH 均小于 5U/L，提示垂体功能减退，病变可能在垂体或下丘脑。

2）垂体兴奋试验：又称 GnRH 刺激试验，可了解垂体对 GnRH 的反应性。用黄体生成激素释放激素激动剂（LHRH）100μg 溶于 5mL 生理盐水中，30s 内静脉注射完毕。于注射前及注射后 15、30、60 和 120min 分别采血测定 LH 含量。15 ~ 60min 后 LH 高峰值较注射前高 2 ~ 4 倍以上，说明垂体对 GnRH 有反应，其功能正常，病变在下丘脑；若经多次重复试验 LH 值无升高或升高不显著，说明垂体功能减退，病变在垂体，如希恩综合征。

（4）其他检查：怀疑多囊卵巢综合征者还需测定胰岛素、雄激素；考虑闭经与甲状腺功能异常有关者应测定血 T_3、T_4 及 TSH；闭经与肾上腺功能有关时测定尿 17- 酮、17- 羟类固醇或血皮质醇；疑有先天性畸形者，应做染色体核型分析。

（三）心理 - 社会资料

患者常担心闭经影响今后生育、性生活和自身健康。由于治疗病程长、效果不明显，患者和家属心理压力加重，表现为情绪低落、焦虑紧张等，对治疗和护理丧失信心，反过来又会进一步加重闭经。

三、护理诊断

1. 焦虑　与担心影响生育、性生活和健康有关。
2. 功能障碍性悲哀　与担心失去女性特征有关。
3. 自尊紊乱　与闭经时间长、不能按月行经而自我否定有关。

四、护理目标

（1）患者情绪稳定，焦虑减轻或消失。

（2）患者能够接受闭经的现实，客观地评价自己。

（3）患者能够诉说病情，并主动、积极地配合诊治。

五、护理措施

1. 一般护理　鼓励患者增加营养，尤其是营养不良引起闭经者，更应合理饮食，供给足够营养，保持理想体重。如为肥胖闭经，应指导患者低热量饮食，但需要富含维生素和矿物质，同时嘱咐其适当增加运动量。保证睡眠，尤其对工作紧张引起闭经者，鼓励患者适当锻炼、适度运动，增强体质，注意劳逸结合。

2. 心理护理　建立良好的护患关系，鼓励患者表达自己的感情。向患者提供诊疗信息。解除患者担心疾病及其影响的疑虑，增强治疗信心。鼓励患者参与社会活动，消除自我否定心理，保持心情舒畅。对神经性畏食症者，应给予精神心理疏导疗法，解除患者心理压力。

3. 病情观察　观察患者情绪变化，了解有无引起闭经的精神因素存在。对有人工流产、刮宫史的闭经患者，应监测阴道流血情况及经量改变。注意患者体重增减情况及与闭经的关系。观察患者甲状腺有无肿大、有无糖尿病症状。

4. 治疗配合闭经的治疗原则以病因治疗为主，并纠正全身情况，同时进行心理治疗。

（1）激素治疗患者的护理配合：激素治疗是闭经的重要治疗方法，常用雌激素替代疗法、雌孕激素序贯疗法、雌孕激素合并疗法。在确定病变部位及病因后，给予相应激素治疗，以补充机体激素不足或拮抗其过多，达到治疗目的。对需用激素治疗的患者，应指导合理用药，说明激素的作用、不良反应和注意事项，告知有关具体用药时间、方法，指导其按医嘱用药。

（2）手术治疗患者的护理配合：对因器质性疾病引起的闭经，应采用相应的手术治疗，护士做好相应手术的护理配合。生殖器畸形（如处女膜或阴道闭锁、阴道横膈）需做手术切开或成形术；宫颈或宫腔粘连者需采用宫腔镜直视下分离粘连后放置避孕环；卵巢肿瘤需手术切除肿瘤。

（3）其他治疗的配合：对急、慢性疾病引起的闭经，应进行全身性治疗，如结核性子宫内膜炎者，协助医生积极抗结核治疗；需采用辅助生殖技术的患者，按辅助生殖技术患者的治疗进行护理配合。

六、护理评价

（1）患者心情愉悦，无后顾之忧。能以客观的态度评价自我。

（2）患者能简要说出闭经的原因，并能与他人交流病情及治疗感受。

（3）患者能正视疾病，主动配合治疗，寻求理解和支持。

七、健康教育

告知患者在医生指导下接受全身系统检查，坚持规范治疗。指导合理用药，说明性激素的作用、用药方法及不良反应。对短期治疗效果可能不明显要有充分思想准备，不要放弃治疗，树立战胜疾病的信心。采取适当的释放精神压力的方式，可预防下丘脑性闭经。有甲状腺功能亢进或减退症、糖尿病等内分泌疾病应尽早治疗。对先天畸形如处女膜闭锁等，告知患者尽早手术，保持经血流出通畅。

第五节　痛经

一、疾病概要

凡在月经前后或月经期出现下腹疼痛、坠胀，伴腰酸或其他不适，程度较重以致影响工作及生活质量者，称为痛经（dysmenorrhea）。痛经分为原发性和继发性痛经两类。原发性痛经是指生殖器官无器质性病变者，占痛经 90% 以上，常见于青春期女性，多在初潮后 6 ~ 12 月发病。继发性痛经是指因盆腔器质性病变而引起的痛经，常见于生育年龄女性。本节仅叙述原发性痛经。原发性痛经的发生主要与月经时子宫内膜合成和释放前列腺素（PG）有关。前列腺素分泌过多可引起子宫痉挛性收缩且历时过长导致子宫张力升高，血管挛缩，平滑肌缺血缺氧，刺激子宫自主神经疼痛纤维而发生痛经。前列腺素进入血循环还可引起恶心、呕吐、腹泻及晕厥等症状。无排卵的增生期子宫内膜因无黄体酮刺激，所含前列腺素浓度很低，通常不发生痛经，故痛经仅发生于有排卵的月经周期。痛经的发生还受精神神经因素、遗传因素和免疫因素等的影响。

痛经的主要症状是下腹痛。痛经的治疗以避免精神紧张和过度劳累，心理治疗、对症治疗为原则。疼痛不能忍受时可适当应用镇痛、镇静及解痉药，对于要求避孕的痛经妇女，可口服避孕药。

二、护理评估

（一）健康史

了解患者的年龄、月经史与婚育史，了解有无诱发痛经的相关因素，疼痛与月经的关系，疼痛发生的时间、部位、性质及程度以及伴随症状。

（二）身体状况

1. 症状　下腹疼痛是痛经的主要症状，多于初潮后 6 ～ 12 个月开始，有的出现在经前数小时，以行经第 1 日最剧，持续 2 ～ 3 日后缓解，疼痛多位于下腹中线，常呈痉挛性，可放射至腰骶部和大腿内侧，并伴有恶心、呕吐、腹泻及头晕、乏力等症状，严重时面色苍白、出冷汗。

2. 体征　原发性痛经患者盆腔检查常无异常发现，偶尔可触及子宫过度前倾或过度后倾后屈。

3. 辅助检查　为排除器质性病变，可作超声检查、腹腔镜检查、宫腔镜检查和子宫输卵管造影检查等。

（三）心理－社会资料

痛经患者常有恐惧心理，怕月经来潮引起下腹部疼痛，尤其是工作和学习紧张更容易出现恐惧心理，甚至出现神经质表现。

三、护理诊断

1. 疼痛　与子宫肌肉组织缺血缺氧，刺激疼痛神经元有关。
2. 焦虑　与妊娠期痛经造成的精神紧张有关。
3. 睡眠形态紊乱　与疼痛有关。

四、护理目标

（1）患者的疼痛症状缓解或消失。
（2）患者月经来潮前及行经期无紧张、恐惧感。
（3）患者在月经期得到足够的休息和睡眠。

五、护理措施

1. 一般护理　如下所述。

（1）下腹部局部可用热水袋热敷。
（2）鼓励多进食热的饮料，如热茶、热汤等。
（3）劳逸结合，避免紧张。

2. 心理护理　原发性痛经应重视心理治疗，告知患者月经来潮是生理现象，消除患者恐惧心理，讲解有关痛经的知识，关心并理解患者。

3. 病情观察　注意患者痛经发生的时间、性质、程度，观察疼痛时有无伴随症状，了解引起疼痛的精神因素。

4. 治疗配合　如下所述。

（1）对疼痛不能忍受时可适当用非麻醉性镇静、镇痛或解痉药物，如前列腺素合成酶抑制剂可抑制环氧合酶系统而减少前列腺素的产生，常用药物有布洛芬、酮洛芬、甲氯芬那酸、双氯芬酸和萘普生等。

（2）对同时有避孕要求的痛经妇女，遵医嘱给予口服避孕药，用药后可抑制排卵，使黄体生成障碍，从而阻止内源性黄体酮产生，减少前列腺素生成，达到避孕及治疗痛经的双重效果。

（3）对未婚少女可用雌、孕激素序贯疗法，还可配合中医中药治疗。

六、护理评价

（1）患者诉说痛经症状减轻，并能够列举减轻疼痛的应对措施。

（2）患者恐惧的行为表现和体征减少，在心理和生理上的舒适感增加。

（3）患者自诉在月经期睡眠良好。

七、健康教育

进行月经期保健指导，改善情绪，保持身心健康。避免吃生、冷、辛辣及刺激性食物，避免受凉。注意经期卫生，经期禁止性生活。加强营养，注意合理休息和充足睡眠，避免过度疲劳。平时加强锻炼，增强体质。

第七章　产科常见疾病的护理

第一节　自然流产

一、疾病概要

妊娠不足 28 周、胎儿体重不足 1 000g 而终止者，称为流产（abortion）。发生于妊娠 12 周以前者称为早期流产，发生在妊娠 12 周后至不足 28 周者称为晚期流产。流产又分为自然流产和人工流产，胚胎着床后 31% 发生自然流产，其中 80% 为早期流产。在早期流产中的 2/3 为隐性流产，即发生在月经期前的流失。

流产的病理过程表现为：在妊娠 8 周以前的早期流产胚胎多数先死亡，随后发生底蜕膜出血，胚胎的绒毛与底蜕膜分离，已分离的胚胎组织如同异物，引起子宫收缩而被排出，此时胎盘绒毛发育尚不成熟，与子宫蜕膜联系尚不牢固，因此妊娠产物多数可以完整地从子宫壁分离而排出，出血不多。妊娠 8 ~ 12 周时，胎盘绒毛发育茂盛，与底蜕膜联系较牢固，此时发生流产，妊娠产物往往不易完整分离排出，部分组织残留官腔内影响子宫收缩，因此出血较多。妊娠 12 周后的晚期流产，胎盘已完全形成，此时流产与分娩过程相似，先有腹痛，然后排出胎儿、胎盘，宫缩好，阴道流血不多。

流产主要临床表现为停经后阴道流血和腹痛。根据自然流产发展的不同阶段分为以下 4 种临床类型：先兆流产、难免流产、不全流产和完全流产。此外流产还有 3 种特殊类型：稽留流产、习惯性流产和流产合并感染。

自然流产的治疗原则：先兆流产者保胎治疗；难免流产、不全流产者一旦确诊尽快清除官腔内容物；完全流产者不需要特殊处理；稽留流产者处理前检查凝血功能情况，备血，做好子宫准备的前提下尽早清除宫内产物；习惯性流产者查找病因后针对病因治疗，保胎至既往流产月份以上；流产合并感染者抗生素控制感染的同时尽快清除官腔内容物。

二、护理评估

（一）健康史

导致自然流产的原因主要有：

1. 染色体异常　染色体异常是早期流产最常见的原因。染色体异常的胚胎多数发生流产，极少数继续发育成胎儿，但出生后也会发生某些功能异常或合并畸形。除遗传因素外，感染、药物等因素也可引起染色体异常。

2. 母体因素　如下所述。

（1）全身性疾病：妊娠期高热可引起子宫收缩而发生流产；妊娠期感染细菌或病毒可通过胎盘进入胎儿血液循环，导致胎儿死亡而发生流产；严重贫血或心力衰竭可致胎儿缺氧引起流产。

（2）生殖器官异常：子宫发育不良、子宫畸形、子宫肌瘤等可影响胎儿的生长发育而导致流产。子宫颈重度裂伤、宫颈内口松弛易因胎膜早破而引起晚期流产。

（3）内分泌异常：黄体功能不足、甲状腺功能减退、严重糖尿病等均可导致流产。

（4）其他：妊娠期行腹部手术、劳动过度、性交等躯体刺激，过度焦虑、恐惧、忧伤等精神创伤，或有吸烟、酗酒、吸毒等不良习惯，或有免疫功能异常等也可引起流产。

3. 环境因素　过多接触有害的化学物质如镉、铅、有机汞等，物理因素如放射性物质、噪声及高温等可对胚胎或胎儿造成损害，引起流产。

护士应详细询问孕妇在妊娠期间有无全身性疾病、生殖器官疾病、内分泌功能失调及有无接触有害物质等，以识别发生流产的诱因。

（二）身体状况

自然流产主要表现为停经、阴道流血和腹痛。不同类型流产，其阴道流血、腹痛表现及体征也不相同（表 7–1）。

表 7–1　各型流产的特征

类型	病史			妇科检查		辅助检查	
	阴道流血	下腹痛	组织排出	宫颈口	子宫大小与孕周关系	妊娠试验	B超
先兆流产	少	无或轻	无	闭	相符	阳性	有胎心搏动
难免流产	增多	加重	无	扩张	相符或略小	阳性	无胎心搏动
不全流产	由少至多	减轻	部分排出扩张有组织堵塞	小于	阳性	官腔残留	
完全流产	停止消失	全部排出	闭	非孕大小阴性	宫腔无妊娠物		

1. 先兆流产　指出现流产征兆，经保胎治疗有希望继续妊娠者。表现为停经后先出现少量阴道流血，量比月经量少，常为暗红色或血性白带．有时伴有轻微下腹痛。妇科检查：子宫大小与停经周数相符，宫颈口未开，胎膜未破，妊娠物未排出。

2. 难免流产　指流产已不可避免。表现为阴道流血量增多，阵发性腹痛加重，或出现阴道流液（胎膜破裂）。妇科检查：子宫大小与停经周数相符或略小（胎膜破裂者），宫颈口已扩张，但组织尚未排出；有时见胚胎或胎囊堵于宫口。

3. 不全流产　由难免流产发展而来，妊娠产物已部分排出体外，尚有部分残留于官腔内。下腹痛减轻。因可影响子宫收缩，致阴道出血持续不止，严重时可引起出血性休克。妇科检查：子宫小于停经周数，宫颈口已扩张，有血液自宫颈口内流出，有时可见胎盘组织堵塞子宫颈口或部分妊娠产物已排出于阴道内，而部分仍留在官腔内。

4. 完全流产　妊娠产物已完全排出。阴道出血逐渐停止，腹痛随之消失。妇科检查：子宫接近正常大小或略大，宫颈口关闭。

5. 稽留流产　指胚胎或胎儿已死亡但滞留宫腔内未能及时自然排出者。表现为早孕反应消失，有先兆流产症状或无任何症状，子宫不再增大反而缩小。若已到中期妊娠，孕妇腹部不见增大，胎动消失。妇科检查：宫颈口未开，子宫较停经周数小。

6. 习惯性流产　指自然流产连续发生 3 次或以上者，也称为复发性流产。每次流产多发生于同一妊娠月份，其临床经过与一般流产相同。

7. 流产合并感染　流产过程中，若阴道流血时间过长、有组织残留于官腔内，有可能引起官腔内感染，严重时感染可扩展到盆腔、腹腔乃至全身，称为流产合并感染。

（三）辅助检查

1. 实验室检查　测尿 hCG 对诊断有价值；放射免疫法连续测定血 β–hCG 有助于预后判断。测量血中孕酮水平也能协助判断先兆流产的预后。

2. B 型超声　超声显像可显示有无胎囊、胎动、胎心搏动等，从而可诊断并鉴别流产及其类型。

3. 血液检查　血常规监测贫血程度及有无感染，出凝血时间、血小板、纤维蛋白原定量等监测凝血功能。评估时注意判断流产为哪种类型，出血量多者是否出现休克征象，有无感染征象发生，胎儿能否保住。

（四）心理 – 社会资料

患者面对阴道流血往往会不知所措，甚至将其过度严重化，担心胎儿的健康，可能会表现为伤心、焦虑、恐惧等。

三、护理诊断/合作性问题

1. 有组织灌注量不足的危险 与阴道大出血有关。
2. 有感染的危险 与阴道流血时间过长、宫腔内有残留组织等因素有关。
3. 焦虑 与担心胎儿健康等因素有关。

四、护理目标

（1）出血得到及时控制，生命体征平稳。
（2）出院时，护理对象无感染征象。
（3）能叙述流产的相关知识，焦虑有所缓解。

五、护理措施

（一）一般护理

建议合理饮食，加强营养，增强抵抗力，防止发生贫血。先兆流产告知绝对卧床休息，进行日常生活护理。

（二）心理护理

患者由于失去胎儿，往往会出现伤心、悲哀等情绪反应。护士应给予同情和理解，帮助患者及家属接受现实，顺利渡过悲伤期。此外，应与患者及家属共同探讨此次流产的原因，并向他们解释流产的相关知识，帮助他们为再次妊娠做好准备。

（三）病情观察

观察生命体征、阴道流血及腹痛情况，如果阴道流血增多，腹痛加重表明流产不可避免。监测患者体温、血常规，观察阴道分泌物的性质、颜色、气味，如有体温升高、白细胞异常或分泌物有臭味，提示感染可能，应及时报告医生。

（四）治疗配合

1. 先兆流产 卧床休息，避免一切刺激，黄体功能不足者可肌内注射黄体酮注射液 10 ~ 20mg，每日或隔日 1 次，口服维生素 E 治疗。经治疗 1 ~ 2 周，应进行复查，如 B 型超声提示胚胎存活，孕囊增大可继续妊娠；若临床症状加重，B 型超声发现胚胎发育不良，血 β-hCG 持续不升或下降，表明流产不可避免，应终止妊娠。

2. 难免流产 尽早清除宫腔内容物以减少出血和避免感染发生。早期流产应及时行刮宫术，对刮出物应仔细检查，遵医嘱送病理检查。晚期流产时，子宫较大，出血较多，可用缩宫素静脉滴注，促进子宫收缩。胎儿及胎盘排出后检查是否完整，必要时刮宫。

3. 不全流产 一经确诊，应尽快行刮宫术或钳刮术，清除宫腔内残留组织。阴道大量出血伴休克者，应同时输血输液抗休克、抗感染。

4. 稽留流产 因死亡的胚胎或胎盘组织机化，与子宫壁紧密粘连，可致刮宫困难。时间过长可能发生凝血功能障碍，造成严重出血。处理前应查血常规、出凝血时间、血小板计数、血纤维蛋白原、凝血酶原时间、凝血块收缩试验及血浆鱼精蛋白副凝试验（3P 试验）等，并做好输血准备。若凝血功能正常，先口服炔雌醇 1mg，每日 2 次，连用 5 日，提高子宫肌对缩宫素的敏感性。子宫 <12 孕周者，可行刮宫术，术中肌内注射缩宫素，手术应特别小心，避免子宫穿孔，一次不能刮净者，于 5 ~ 7 日后再次刮宫。子宫 >12 孕周者，应静脉滴注缩宫素引产或使用米非司酮加用米索前列醇引产，促使胎儿、胎盘排出。若出现凝血功能障碍，应尽早使用肝素、纤维蛋白原及输新鲜血、新鲜冰冻血浆等纠正凝血功能，待凝血功能好转后，再行刮宫。

5. 习惯性流产 妊娠后进行保胎治疗，保胎至既往妊娠流产月份以上；下次计划妊娠前到优生优育门诊进行咨询，进行相关检查和治疗，确保妊娠成功。

6. 流产合并感染　若阴道流血不多，先选用广谱抗生素治疗 2 ~ 3 日，待感染控制后再行刮宫。若阴道流血量多，静脉滴注抗生素及输血的同时，先用卵圆钳将宫腔内残留大块组织夹出，使出血减少。术后应继续使用广谱抗生素，待感染控制后再行彻底刮宫。

（五）特殊护理

1. 先兆流产　患者保胎的护理先兆流产保胎患者需卧床休息至阴道流血停止后 3 ~ 7 日，禁止性生活、禁灌肠等，减少各种刺激。护士应为其提供生活护理。随时评估孕妇的病情变化，是否有腹痛加重、阴道流血量增多等。观察孕妇的情绪反应，加强心理护理，稳定孕妇情绪，增强保胎信心。向孕妇及家属讲明药物治疗与休息对保胎的必要性，以取得孕妇及家属的理解和配合。

2. 出血过多　患者的护理大出血伴休克时，取中凹卧位，吸氧，保暖，监测生命体征，建立静脉通道，交叉配血，输血输液补充血容量，记录 24h 液体出入量，做好清宫术术前准备及术中护理配合。

3. 预防感染　护士应监测患者的体温、阴道流血及分泌物的性质、颜色、气味等，严格执行无菌操作规程。加强会阴部护理，勤换会阴垫，每天擦洗 2 次，保持会阴部清洁。发现感染征象后应及时报告医师，并按医嘱进行抗感染处理。

六、护理评价

（1）患者出血得到控制，生命体征正常。

（2）患者住院期间无感染征象。

（3）患者焦虑缓解。

七、健康教育

（1）加强营养，预防贫血，增强机体抵抗力。

（2）流产后注意个人卫生，禁止性生活、盆浴和游泳 1 个月，预防感染。

（3）加强知识宣教，指导再次妊娠。早期妊娠应注意避免性生活及重体力劳动，防止流产发生。有习惯性流产史的孕妇再次妊娠对应卧床休息，加强营养，禁止性生活，保胎时间应超过以往流产的妊娠月份。宫颈内口松弛者应在妊娠前行宫颈内口修补术，或于孕 12 ~ 18 周行宫颈内口环扎术，待分娩发动前拆除缝线。

第二节　异位妊娠

一、疾病概要

正常妊娠时，受精卵着床于子宫体腔内膜。若受精卵在子宫体腔外着床发育，称为异位妊娠（ectopic pregnancy），习称宫外孕。异位妊娠包括输卵管妊娠、卵巢妊娠、腹腔妊娠、宫颈妊娠及阔韧带妊娠等（图 7–1）。在异位妊娠中，以输卵管妊娠最为常见，占异位妊娠的 95% 左右。本节主要阐述输卵管妊娠。

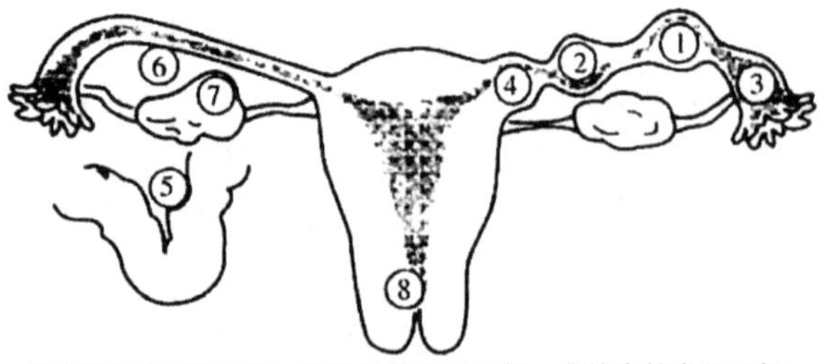

①输卵管壶腹部妊娠；②输卵管峡部妊娠；③输卵管伞部妊娠；④输卵管间质部妊娠；⑤腹腔妊娠；⑥阔韧带妊娠；⑦卵巢妊娠；⑧宫颈妊娠

图 7–1　异位妊娠的发生部位

输卵管妊娠因其发生部位不同可分为间质部、峡部、壶腹部和伞部妊娠。以壶腹部妊娠多见，其次为峡部、伞部，间质部妊娠少见。输卵管妊娠时，由于输卵管管腔狭窄，管壁薄，蜕膜形成差，受精卵植入后，不能适应孕卵的生长发育，因此当输卵管妊娠发展到一定程度，可出现以下结局。

1. 输卵管妊娠流产（图 7–2）　输卵管妊娠流产多见于输卵管壶腹部妊娠，发病多在妊娠 8 ~ 12 周。由于输卵管妊娠时管壁形成的蜕膜不完整，发育中的囊胚常向管腔内突出生长，最终突破包膜而出血，导致囊胚与管壁分离。若整个囊胚剥离落入管腔并经输卵管逆蠕动排入腹腔，则形成输卵管完全流产，出血一般不多；若囊胚剥离不完整，有一部分组织仍残留于管腔，则形成输卵管不完全流产，血管开放，因输卵管管壁肌层收缩力差，可持续反复出血，量较多。

2. 输卵管妊娠破裂（图 7–3）　输卵管妊娠破裂多见于输卵管峡部妊娠，发病多在妊娠 6 周左右。囊胚的绒毛侵蚀输卵管管壁的肌层及浆膜层，甚至穿破浆膜层，形成输卵管妊娠破裂。

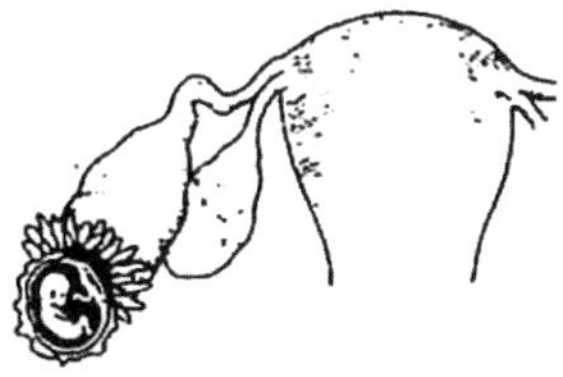

图 7–2　输卵管妊娠流产

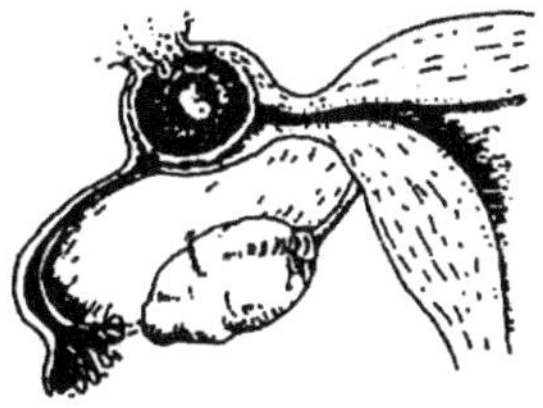

图 7–3　输卵管妊娠破裂

3. 陈旧性异位妊娠　有时发生输卵管妊娠流产或破裂后未及时治疗，或内出血已逐渐停止，病情稳定，时间过久，胚胎死亡或被吸收。但长期反复内出血形成的盆腔血肿可机化变硬，并与周围组织粘连，临床上称为“陈旧性宫外孕”。

4. 继发性腹腔妊娠　发生输卵管妊娠流产或破裂后，被排入腹腔的胚胎大部分死亡，不再生长发育。但偶尔也有存活者，若存活胚胎的绒毛组织重新种植而获得营养，可继续生长发育形成继发性腹腔妊娠。

输卵管妊娠是妇科常见的急腹症，主要表现是停经、腹痛及阴道流血，严重时可出现晕厥与休克，如不及时诊断、处理，可危及生命。

输卵管妊娠处理原则：以手术治疗为主，非手术治疗为辅。手术治疗适用于异位妊娠流产或破裂之后。腹腔镜是近年治疗异位妊娠的主要方法。若出血多伴休克的患者，在防治休克的同时进行剖腹探查术迅速止血。非手术治疗适用于异位妊娠流产或破裂之前，出血量少、症状轻的患者。治疗机制是抑制滋养细胞增生、破坏绒毛，使胚胎组织坏死、脱落、吸收。常用药物有甲氨蝶呤、米非司酮及中药。

二、护理评估

（一）健康史

造成输卵管妊娠的因素有以下几点。

1. 输卵管炎症　包括输卵管黏膜炎和输卵管周围炎，是引起输卵管妊娠的主要原因。慢性炎症可使输卵管管腔黏膜粘连，管腔变狭窄；可引起纤毛缺损；输卵管与周围组织粘连，使输卵管扭曲，输卵管壁平滑肌蠕动减弱等均可妨碍受精卵在输卵管腔内的运行，使受精卵运行过久而着床。

2. 输卵管发育不良或功能异常　输卵管发育不良如输卵管过长、肌层发育差、黏膜纤毛缺乏等；输卵管功能异常如输卵管蠕动、纤毛摆动以及上皮细胞的分泌功能异常，均影响受精卵的正常运行。

3. 输卵管手术后或周围肿瘤压迫　输卵管手术如输卵管吻合术、输卵管成形术后可因瘢痕造成管腔狭窄，输卵管周围肿瘤如子宫肌瘤、卵巢肿瘤压迫也可造成管腔狭窄。

4. 其他　受精卵游走、子宫内膜异位症、辅助生殖技术以及放置宫内节育器等都可增加受精卵着床于输卵管的可能性。

护士应仔细询问月经史，以准确推断停经时间。注意不要将不规则阴道流血误认为末次月经，或由于月经仅过期几天，不认为是停经。此外，对盆腔炎、不孕症、放置宫内节育器、绝育术、输卵管复通术等与发病相关的高危因素应予以高度重视。

（二）身体状况

1. 症状　如下所述。

（1）停经：多数患者停经 6 ~ 8 周以后出现不规则阴道流血，但有部分患者因月经仅过期几天而不认为是停经，或误将异位妊娠时出现的不规则阴道流血误认为月经。

（2）腹痛：是输卵管妊娠患者就诊的主要症状。输卵管妊娠未发生流产或破裂前，常表现为一侧下腹隐痛或酸胀感。输卵管妊娠流产或破裂时，患者突感一侧下腹部撕裂样疼痛或胀痛，常伴有恶心、呕吐。当血液积聚于子宫直肠陷凹处，可出现肛门坠胀感，若血液局限于下腹，主要表现为下腹部疼痛，出血继续增多可引起全腹疼痛。

（3）阴道流血：常有不规则阴道流血，呈暗红或深褐色，量少星点滴状，一般不超过月经量。因胚胎死亡后致血 β-hCG 下降，卵巢黄体分泌的雌、孕激素不足，使子宫蜕膜剥脱出血。少数患者阴道流血量较多似月经。阴道流血可伴有蜕膜管型或蜕膜碎片排出，系子宫蜕膜剥离所致。

（4）晕厥与休克：由于腹腔内急性出血及剧烈腹痛，轻者出现晕厥，严重者出现失血性休克。

2. 体征　如下所述。

（1）一般情况：与内出血多少成正比。大量出血者，可出现面色苍白、脉搏细数、血压下降等休克体征。

（2）腹部检查：输卵管妊娠流产或破裂者，下腹部有压痛、反跳痛和腹肌紧张，尤以反跳痛显著；出血多时（内出血≥ 1 000mL），叩诊有移动性浊音。

（3）盆腔检查：输卵管妊娠流产或破裂者，阴道后穹隆饱满、触痛，宫颈抬举痛或摇摆痛，子宫稍大而软，腹腔内出血多时检查子宫呈漂浮感。子宫的一侧或后方可触及边界不清、压痛明显的包块。

3. 辅助检查　如下所述。

（1）阴道后穹隆穿刺：是一种简单可靠的诊断方法。用长针头自阴道后穹隆刺人子宫直肠陷凹，抽出暗红色不凝血为阳性；如抽出血液较红，放置 10min 内凝固，表示误入血管。无内出血、内出血量少、血肿位置较高或子宫直肠陷凹有粘连时，可能抽不出血液，因而穿刺阴性不能排除输卵管妊娠存在。

（2）妊娠试验：放射免疫法测血 β-hCG，此方法灵敏度高，对异位妊娠诊断及疗效观察极为重要。

（3）超声检查：阴道 B 型超声检查较腹部 B 型超声检查准确性高。

（4）腹腔镜检查：适用于输卵管妊娠尚未流产或破裂的早期患者和诊断有困难的患者，可见一侧输卵管肿大，表面紫蓝色，腹腔内无出血或有少量出血。腹腔内大量出血或伴有休克者，禁做腹腔镜检查。

评估时重点判断患者疼痛的部位和性质，是否伴有内出血表现如恶心、呕吐和肛门坠胀等；是否引起生命体征改变，导致失血性休克；是否伴有感染的发生。

（三）心理 - 社会资料

因大出血和剧烈疼痛，患者及家属出现恐惧、焦虑；因妊娠失败可表现为自责、悲伤、忧郁，并担心未来的受孕能力，可出现自尊紊乱。

三、护理诊断 / 合作性问题

1. 组织灌注量不足　与腹腔内大量出血致休克有关。
2. 恐惧　与担心生命安危有关。
3. 自尊紊乱　与本次妊娠失败，担心今后的受孕能力有关。

四、护理目标

（1）患者出血得到及时控制，休克得到及时纠正。

（2）患者恐惧及悲哀感缓解，配合治疗。

（3）患者能以正常心态接受此次妊娠失败的现实。

五、护理措施

（一）一般护理

调节饮食，加强营养，提高抵抗力，保持大便通畅，防止便秘。卧床休息避免增加腹压的动作。注意外阴清洁，防止感染。

（二）心理护理

鼓励患者说出心理感受，同时向患者介绍治疗方法的必要性及可行性，并告知疾病的预后，消除患者的恐惧及悲哀心理，使其积极配合治疗和护理。允许家属陪伴，提供心理支持。

（三）病情观察

严密监测生命体征，每 10 ~ 15min 测血压、脉搏及呼吸 1 次，并记录。观察阴道流血量、色及性状，注意腹痛变化、部位、性质及伴随症状。

（四）治疗配合

配合医生做好辅助检查以明确诊断。需要手术治疗的患者要做好术前准备，开放静脉通道，抗休克处理。非手术治疗患者遵医嘱用甲氨蝶呤等杀胚药，直至 hCG 降至 5IU/L，一般需要治疗 3 ~ 4 周，注意观察药物的疗效和不良反应。非手术治疗患者如出现急性腹痛或肛门坠胀等，应立即报告医生，改行手术治疗。

（五）特殊护理

1. 大量内出血患者的护理　如下所述。

（1）抗休克护理：患者取休克卧位，保暖，吸氧，开放静脉通道，交叉配血，及时输血、输液，迅速补充血容量，维持生命安全。严密监测生命体征，每 10 ~ 15min 测量 1 次血压、脉搏、呼吸并记录，有条件的进行心电监护。记录 24h 液体出入量，防止急性肾功能衰竭。

（2）手术护理：做好急诊开腹手术前各项护理准备，如备皮、留置导尿管、做药物过敏试验，护送患者人手术室，做好术中护理配合。

（3）预防感染护理：术中严格无菌操作，术后应用抗生素，保持外阴清洁，每天会阴擦洗 2 次。注意观察体温及腹部伤口情况，及时发现感染征象。

2. 非手术治疗患者的护理　如下所述。

（1）饮食与休息：指导患者摄取足够的营养，尤其是富含铁及蛋白质的食物，如动物肝脏、鱼肉、豆类、绿叶蔬菜及黑木耳等，纠正贫血，增强患者的抵抗力。患者应绝对卧床休息，避免腹压增大，减少异位妊娠破裂的机会。在患者卧床期间，需提供相应的生活护理。保守治疗需 3 ~ 4 周，至 β-hCG 降为正常才能出院，因此要有耐心。

（2）严密观察病情：保守治疗的患者中有少部分可能会不成功，导致输卵管破裂或流产出血，因此要密切观察患者的生命体征、腹痛及阴道出血情况。应告诉患者病情发展的一些指征，如腹痛加剧、肛门坠胀感明显等，以便及时发现和处理。

（3）加强化疗的护理：化疗一般采用全身用药，也可采用局部用药。常用药物是甲氨蝶呤。其治疗机制为抑制滋养细胞增生、破坏绒毛，使胚胎组织坏死、脱落、吸收。不良反应表现为消化道反应、骨髓抑制以及白细胞下降等，可对症护理。

六、护理评价

（1）患者出血得到及时控制，休克症状缓解。

（2）患者恐惧缓解。

（3）患者接受妊娠失败的现实，为下次妊娠做计划。

七、健康教育

（1）做好个人卫生保健工作，防止发生盆腔感染。发生盆腔炎后，应及时彻底治疗。

（2）术后加强营养，注意休息，保持良好的卫生习惯，禁止性生活 1 个月。采取有效的避孕措施，制订康复计划。

（3）输卵管妊娠中约有 10% 的再发率和 50% ~ 60% 的不孕率，患者下次妊娠前应检查输卵管是否恢复畅通，妊娠后应排除异位妊娠，若发现异常应及时处理。

第三节　妊娠期高血压

一、疾病概要

妊娠期高血压疾病（hypertensive disorders in pregnancy）是妊娠期特有的疾病，包括妊娠期高血压、子痫前期、子痫、慢性高血压并发子痫前期以及妊娠合并慢性高血压。其中妊娠期高血压、子痫前期和子痫以往统称为妊娠高血压综合征。我国发病率为9.4% ~ 10.4%。本病命名强调生育期妇女发生高血压、蛋白尿与妊娠之间的因果关系。多数病例在妊娠期出现一过性高血压、蛋白尿，分娩后随即消失。该病严重影响母儿健康，是孕产妇及围生儿发病及死亡的主要原因之一。

妊娠期高血压疾病的基本病理生理变化是全身小血管痉挛。由于小血管痉挛，造成管腔狭窄，周围阻力增大，血管内皮细胞损伤，通透性增加，体液和蛋白质渗漏，从而出现血压升高、蛋白尿、水肿和血液浓缩等。全身各组织器官因缺血、缺氧而受到不同程度损害，严重时可导致抽搐、昏迷、脑水肿、脑出血，心肾衰竭、肺水肿，肝细胞坏死及被膜下出血，胎盘早期剥离，凝血功能障碍甚至弥散性血管内凝血等。

妊娠期高血压疾病的典型表现为妊娠20周后出现高血压、水肿和蛋白质，严重者出现抽搐或昏迷，心肾功能衰竭，威胁母儿生命。

妊娠期高血压疾病的治疗原则：休息、镇静、解痉，有指征地降压、利尿、密切监护母胎情况，适时终止妊娠。

二、护理评估

（一）健康史

妊娠期高血压疾病发病原因可能与以下因素有关：①初产妇；②孕妇年龄过小（年龄≤ 20岁）或高龄孕妇（年龄≥ 35岁）；③精神过度紧张或受刺激致使中枢神经系统功能紊乱者；④寒冷季节或气温变化过大；⑤有慢性高血压、慢性肾炎、糖尿病等病史者；⑥营养不良，如贫血、低蛋白血症者；⑦体形矮胖者，即体重指数[体重（kg）/身高（m）^{2}]>24者；⑨子宫张力过高（如羊水过多、双胎妊娠、糖尿病巨大儿等）者；⑨家族中有高血压史。

护士应详细询问患者孕前及妊娠20周前有无高血压、蛋白尿和（或）水肿及抽搐等征象；既往病史中有无原发性高血压、慢性肾炎及糖尿病等；有无家族史；此次妊娠经过，出现异常现象的时间及治疗经过。特别应注意有无头痛、视力改变、上腹不适等症状。

（二）身体状况

1. 妊娠期高血压疾病分类与临床表现（表7-2）　如下所述。

表7-2　妊娠期高血压疾病分类与临床表现

分类	临床表现
妊娠期高血压	妊娠期首次出现收缩压≥140mmHg和（成）舒张压>90mmHg，并于产后12周恢复正常，尿蛋白（－），少数患者可伴有上度部不适或血小板减少，产后方可确诊
子痫前期	
轻度	妊娠20周以后出现收缩压≥140mmHg和（或）舒张压≥90mmHg；尿蛋白>0.3g/24h或随机尿蛋白（＋）；可伴有上腹不适、头痛等症状
重度	血压持续升高：收缩压≥160mmHg和（或）舒张压≥110mmHg，尿蛋白>5.0g/24h或随机尿蛋白≥（+++）；血清肌酐≥10^6μmol/L，血小板<100x10^9/L；血LDH升高；血清ALT或AST升高；持续性头痛或其他脑神经或视觉障碍；持续性上腹不适等
子痫	子痫前期孕妇抽搐不能用其他原因解释
慢性高血压并发子痫前期	高血压孕妇妊娠20周以前无尿蛋白，若出现尿蛋白≥0.3g/24h；高血压孕妇妊娠20周后突然尿蛋白增加或血压进步升高或血小板<100x10^9/L

续表

分类	临床表现
妊娠合并慢性高血压	妊娠 20 周前收缩压≥ 140mmHg 和（或）舒张压≥ 90mmHg（除外滋养细胞疾病），妊娠期无明显加重；或妊娠 20 周后首次诊断高血压并持续到产后 12 周后

子痫多发生于妊娠晚期或临产前，称为产前子痫；少数发生于分娩过程中，称为产时子痫；约 25% 发生在产后 48h 内，称为产后子痫。子痫典型发作过程：先表现为眼球固定，瞳孔散大，头扭向一侧，牙关紧闭，继而口角及面部肌肉颤动，数秒后全身及四肢肌肉强直（背侧强于腹侧），双手紧握，双臂伸直，发生强烈的抽动。抽搐时呼吸暂停，面色青紫。持续 1 ~ 1.5min，抽搐强度减弱，全身肌肉松弛，随即深长吸气而恢复呼吸。抽搐期间患者神志丧失。病情转轻时，抽搐次数减少，抽搐后很快苏醒，但有时抽搐频繁且持续时间较长，患者可陷入深昏迷状态。抽搐过程中易发生唇舌咬伤、摔伤甚至骨折等多种创伤，昏迷时呕吐物可造成窒息或吸入性肺炎。

患者发生重度子痫前期或子痫时易导致并发症发生，常见有胎盘早剥、脑出血、心力衰竭、急性肾功能衰竭、DIC、胎儿窘迫、胎儿生长受限、死胎等。

2. 体征　如下所述。

（1）高血压：高血压是指持续血压升高至收缩压≥ 140mmHg 和（或）舒张压≥ 90mmHg。舒张压不随患者情绪变化而剧烈变化，是妊娠期高血压诊断和评估预后的一个重要指标。若间隔 4h 或 4h 以上的 2 次测量舒张压≥ 90mmHg，可诊断为高血压。

（2）尿蛋白：尿蛋白是指 24h 内尿液中蛋白含量≥ 300mg 或相隔 6h 的 2 次随机尿液蛋白浓度为 30mg/L（定性 +）。蛋白尿在 24h 内有明显波动，应留取 24h 尿做定量检测。留取尿液时避免阴道分泌物或羊水污染尿液。

（3）水肿：特点是自踝部逐渐向上延伸的凹陷性水肿，经休息后不缓解。水肿局限于膝以下为“+”，延及大腿为“++”，延及外阴及腹壁为“+++”，全身水肿或伴有腹水为“++++”。因水肿致体重异常增加是多数患者的首发症状。

3. 辅助检查　如下所述。

（1）尿常规检查：尿蛋白定性、定量检查，尿比重检查。根据 24h 尿蛋白定量确定病情严重程度。

（2）血液检查：测定血红蛋白、血细胞比容、血浆黏度、全血黏度以了解血液浓缩程度。重症患者应测定血小板计数、凝血时间，必要时测定凝血酶原时间、纤维蛋白原和鱼精蛋白副凝试验（3P 试验）等，以了解有无凝血功能异常。测定血电解质及二氧化碳结合力，以及时了解有无电解质紊乱及酸中毒。

（3）肝、肾功能测定：血清丙氨酸氨基转移酶、血清天门冬氨酸氨基转移酶、血尿素氮、肌酐等测定。

（4）眼底检查：眼底视网膜小动脉变化是反映妊娠期高血压疾病严重程度的一项重要参考指标。眼底检查可见眼底小动脉痉挛，动静脉管径比例可由正常的 2 ∶ 3 变为 1 ∶ 2，甚至 1 ∶ 4，出现视网膜水肿、渗出、出血，甚至视网膜剥离。

（5）其他检查：如心电图、超声心动图、胎盘功能、胎儿成熟度检查等，视病情而定，评估时注意分析患者的高血压和蛋白尿情况，特别应注意评估有无头痛、视力改变、上腹不适等自觉症状，这些是判断疾病严重程度的重要指标。同时要注意评估胎儿宫内的状况及患者有无并发症的发生。

（三）心理 – 社会资料

妊娠期高血压疾病症状不明显时，患者及家属往往表现出淡漠、不重视。当病情加重时患者因担心自己及胎儿的健康，又常表现出紧张和焦虑情绪。

三、护理诊断 / 合作性问题

1. 体液过多　与水钠潴留及营养不良性低蛋白血症有关。
2. 有母儿受伤的危险　与发生抽搐、昏迷及胎盘供血不足有关。
3. 潜在并发症　胎盘早剥、心力衰竭、急性肾功能衰竭、DIC、脑出血等。

四、护理目标

（1）水肿减轻或消失。

（2）患者病情得到控制，母儿受伤的危险性降低。

（3）患者病情缓解，未发生并发症，或并发症及时发现并处理。

五、护理措施

（一）一般护理

指导患者增加富含蛋白质、维生素、铁、钙及锌的食物，每日补充钙剂 2g。不限盐和液体摄入，但对于全身水肿者应适当限盐。保证充足的睡眠，取左侧卧位，每日休息不少于 10h。左侧卧位可减轻子宫对下腔静脉的压迫，使回心血量增加，改善子宫胎盘的血供。

（二）心理护理

鼓励患者说出心理感受，并对其表示理解。向患者说明本病是可逆的，在产后多能恢复正常。向患者解释治疗方法及护理措施，增强信心，使其积极配合治疗和护理。

（三）病情观察

观察生命体征，尤其是血压的变化；观察有无头晕、视物模糊、上腹不适等自觉症状的出现；观察患者有无腹痛或阴道流血，并注意腹壁的紧张度；水肿患者注意预防和观察压疮的发生；记录 24h 液体出入量，进行尿蛋白检查等；重症患者注意预防和观察并发症的发生；子痫前期患者产后 3 ~ 6 日高血压、蛋白尿等症状仍可出现甚至加剧，要加强监测。

（四）治疗配合

1. 妊娠期高血压　患者可以住院也可以在家治疗。注意休息，多左侧卧位。对于精神紧张或睡眠欠佳者可以使用镇静剂，如地西泮 2.5 ~ 5mg，每日 3 次。间断吸氧，改善机体供氧。加强饮食营养，保证充足的蛋白质、糖类和钙的摄入。密切监护母儿状况，每日测体重、血压，了解有无头痛、视物不清、上腹不适的症状，听胎心音，自数胎动了解胎儿宫内状况。如有异常应及时到医院就诊。

2. 子痫前期　应住院治疗，防止子痫及并发症发生。治疗原则是休息、镇静、解痉，有指征地降压、利尿，密切监测母胎状态、适时终止妊娠。遵医嘱按时给予药物治疗时，应明确药物的作用、用法，注意观察药物的疗效，并能识别药物不良反应，避免毒性作用的发生。

（1）解痉药物：首选硫酸镁。硫酸镁有预防子痫和控制子痫发作的作用，适用于先兆子痫和子痫。

1）作用机制：①镁离子能抑制运动神经末梢释放乙酰胆碱，阻断神经肌肉接头间的信息传导，使骨骼肌松弛；②镁离子刺激血管内皮细胞合成前列环素，抑制内皮素合成，降低机体对血管紧张素Ⅱ的反应，从而缓解血管痉挛状态；③镁离子通过阻断谷氨酸通道阻止钙离子内流，解除血管痉挛、减少血管内皮损伤；④镁离子可提高孕妇和胎儿血红蛋白的亲和力，改善氧代谢。

2）用药方法：司采用肌内注射或静脉给药。①静脉给药：首次负荷剂量 25% 硫酸镁 20mL 加于 10% 葡萄糖液 20mL 中，缓慢静脉注入，15 ~ 20min 推完，或者加于 5% 葡萄糖 100mL 快速静滴。然后将 25% 硫酸镁 60mL 加于 5% 葡萄糖液 500mL 静脉滴注，滴速 1 ~ 2g/h。②肌内用药：用法为 25% 硫酸镁 20mL 加 2% 利多卡因 2mL，臀肌深部注射，夜间给药时应用，睡前停用，肌内注射易出现局部肌肉疼痛，不易被患者接受。

3）硫酸镁毒性反应：正常孕妇血清镁离子浓度为 0.75 ~ 1mmol/L，治疗有效血清镁离子浓度 18 ~ 30mmol/L，若高于 3.5mmol/L 即可发生中毒症状。中毒首先表现为膝反射消失，继而全身肌张力减退及呼吸抑制，严重时心搏骤停。

4）用药注意事项：用药前及用药过程中应监测：①膝反射是否减弱或消失；②呼吸不少于 16 次 / min；③尿量每 24h 不少于 400mL 或每小时不少于 17mL；④备有硫酸镁解毒剂 10% 葡萄糖酸钙，出现毒性作用时立即停用硫酸镁，静脉注射 10% 葡萄糖酸钙 10mL，5 ~ 10min 推完，必要时可以每小时重复 1 次，直至呼吸、排尿和神经抑制恢复正常。

（2）镇静药物：可用于硫酸镁有禁忌或疗效不明显者，常用地西泮和冬眠合剂，分娩期应慎用，以免药物引起胎儿呼吸抑制。用药过程中注意卧床，监测血压，以免发生意外。

（3）降压药物：用于血压过高，特别是舒张压≥ 110mmHg 或平均动脉压≥ 140mmHg 者，预防胎盘早剥及脑出血的发生。选用的药物以不影响心搏出量、肾血流量及子宫胎盘灌注量为宜。常用药物有肼屈嗪、拉贝洛尔、硝苯地平等。注意监测血压情况，为了保证子宫胎盘血液灌注，血压不能低于 130/80mmHg。

（4）扩容药物：用于血液浓缩的患者。采用扩容治疗应严格掌握其适应证和禁忌证，并应严密观察患者的脉搏、呼吸、血压及尿量，防止肺水肿和心力衰竭的发生。常用的扩容剂有人血白蛋白、全血、平衡液和低分子右旋糖酐。

（5）利尿药物：用于全身性水肿、急性心力衰竭、肺水肿、脑水肿或血容量过多且伴有潜在性脑水肿者。常用药物有呋塞米、甘露醇。用药过程中应严密监测患者的水和电解质平衡情况以及药物的不良反应。

适时终止妊娠指征包括：①重度子痫前期患者经积极治疗 24 ～ 48h 无明显好转者；②重度子痫前期患者孕龄 >37 周；③重度子痫前期患者孕龄 <34 周，胎盘功能减退，胎儿成熟度检查胎儿已成熟者；④重度子痫前期患者孕龄 <34 周，胎盘功能减退，胎儿成熟度检查胎儿未成熟者，可用地塞米松促进胎肺成熟后终止妊娠；⑤子痫控制后 2h 可考虑终止妊娠；⑥妊娠期高血压、轻度子痫前期的孕妇可期待至足月终止妊娠。

终止妊娠的方式，根据具体情况选择剖宫产或阴道分娩。①引产：适用于病情控制后，宫颈条件成熟者。密切观察产程进展和疾病变化，若发现异常及时告知医生。尽量缩短第二产程，第三产程注意预防产后出血，禁用麦角新碱类药物。②剖宫产：适用于宫颈条件不成熟，不能在短期内经阴道分娩者；引产失败者；胎盘功能明显减退，或胎儿已有窘迫征象者。

（五）特殊护理

子痫患者的急救护理：

1. 协助医生控制抽搐　患者一旦发生抽搐，应尽快控制。硫酸镁为首选药物，必要时可加用强有力的镇静药物，同时使用 20% 甘露醇 250mL 快速静脉滴注降低颅内压。

2. 专人护理，防止受伤　在病床边加床档，防止抽搐、昏迷时坠地摔伤。子痫发生后，首先应保持呼吸道通畅，并立即给氧，用开口器或于上、下磨牙间放置一缠好纱布的压舌板，必要时用舌钳固定舌以防咬伤唇舌或致舌后坠的发生。患者仰卧头偏一侧，以防呕吐物吸入呼吸道或舌头阻塞呼吸道。必要时，用吸引器吸出喉部黏液或呕吐物，以免窒息。患者昏迷或未完全清醒时，禁止给予饮食和口服药，以防误入呼吸道而致吸入性肺炎。

3. 减少刺激，以免诱发抽搐　患者应安置于单人暗室，保持绝对安静，避免声、光刺激。一切治疗活动和护理操作尽量轻柔且相对集中，避免刺激患者。

4. 严密监护　密切注意血压、脉搏、呼吸、体温及尿量，记录出入量。详细观察记录病情、检查结果及治疗经过，为医生制定治疗方案提供依据。及时进行必要的血、尿化验和特殊检查，及早发现脑出血、肺水肿、急性肾衰竭等并发症。

5. 为终止妊娠做好准备　子痫发作后部分会自然临产，应严密观察及时发现产兆，并做好母子抢救准备。根据医嘱做好终止妊娠的准备。

六、护理评价

（1）患者水肿减轻或消失。

（2）患者病情得到控制，血压恢复正常，母儿无受伤。

（3）无并发症发生。

七、健康教育

（1）孕期指导合理饮食与休息：进食富含蛋白质、维生素、铁、钙、镁、硒、锌等微量元素的食物及新鲜蔬果，减少动物脂肪及过量食盐的摄入。每日补钙 1 ~ 2g 能有效降低妊娠期高血压疾病的发生。保持足够的休息和愉快心情，保证每天睡眠 10h，坚持左侧卧位。

（2）加强产褥期卫生保健，预防慢性高血压，告知患者高血压有持续可能，放出院后一定要定期复查血压，产后 12 周仍为高血压者，说明患者已发生慢性高血压，应长期用降压药控制血压。

（3）避孕 1 ~ 2 年，再次怀孕时早期应到高危门诊就诊检查，接受产前检查和孕期保健指导。

第四节　前置胎盘

一、疾病概要

正常胎盘附着于子宫体部后壁、前壁或侧壁。妊娠 28 周后若胎盘附着于子宫下段，甚至胎盘下缘达到或覆盖宫颈内口处，其位置低于胎儿先露部时，称为前置胎盘（placenta previa）。前置胎盘是妊娠晚期出血的主要原因之一，是妊娠期的严重并发症，若处理不当可危及母儿生命。前置胎盘的发病率，国内报道为 0.24% ~ 1.57%。

妊娠晚期子宫峡部逐渐拉长形成子宫下段，但附着于子宫下段及宫颈内口的胎盘不能相应伸展，与其附着处错位而发生剥离，致血管破裂而出血。阴道流血时间的早晚、反复发作的次数、流血量的多少与前置胎盘的类型有关。按胎盘边缘与子宫颈内口的关系，前置胎盘可分为完全性前置胎盘、部分性前置胎盘、边缘性前置胎盘（图 7–4）。

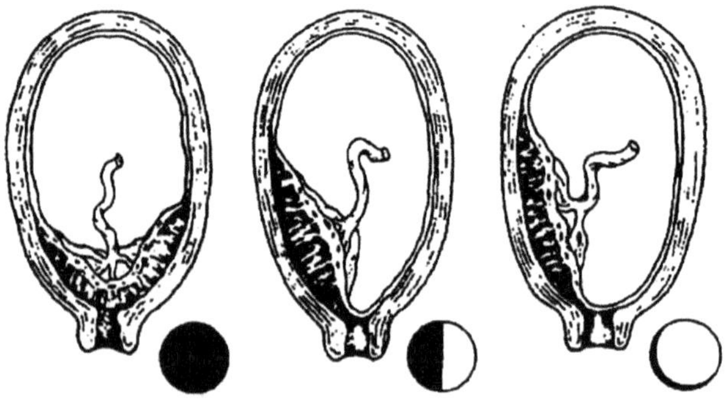

图 7–4　前置胎盘的类型

1. 完全性前置胎盘（complete placenta previa）　子宫颈内口全部为胎盘组织所覆盖，又称中央性前置胎盘。

2. 部分性前置胎盘（partial placenta previa）　子宫颈内口部分为胎盘组织所覆盖，出血情况介于完全性前置胎盘和边缘性前置胎盘之间。

3. 边缘性前置胎盘（marginal placenta previa）　胎盘附着于子宫下段，边缘不超越子宫颈内口。前置胎盘的典型症状是妊娠晚期或临产时，突发性无诱因、无痛性、反复阴道流血。患者可因大量阴道出血导致出血性休克和胎儿死亡。前置胎盘的处理原则是止血、抑制宫缩、纠正贫血和预防感染。根据患者的一般情况、孕期、胎儿成熟度、出血量及产道条件等综合分析，制订具体方案，是期待疗法还是终止妊娠。

二、护理评估

（一）健康史

病因目前尚不明确，可能与以下原因有关。

1. 子宫内膜病变　当子宫内膜有过损伤或瘢痕(如产褥感染、多产、剖宫产或多次刮宫、子宫内膜炎)，可引起子宫内膜病变，使子宫蜕膜血管生长不良、营养不足，胎盘为摄取足够的营养而扩大面积，伸展到子宫下段，形成前置胎盘。

2. 胎盘面积过大或胎盘形状异常　多胎妊娠或巨大儿形成过大面积的胎盘，伸展至子宫下段或遮盖宫颈内口；或有副胎盘延伸至子宫下段。

3. 受精卵发育迟缓　当受精卵到达宫腔时，因其尚未达到植入条件而继续下移植入子宫下段，在该处生长发育而形成前置胎盘。

4. 宫腔形态异常　子宫畸形或子宫肌瘤等使宫腔的形态改变致胎盘附着在子宫下段。

5. 其他　有报道吸烟、吸毒者可引起胎盘的血流减少，缺氧使胎盘代偿性增大，从而增加前置胎盘的危险。

评估时除个人健康史外，在孕产史中尤其注意识别有无剖宫产术、人工流产术及子宫内膜炎等前置胎盘的易发因素；此外，妊娠过程中特别孕 28 周后，是否出现无痛性、无诱因、反复阴道流血症状，并详细记录具体经过及医疗处理情况。

（二）身体状况

1. 症状　妊娠晚期或临产时，突发性无诱因、无痛性阴道流血是前置胎盘的典型症状。出血的时间及量因前置胎盘不同类型而不同。中央性前置胎盘发生初次出血的时间早，在妊娠 28 周左右，反复出血的次数频繁，量较多，有时一次大量阴道流血即可使患者陷入休克状态。边缘性前置胎盘初次出血发生较晚，多于妊娠 37 ~ 40 周或临产后，量也较少。部分性前置胎盘介于两者之间，反复多次或大量阴道流血，可致患者出现贫血，贫血程度与阴道流血量成正比，出血严重者可发生出血性休克。前置胎盘患者常见的并发症有胎儿窘迫、早产、产时或产后出血、植入性胎盘和产褥感染。

2. 体征　腹部检查：子宫大小与停经月份一致，胎方位清楚，胎先露高浮，约 1/3 患者出现胎位异常，其中以臀先露较为多见。胎心音可以正常，也可因患者失血过多致胎心音异常或消失。前置胎盘位于子宫下段前壁时，可于耻骨联合上方听到胎盘血管杂音。临产时检查，宫缩为阵发性，间歇期子宫肌可以完全放松。

3. 辅助检查　如下所述。

（1）超声检查：B 型超声可清楚看到子宫壁、胎头、宫颈和胎盘的位置，胎盘定位准确率达 95% 以上，可反复检查，是目前最安全、有效的首选方法。但是在妊娠中期 B 型超声检查提示前置胎盘者，一般不诊断为前置胎盘，而称为胎盘前置状态，因为妊娠中期胎盘面积占宫腔面积的 1/2，到妊娠晚期减少到 1/3 ~ 1/4，所以胎盘位置有可能改变为正常。

（2）产后检查胎盘及胎膜：胎盘的前置部分可见陈旧血块附着，呈黑紫色或暗红色；若胎膜破口处距胎盘边缘小于 7cm，则为前置胎盘。

评估时注意判断患者是哪种类型的前置胎盘，阴道流血量有多少，是否会导致失血性休克，胎儿有无宫内窘迫情况，是否有感染征象发生，有无子宫收缩等产兆发生。

（三）心理 – 社会资料

患者及其家属可因突然阴道流血而感到恐惧或焦虑，既担心患者的健康，更担心胎儿的安危，可表现为恐慌、紧张、手足无措等。

三、护理诊断 / 合作性问题

1. 潜在并发症　出血性休克、早产。
2. 有感染的危险　与胎盘剥离面靠近子宫颈口，细菌易经阴道上行感染有关。
3. 有受伤的危险（胎儿）　与产妇大出血缺氧导致胎儿窘迫或早产儿发育不成熟有关。

四、护理目标

（1）患者出血能得到控制，生命体征稳定，未发生早产。

（2）患者未发生感染。

（3）胎儿平安。

五、护理措施

（一）一般护理

期待疗法期间多食高蛋白及含铁丰富的食物，如动物肝脏、绿叶蔬菜以及豆类等，纠正贫血，增强机体抵抗力，促进胎儿发育。住院观察，绝对卧床休息，尤以左侧卧位为佳，并定时间断吸氧，每日3次，每次1h，以提高胎儿血氧供应。此外，还需避免各种刺激，以减少出血机会。医护人员进行腹部检查时动作要轻柔，禁做阴道检查及肛查。

（二）心理护理

鼓励患者及家属说出心中的焦虑、恐惧和担心的感受，认真解释期待疗法的目的，增加患者的信心和安全感，使其积极配合治疗和护理。

（三）病情观察

严密观察并记录患者生命体征，阴道流血的量、色、气味及一般状况，监测胎儿宫内状态，观察有无规律宫缩等产兆发生，发现异常及时报告医师并配合处理。

（四）治疗配合

配合医生做好辅助检查以明确诊断。需要剖宫产手术治疗的患者要做好术前准备，开放静脉通道，抗休克处理。可以经阴道分娩者可予试产。人工破膜后，胎头下降可压迫胎盘前置部位而止血，并可促进子宫收缩加快产程。若破膜后胎先露部下降不理想，仍有出血或分娩进展不顺利，应立即改行剖宫产术。

（五）特殊护理

1. 期待疗法护理　期待疗法适用于孕周 <34 周、胎儿体重 <2 000g、胎儿存活、阴道流血量不多、母儿一般情况良好者。期待疗法时主要给予止血、抑制宫缩、促进胎肺成熟、预防感染处理。护理时应注意：

（1）观察病情：监测生命体征，密切观察阴道流血量，定时听取胎心音，必要时进行胎儿电子监护，发现异常及时通知医生。

（2）预防早产：指导患者取左侧卧位或前置胎盘的同侧卧位，绝对卧床休息，血止后方可轻微活动，禁止性生活；每日间断吸氧，每次20min，提高胎儿血氧供应；保持平和心态，必要时给予地西泮等镇静剂。应用宫缩抑制剂，常用药物有硫酸镁、羟苄羟麻黄碱、沙丁胺醇等。

（3）提高胎儿存活率：估计孕妇近日需终止妊娠者，若胎龄 <34 周，应促进胎儿肺成熟。地塞米松每次6mg，每日2次，肌内注射，连用2日，有利于减少产后新生儿呼吸窘迫综合征的发生。情况紧急时，可羊膜腔内注入地塞米松10mg。妊娠35周以后，子宫生理性收缩频率增加，前置胎盘出血率随之上升，因此期待治疗至36周，各项指标均说明胎儿已成熟者，可适时终止妊娠。

2. 终止妊娠患者的护理　终止妊娠指征：孕妇反复发生多量出血甚至休克者，无论胎儿成熟与否，为了母亲安全应终止妊娠；胎龄 <36 周，出现胎儿窘迫者；出血量多危及胎儿生命；胎龄≥ 36 周；胎儿成熟度检测提示胎肺已成熟；胎儿已死亡或出现难以存活的畸形者。剖宫产是处理前置胎盘主要的手段，术前应积极纠正贫血、预防感染、备血、做好处理产后出血及抢救新生儿的准备。阴道分娩仅适用于边缘性前置胎盘，估计短时间内能结束分娩的经产妇。

（1）抗休克护理：患者取休克卧位，保暖，吸氧，开放静脉通道，交叉配血，及时输血、输液，迅速补充血容量，维持生命安全。严密监测生命体征，每10 ~ 15min测量1次血压、脉搏、呼吸并记录，有条件的进行心电监护。记录24h液体出入量，防止急性肾功能衰竭。

（2）预防感染护理：术中严格无菌操作，术后保持外阴清洁，每天2次会阴擦洗，每次大小便后及时清洗会阴。术后应用抗生素，注意观察体温及腹部伤口情况。复查血常规，及时发现感染征象。

（3）手术护理：做好急诊剖宫产手术前各项护理准备。备血，备皮，留置导尿管，做药物过敏试验，护送患者入手术室，做好术中护理配合。

六、护理评价

（1）患者出血得到控制，生命体征稳定。

（2）患者无并发症发生。

（3）体温正常，无感染征象发生。

七、健康教育

（1）计划受孕的妇女应戒烟、戒毒，避免被动吸烟。搞好计划生育，避免多产、多次刮宫或引产，预防感染，减少子宫内膜损伤和子宫内膜炎的发生。

（2）强调适时、必要的产前检查，对妊娠期出血，无论量多少均应就医，做到及时诊断、正确处理。

（3）产褥期禁止盆浴、性交，保持身体清洁舒适，防止感染。做好计划生育的指导工作，产后 42 日复诊。

第五节　胎盘早剥

一、疾病概要

妊娠 20 周后或分娩期，正常位置的胎盘在胎儿娩出前，部分或全部从子宫壁剥离，称为胎盘早剥（placental abruption）。胎盘早剥是妊娠晚期的一种严重并发症，往往起病急、进展快，若处理不及时，可危及母儿生命。胎盘早剥的发病率国内报道为 0.46% ~ 2.1%。胎盘早剥的主要病理变化是各种原因导致底蜕膜出血，形成胎盘后血肿，引起胎盘自附着处剥离。按病理生理变化特点，分为显性剥离（外出血）、隐性剥离（内出血）和混合性出血 3 种类型（图 7-5）。

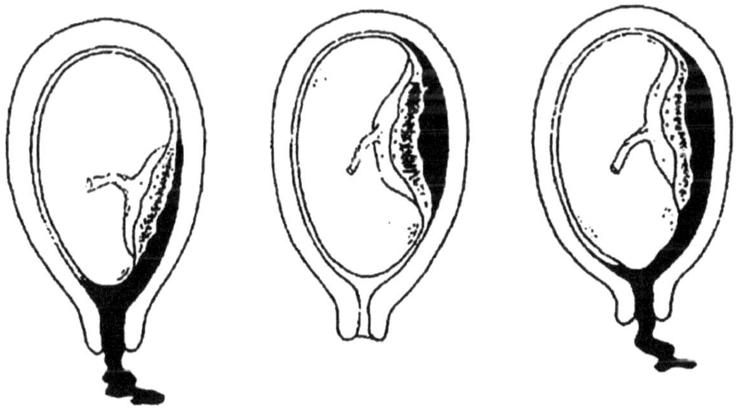

A. 外出血型　　B. 内出血型　　C. 混合性出血

图 7-5　胎盘早剥的类型

严重的胎盘早剥可能发生凝血功能障碍，因为剥离处的胎盘绒毛和蜕膜可释放大量的组织凝血活酶，进入母体血液循环，激活凝血系统而发生弥散性血管内凝血（DIC）。内出血严重时，血液向子宫肌层内浸润，引起肌纤维分离、断裂、变性，此时子宫表面呈紫蓝色瘀斑，尤其在胎盘附着处更明显，这种情况称为子宫胎盘卒中。子宫肌层由于血液浸润，收缩力减弱，可导致产后出血。尤其合并 DIC 时，更容易出现难以纠正的产后出血和急性肾衰竭。

胎盘早剥主要表现为妊娠晚期持续性腹痛，伴或不伴阴道流血，病情的严重程度与剥离面的大小及剥离的类型有关。

胎盘早剥的处理原则是纠正休克、及时终止妊娠、防治并发症。终止妊娠的方法根据胎次、早剥的严重程度、胎儿宫内状况及宫口开大等情况而定。

二、护理评估

（一）健康史

病因目前尚不十分清楚，其发病可能与以下因素有关。

1. 血管病变　如妊娠期高血压疾病、慢性高血压、慢性肾脏疾病等可致底蜕膜螺旋小动脉痉挛或硬化，引起远端毛细血管缺血坏死以致破裂出血，血液流至底蜕膜层形成血肿，导致胎盘自子宫壁剥离。

2. 机械性因素　如腹部受撞击、挤压，摔伤或行外倒转术纠正胎位时动作粗暴等，可造成血管破裂而发生胎盘早剥。此外，脐带过短或因脐带绕颈、绕体等相对较短时，分娩过程中胎儿下降牵拉脐带也能造成胎盘早剥。

3. 子宫静脉压突然升高　妊娠晚期或临产后，患者长时间仰卧位，增大的妊娠子宫压迫下腔静脉可使子宫静脉淤血，静脉压升高，导致蜕膜静脉床淤血或破裂，造成胎盘早剥。

4. 子宫内压力突然下降　羊水过多，破膜时，羊水流出过快；双胎分娩第一个胎儿娩出过快，均可使子宫收缩致宫腔缩小而发生胎盘错位引起剥离。

5. 其他　吸烟、吸毒、营养不良、子宫肌瘤（尤其是胎盘附着部位肌瘤）等与胎盘早剥有关。

注意询问有无胎盘早剥的高危因素，如慢性高血压、慢性肾脏疾病、外伤等病史。并注意了解孕产史及本次妊娠过程中有无阴道流血、腹痛、急性失血或休克等情况出现。

（二）身体状况

胎盘早剥的临床特点是妊娠晚期突然发生的腹部持续性疼痛伴或不伴阴道流血。腹痛程度与胎盘后积血多少呈正相关。

根据病情严重程度，Sher 将胎盘早剥分为 3 度。

Ⅰ度：多见于分娩期，胎盘剥离面小，患者常无腹痛或轻微腹痛，贫血体征不明显。腹部检查见子宫软，大小与妊娠周数相符，胎位清楚，胎心率正常。产后检查见胎盘母体面有凝血块或压迹。

Ⅱ度：胎盘剥离面为胎盘面积的 1/3 左右。主要症状是突然发生持续性腹痛、腰酸或腰背痛，疼痛程度与胎盘后积血量成正比。无阴道流血或流血量不多，贫血程度与阴道流血量不相符。腹部检查见子宫大于妊娠周数，子宫底随胎盘后血肿增大而升高。胎盘附着处压痛明显（胎盘位于子宫后壁则不明显），宫缩有间歇，胎位可扪及，胎儿存活。

Ⅲ度：胎盘剥离面超过胎盘面积的 1/2，临床表现较Ⅱ度重，患者可出现恶心、呕吐、面色苍白、四肢湿冷、脉搏细数、血压下降等休克症状，休克程度大多与阴道流血量不成正比。腹部检查子宫硬如板状，宫缩间歇期不能松弛，胎位扪不清，胎心消失。如患者无凝血功能障碍属Ⅲ a，有凝血功能障碍属Ⅲ b。

胎盘早剥可发生严重的并发症，主要为DIC、出血性休克、产后出血、急性肾衰竭、羊水栓塞、胎儿窘迫、早产和死胎。

（三）辅助检查

1. B 型超声检查　正常位置的胎盘 B 型超声图像应紧贴子宫体部后壁、前壁或侧壁，若胎盘与子宫壁之间有血肿，可在胎盘后方出现液性低回声区，暗区常不止一个，并见胎盘增厚。

2. 实验室检查　主要了解患者贫血程度及凝血功能。并发 DIC 时进行筛选试验（血小板计数、凝血酶原时间、纤维蛋白原测定），结果可疑者可做纤溶确诊试验（凝血酶时间、优球蛋白溶解时间、血浆鱼精蛋白副凝试验）。情况紧急时可抽取肘静脉血 2mL 于一干燥试管中，轻叩管壁，7min 后无凝血块形成或形成易碎的软凝血块，表明凝血功能障碍。

评估时注意分析患者属于哪种类型的胎盘早剥，病情严重程度属于哪度，是否出现出血性休克表现，有无胎儿窘迫，有无肾功能衰竭、凝血功能障碍等并发症。

（四）心理 – 社会资料

因反复大量出血，患者感到自身和胎儿的生命受到威胁，并由于可能切除子宫而表现出紧张、害怕甚至恐惧。

三、护理诊断 / 合作性问题

1. 组织灌注量不足 与大量出血有关。
2. 潜在并发症 弥散性血管内凝血、急性肾功能衰竭、产后出血。
3. 恐惧 与担心自身及胎儿生命安全有关。

四、护理目标

（1）患者出血能得到控制，生命体征稳定。
（2）无凝血功能障碍、产后出血和急性肾衰竭等并发症发生。
（3）恐惧及悲哀情绪减轻，积极配合治疗和护理。

五、护理措施

（一）一般护理

指导患者进食高蛋白、高热量、高维生素、富含铁剂的食物，嘱患者绝对卧床休息，取左侧卧位，做好床边护理。

（二）心理护理

解除恐惧心理，鼓励患者说出心里的感受，解释病情及救护措施，使患者增强信心，积极配合治疗及护理。提供心理支持，患者因病情严重失去胎儿或因子宫切除而悲伤时，允许家人陪伴，要将患者安排在没有新生儿的病房，以免触景生情。

（三）病情观察

严密监测患者的血压、脉搏、呼吸、心率、尿量并记录。观察阴道出血量、颜色、性状、有无凝血块、出血量与失血程度是否相符。注意子宫的高度与妊娠月份是否相符，判断宫缩强度。检查胎方位是否清楚，胎心率是否正常，有无胎儿窘迫的表现。

（四）治疗配合

1. 经阴道分娩 轻型患者一般情况良好，宫口已扩张，估计短时间内能结束分娩，可考虑经阴道分娩。可行人工破膜。必要时静脉滴注缩宫素促进产程进展。产程中应密切观察心率、血压、宫底高度、阴道流血量以及胎儿宫内状况，一旦发现病情加重或出现胎儿窘迫征象，应行剖宫产结束分娩。

2. 剖宫产 剖宫产适用于重型胎盘早剥特别是初产妇，不能在短时间内结束分娩者；出现胎儿窘迫征象，需抢救胎儿者；产妇病情恶化，胎儿已死，但不能立即分娩者；破膜后产程无进展者。剖宫产取出胎儿与胎盘后，立即注射宫缩素并按摩子宫。发现有子宫胎盘卒中，配以按摩子宫和热盐水纱垫湿热敷子宫，多数子宫收缩转好。若宫缩无法恢复，发生难以控制的大出血，可在输血的同时行子宫次全切除术。

3. 防治并发症 观察患者有无出血倾向，检查凝血功能，判断有无凝血功能障碍。观察尿量，肾功能检查有无肾功能衰竭，发现异常及时通知医生。观察子宫收缩情况，及时发现子宫胎盘卒中，应用宫缩素增强宫缩，必要时行子宫切除术。

六、护理评价

（1）患者出血得到控制，生命体征稳定。
（2）患者未发生并发症。
（3）患者恐惧及悲哀情绪减轻。

七、健康教育

（1）鼓励孕妇在妊娠晚期适量活动，避免长时间仰卧；避免腹部外伤等，防止胎盘早剥。

（2）产后注意纠正贫血，预防感染。根据产妇情况指导是否给予母乳喂养。对死产者，指导产妇采取退乳措施，产后 42 天到产科门诊复查。

第八章 传染疾病的护理

第一节 猩红热

猩红热是由A组β型溶血性链球菌所引起的急性呼吸道传染病，临床以发热、咽峡炎、全身弥漫性鲜红色皮疹和疹退后皮肤脱屑为特征。少数人病后可出现变态反应性心、肾、关节损害。

一、病原学

A组β型溶血性链球菌，革兰染色阳性。初从体内检出时带有荚膜，无芽孢和鞭毛。根据其菌体细胞壁上所含组织特异性抗原（C抗原）的不同，可分为A–U（无I、J）19个组，A组是猩红热的主要病原体。

A组β型溶血性链球菌的致病力来源于细菌及其产生的毒素和蛋白酶类。细菌产生的毒素有：①红疹毒素，能致发热和皮疹，还抑制吞噬系统功能，影响T细胞功能及触发施瓦兹曼反应（内毒素出血性坏死）；②链球菌溶血素，有溶解红细胞、杀伤白细胞、血小板及损伤心脏的作用。产生的蛋白酶：①链激酶，可溶解血块并阻止血浆凝固；②透明质酸酶，能溶解组织间的透明质酸，利于细菌在组织内扩散；③链道酶，能裂解DNA；④烟酰胺腺嘌呤二核苷酸酶，可损伤含有这种成分的组织和细胞；⑤血清浑浊因子，可使马血清浑浊。

A组β型溶血性链球菌对热及干燥的抵抗力较弱，56℃加热30分钟或一般消毒剂均可将其杀灭，但在痰及脓液中可生存数周。

二、流行病学

（一）传染源

主要为患者和带菌者，猩红热患者于发病前24小时至出疹期传染性最强。其他由乙型溶血性链球菌引起的扁桃体炎、咽峡炎、中耳炎、丹毒等也可引起传播。

（二）传播途径

主要经空气飞沫传播。个别情况下，也可由皮肤伤口或产妇产道侵入而引起“外科猩红热”或“产科猩红热”。偶可通过污染的牛奶或其他食物传播。

（三）易感人群

人群普遍易感。感染后可产生抗菌免疫、抗毒素免疫，但抗菌免疫有特异性，且亚型间多无交叉免疫。由于红疹毒素有5种血清型，其间无交叉免疫，而且近年猩红热轻型较多，早期应用抗生素使病后免疫不充分，故患猩红热后仍可再患。

（四）流行特征

全年均可发病，以冬春季节多见。学龄儿童发病率最高，1岁以下及50岁以上者少见。本病多流行于温、热带，我国北方地区发病较多。

三、临床表现

潜伏期为1～7日，一般为2～3日。

1. 普通型

（1）发热：持续性发热，体温可达 39℃。

（2）咽峡炎：咽痛、吞咽痛，局部可有脓性渗出液。

（3）皮疹：发热后 24 小时内开始发疹，始于耳后、颈部及上胸部，然后迅速蔓及全身。为“鸡皮样”粟粒状皮疹，暗红色，压之褪色，腋下、肘窝等处出现“帕氏线”，病初出现“草莓舌”，后期出现“杨梅舌”。皮疹 48 小时达高峰然后按出疹顺序开始消退，2 ~ 3 日内退尽，重者可持续1周左右。疹退后开始脱屑，可呈片状脱皮，手、足掌、指（趾）处可呈套状，而面部、躯干部常为糠屑状。

2. 脓毒型　脓毒型主要表现为咽部严重的化脓性炎症，细菌扩散到附近组织，引起颈淋巴结炎、中耳炎和鼻窦炎等。亦可侵入血循环引起败血症及迁徙性化脓性病灶，目前已罕见。

3. 中毒型　患者毒血症症状明显，高热可达 40% 以上，头痛和呕吐均严重，可出现意识障碍。皮疹多而重，出血性皮疹增多。可很快出现低血压及中毒性休克。休克后皮疹褪色成隐约可见。咽部炎症不明显。

4. 外科型　外科型包括产科型，病原菌从伤口或产道侵入而致病，故没有咽峡炎。皮疹首先出现在伤口周围，然后向全身蔓延。一般症状较轻，预后也较好。可从伤口分泌物中培养出病原菌。

四、辅助检查

1. 血常规检查　白细胞计数增加，多达（10 ~ 20）$\times 10^9$/L，中性粒细胞比例常在 80% 以上，严重患者可出现中毒颗粒。嗜酸性粒细胞在出疹后增多，可占 5% ~ 10%。

2. 尿常规检查　尿常规检查一般无明显异常，若发生肾脏变态反应时，则出现尿蛋白增加并出现红细胞、白细胞和管型。

3. 血清学检查　可用免疫荧光法检测咽拭子涂片进行快速诊断。

4. 病原学检查　咽拭子或其他病灶分泌物培养有 β 型溶血性链球菌生长可确诊。亦可用免疫荧光法检测咽拭子涂片进行快速诊断。

五、治疗原则

1. 病原治疗　早期给予病原治疗可缩短病程，减少并发症。青霉素为首选药物，对青霉素过敏者可用红霉素或复方磺胺甲噁唑。

2. 对症治疗　中毒型或脓毒型猩红热，中毒症状明显，除应用大剂量青霉素外，还可给予肾上腺皮质激素。发生休克者，同时给予抗休克治疗。

3. 并发症治疗　除针对风湿病、肾小球肾炎和关节炎的相应治疗外，还可给予抗生素进行病原治疗。

六、护理评估

（一）健康史

（1）注意发病季节，询问周围有无类似病例。

（2）询问患者发病情况，有无发热，热型及持续时间。

（3）患者出疹时间及皮疹特征。

（4）患者有无咽部不适。

（二）身体状况

（1）生命体征：注意患者的血压、脉搏、呼吸、体温是否正常。

（2）注意皮疹的变化。

（3）注意患者有无其他部位的化脓性病灶。

（4）注意患者恢复期的脱皮情况。

（三）心理 – 社会状况

因为咽部疼痛，引起进食困难，皮疹的出现，引起患者焦虑、恐惧的心理。

七、护理诊断

（1）发热　与A组 β 型溶血性链球菌感染有关。

（2）皮肤黏膜完整性受损　与皮疹、脱皮有关。

（3）疼痛、咽痛　与咽及扁桃体炎症有关。

（4）潜在并发症：急性肾小球肾炎　与变态反应有关。

八、护理措施

（一）隔离

采取呼吸道隔离至症状消失，咽拭子培养连续3次阴性后方可解除隔离。患者的日常用具应至少曝晒30分钟，食具要煮沸消毒。患者痊愈后，要进行一次彻底消毒，玩具、家具要用肥皂水或甲酚皂液擦洗一遍，不能擦洗的，在户外暴晒1～2小时。

（二）休息

急性期嘱患者绝对卧床休息2～3周，协助做好一切生活护理。保持病室清洁安静。

（三）饮食

给予营养丰富、含大量维生素且易消化的流质或半流质饮食，恢复期改半流质或软食，有肾炎者低盐饮食。供给充足的水分，以利散热及排泄毒素。因高热进食少，中毒症状严重者可给予静脉补液。

（四）病情观察

（1）注意体温变化，咽痛症状及咽部分泌物变化，观察有无其他部位化脓性病灶。

（2）注意皮疹变化。

（3）注意定时检查尿常规，注意血压变化，有无尿量减少等，以便及时发现肾损害。

（五）皮肤护理

观察皮疹的性质、分布、数量等；出疹期患儿皮肤瘙痒，应剪短指甲，避免抓挠，可涂炉甘石洗剂或止痒乙醇，穿柔软棉质内衣；出现带脓头的粟粒疹或皮疹破损时，应予局部消毒，有出血或渗出时，应予包扎；皮疹脱屑干燥时，可涂液状石蜡等；大片脱皮时可用剪刀小心剪除，不得强行剥离，以避免疼痛和感染。

（六）咽痛护理

注意咽痛的程度，保持口腔卫生，协助患者饭后、睡前漱口，可用温生理盐水或稀释2～5倍的朵贝尔溶液，每天4～6次。多饮温热的流质，避免刺激性的食物和饮料。遵医嘱使用锡类散、西瓜霜喷雾剂消炎止痛。

（七）用药护理

遵医嘱用药。应用青霉素治疗时，应注意观察药物疗效及有无不良反应。应用复方磺胺甲噁唑时，要注意监测患者的血常规以及肝肾功能，嘱患者多饮水，防止结晶尿的发生。同时，还应注意每2～3天查尿常规一次，以发现长疗程或高剂量应用复方磺胺甲噁唑药物可能发生的结晶尿。

（八）心理护理

患儿及家长易产生恐惧感和焦虑心理，需要医护人员增强同情心，耐心解释，详细讲解猩红热的护理要点，消除患儿及家长的恐惧心理，积极配合治疗，早日康复。

九、健康教育

（1）进行预防本病的健康教育，应采取综合性预防措施。

（2）近年来，猩红热以轻型多见，患者可在家中治疗及护理，应讲解本病的有关知识、用药知识和隔离方面的知识，对发热及皮疹的护理方法给予具体指导。

（3）注意潜在并发症，其中以急性肾小球肾炎多见，应注意每周查1次尿常规，以便及时发现、早期治疗。

十、预防

1. 隔离患者　住院或家庭隔离至咽拭子培养3次阴性，且无化脓性并发症出现，可解除隔离（自治疗日起不少于7日）。收患者时，应按入院先后进行隔离。咽拭子培养持续阳性者，应延长隔离期。

2. 接触者的处理　儿童机构发生猩红热患者时，应严密观察接触者（包括儿童及工作人员）7日。认真进行晨间检查，有条件可做咽拭子培养。对可疑猩红热、咽峡炎患者及带菌者，都应给予隔离治疗。疾病流行期间，儿童应避免到公共场所活动。

第二节　流行性脑脊髓膜炎

流行性脑脊髓膜炎简称流脑，为世界性的流行病，是由脑膜炎奈瑟菌（Nm）引起经呼吸道传播的急性化脓性脑膜炎。其主要临床表现是突发高热、剧烈头痛、频繁呕吐，皮肤黏膜瘀点、瘀斑及脑膜刺激征，严重者可有败血症休克和脑实质损害，常可危及生命。部分患者暴发起病，可迅速死亡。

一、病原学

脑膜炎奈瑟菌（Nm）又称脑膜炎球菌，属奈瑟菌属，为革兰阴性双球菌，菌体呈肾形或豆形，凹面相对成双排列，亦可四个菌相连。该菌仅存在于人体，可在带菌者鼻咽部及患者血液、脑脊液、皮肤瘀点中发现。在脑脊波及瘀点涂片中，该菌多见于中性粒细胞内，仅少数在细胞外。本菌为专性需氧菌，营养要求高，在普通培养甚上不能生长，常用巧克力色血琼脂平板，在5% ~ 10%CO_2、pH 7.4 ~ 7.6下最易生长。本菌体外生活力及抵抗力均很弱，对干燥、寒、热和常用消毒剂均很敏感，温度低于30C℃或高于50℃时皆易死亡。

二、流行病学

（一）传染源

带菌者和流脑患者是本病的传染源。患者在潜伏期末期和急性期均有传染性，传染期多不超过发病后10天，且治疗后细菌很快消失，故患者作为传染源的意义远不如带菌者重要。

（二）传播途径

经呼吸道传播，病原菌主要是通过咳嗽、喷嚏等经飞沫直接从空气中传播。由于本菌在外界生活力极弱，故很少间接传播。但同睡、怀抱、喂奶、接吻等密切接触，对2岁以下婴幼儿传染本病有重要意义。

（三）易感人群

人群普遍易感，6个月以内的婴儿可自母体获得免疫而很少发病；成人则已在多次流行过程中经隐性感染而获得免疫，故儿童发病率高，以5岁以下儿童尤其是6个月至2岁的婴幼儿发病率最高。人感染后可对本群病原菌产生持久免疫力；各群间有交叉免疫，但不持久。

（四）流行特征

本病全年均可发生，但有明显季节性，多发生在11月至次年5月，3、4月为高峰期。人感染后可产生特异性免疫，但随着人群免疫力下降及新易感者逐渐增加，使本病呈周期性流行，一般每3 ~ 5年小流行，7 ~ 10年大流行。但由于在易感者中普遍进行预防接种，可打破此周期性流行。国内流脑患者减少，自20世纪90年代以来，非洲国家及蒙古发生流脑流行，发病率高达（80 ~ 395）/110万。

三、临床表现

潜伏期一般为2 ~ 3日，最短1日，最长7日。按病情可分为以下各型：

1. 普通型

（1）前驱期（上呼吸道感染期）：为1 ~ 2日，可有低热、咽痛、咳嗽等上呼吸道感染症状。多数患者无此期表现。

（2）败血症期：起病急，突发寒战、高热，体温 39 ~ 40℃，伴头痛、精神萎靡、全身乏力及关节疼痛、食欲缺乏、呕吐等毒血症状。婴幼儿常表现为哭闹、拒食、烦躁不安、皮肤感觉过敏和惊厥。70% ~ 90% 的患者于发病后数小时出现皮肤、眼结膜或软腭黏膜瘀点或瘀斑，大小 1 ~ 2mm，鲜红色，随后变成紫红色，严重者发展至全身皮肤，且迅速融合成大片皮下出血，中央因血栓形成而呈紫黑色坏死或大疱，是本期特征性表现。约 10% 患者可见口周单纯疱疹或脾大。多于 1 ~ 2 天内发展至脑膜炎期。

（3）脑膜炎期：除高热及毒血症状持续，瘀点、瘀斑继续存在外，主要表现为神经系统症状，如剧烈头痛、频繁呕吐、烦躁不安、血压升高、脑膜刺激征阳性，严重者可出现谵妄、意识障碍及抽搐。多于2 ~ 5 天内进入恢复期。

（4）恢复期：经治疗后患者体温逐渐降至正常，皮肤黏膜瘀点、瘀斑逐渐消失，神志逐渐清楚，神经系统体征也逐渐消失。此期持续 1 ~ 3 周痊愈。

2. 暴发型

（1）休克型：严重中毒症状，急起寒战、高热，严重者体温不升，伴头痛、呕吐，短时间内出现瘀点、瘀斑，可迅速增多融合成片。随后出现面色苍白、唇周与肢端发绀，皮肤发花、四肢厥冷、脉搏细速、呼吸急促。若抢救不及时，病情可急速恶化，周围循环衰竭症状加重，血压显著下降，尿量减少，昏迷。

（2）脑膜脑炎型：主要以脑实质损害为主要特征。除有高热、瘀斑外，患者意识障碍加深，并迅速进入昏迷状态。惊厥频繁，锥体束征阳性，血压升高、心率减慢，瞳孔忽大忽小或一大一小，视盘水肿等脑水肿表现。严重者可发生脑疝，常见的是枕骨大孔疝，表现为昏迷加深，瞳孔散大，肌张力增高，上肢多呈内旋，下肢强直，并迅速出现呼吸衰竭。少数为天幕裂孔疝，表现为昏迷，同侧瞳孔散大及对光反射消失，眼球固定或外展，对侧肢体瘫痪。两种脑疝均可因呼吸衰竭而死亡。

（3）混合型：兼有上述两型的临床表现，是本病最严重的类型，病死率极高。

3. 轻型　多见于流脑流行后期，病变轻微，临床表现为低热，轻微头痛及咽痛等上呼吸道症状，可见少数出血点。脑脊液多无明显变化，咽拭子培养可有脑膜炎奈瑟菌生长。

4. 慢性型　此型少见，成人患者居多，可迁延数周至数月，主要表现为间歇性寒战、发热，皮肤瘀点或皮疹，常伴关节痛、脾大、白细胞增多，血液培养可为阳性。

四、辅助检查

1. 血象　白细胞总数明显增加，一般在（10 ~ 20）$\times 10^9$/L 以上，中性粒细胞升高在 80% ~ 90% 及以上。并发弥散性血管内凝血者血小板减少。

2. 脑脊液检查　脑脊液检查是确诊的重要方法，病初或休克型患者，脑脊液多无改变，应 12 ~ 24 小时后复查。典型的脑膜炎期，压力增高，外观呈浑浊米汤样甚或脓样；白细胞数明显增高至 1 000 $\times 10^6$/L 以上，以多核细胞为主：糖及氯化物明显减少，蛋白含量升高。须强调的是临床上表现为脑膜炎时脑脊液检查应是影像学检查之前的选择。

3. 细菌学检查　细菌学检查是确诊的重要手段。应注意标本及时送检、保暖、及时检查。①涂片：皮肤瘀点处的组织液或离心沉淀后的脑脊液做涂片染色。阳性率 60% ~ 80%。瘀点涂片简便易行，应用抗生素早期亦可获得阳性结果，是早期诊断的重要方法。②细菌培养：取瘀斑组织液、血或脑脊液进行培养。应在使用抗菌药物前收集标本。如有脑膜炎奈瑟菌生长，应做药物敏感性试验。

4. 血清免疫学检查　常用对流免疫电泳法、乳胶凝集试验、反向间接血凝试验、酶联免疫吸附测定法等进行脑膜炎奈瑟菌抗原检测，主要用于早期诊断，阳性率在 90% 以上。

5. 其他　脑膜炎奈瑟茵的 DNA 特异性片段检测、鲎试验等。

五、治疗原则

1. 普通型

（1）一般治疗。强调早期诊断，就地隔离治疗，注意休息、饮食。

（2）对症治疗。降温、降低颅内压。

（3）病原治疗。

1）青霉素 G：剂量，成人每日 20×10^6U/kg，儿童（20 ~ 40）$\times10^6$U/kg，疗程 5 ~ 7 天。

2）头孢菌素：适用于不能用青霉素 G 或氯霉素及感染青霉素耐药菌株的患者。

3）氯霉素：对脑膜炎球菌有良好的抗菌活性，易通过血脑屏障。

4）磺胺嘧啶：一般用于对青霉素过敏者、轻症患者或流行期间大面积治疗者。

2. 暴发型

（1）休克型。

1）尽早使用有效抗菌药物：可用青霉素 G，如发现为青霉素耐药菌株感染必须应用第三代头孢菌素治疗，不宜应用磺胺类药物。

2）迅速纠正休克：在扩充血容量及纠正酸中毒的基础上，选用血管活性药物。

3）应用肾上腺皮质激素：可短期使用，减轻毒血症，一般应用不超过 3 天。④积极治疗弥散性血管内凝血：当发生弥散性血管内凝血时，应及早应用肝素治疗。⑤保护重要脏器功能：心率明显增快时可用强心剂。

（2）脑膜脑炎型。

1）尽早使用有效抗菌药物：用法与休克型同。

2）减轻脑水肿及防止脑疝：本型患者治疗的关键是早期发现颅内压增高，及时脱水治疗，防止脑疝及呼吸衰竭，可用 20% 甘露醇。

3）应用肾上腺皮质激素：除前述作用外，可减轻脑水肿，具有降颅压作用。

4）呼吸衰竭的治疗：注意患者体位及吸痰，以保持呼吸道通畅。

5）高热及惊厥的处理：及时采用物理及药物降温，并及早使用镇静剂。必要时，行亚冬眠疗法。

六、护理评估

（一）健康史

（1）近期内是否有类似患者的接触史。

（2）流脑预防接种史、既往流脑病史及其体质情况。

（3）发病季节、患者的年龄及起病的方式、发热程度及伴随的症状。

（4）患者有无嗜睡、剧烈头痛、呕吐、抽搐、惊厥等症状。

（二）身体状况

（1）生命体征：体温、脉搏、呼吸、血压、面色、神志状态的变化。

（2）皮肤黏膜：检查皮肤黏膜瘀点、瘀斑出现的部位、数目、颜色、大小，以及压之是否褪色。

（3）颅内高压、脑疝：有无意识障碍、烦躁不安、剧烈头痛、喷射状呕吐等。

（4）脑膜刺激征：有无颈强直、克氏征、布氏征是否阳性。

（三）心理 - 社会状况

评估患者对流行性脑脊髓膜炎的认识及了解程度，对畏寒高热、头痛、呕吐、呼吸改变等症状的心理反应、应对措施及效果。对住院隔离的认识及适应情况，患病对工作、学习的影响，支付医疗费用有无困难。支持系统对患者的态度、对流行性脑脊髓膜炎的了解程度及对消毒隔离的认识。

七、护理诊断

1. 发热　与脑膜炎双球菌感染引起的毒血症有关。
2. 头痛　与颅内压增高有关。
3. 组织灌注量改变　与脑膜炎双球菌内毒素引起微循环障碍有关。
4. 意识障碍　与脑膜炎症、脑水肿、颅内压增高有关。
5. 皮肤破损　与皮肤血管受损有关。
6. 营养失调：低于机体需要量　与呕吐或昏迷有关。

7. 潜在并发症　颅内高压或合并脑疝。

八、护理措施

（一）隔离

在标准预防的基础上，采用飞沫、接触传播的隔离与预防。对患者的分泌物、排泄物以及病室的物表等应予以严格消毒。病室湿式清扫，通风每日 2 次，空气洁净器或紫外线照射每日 2 次（注意遮挡患者的眼部及外露皮肤）。

（二）休息

安静卧床休息，病室应保持舒适、安静、空气流通，治疗和护理应集中进行，确保患者充分休息，尽量减少搬动患者，避免惊厥的发生。

（三）饮食

症状明显期，高热量、高蛋白、高维生素、清淡、易消化的流食或半流食，鼓励患者尽可能多进食。频繁呕吐无法进食者应按医嘱静脉补充营养。意识障碍 48 小时以上者鼻饲流质。少量多次饮水，保证入量 2 000 ～ 3 000mL/d。准确记录 24 小时出入水量，注意维持水、电解质、酸碱平衡。

（四）病情观察

流脑发病急骤，住院 24 小时内有病情急剧恶化的可能，需密切观察病情变化。

（1）生命体征，应早期发现循环衰竭及呼吸衰竭征象，如面色苍白、四肢厥冷、血压下降、脉搏细速、尿少、烦躁等休克征象，应及时通知医生。

（2）意识障碍是否加重。

（3）瞳孔大小、形状变化。

（4）抽搐先兆及表现。

（5）皮疹是否继续增加、融合。

（6）记录出入量。

（五）对症护理

（1）降温：监测体温变化，体温 38.5℃时，应及时给予温水擦浴、头枕冰袋等物理降温；高热时，应加强物理降温措施并结合药物降温，可增加冰袋数量，酌情置于额部、枕部及颈部、腋下、腹股沟等人血管走向部位，遵医嘱应用吲哚美辛栓、安乃近（小儿可滴鼻）等药物；持续高热或出现超高热时，应设专人护理，可加用冰帽、冰毯、降温床等，遵医嘱给予冰水灌肠、亚冬眠疗法等。降温期间严密观察患者的降温效果及反应，每 30 分钟测量体温 1 次，注意观察冰敷部位，并每 4 小时更换 1 次，避免冻伤发生；监测亚冬眠疗法患者生命体征，保持呼吸道通畅，及时给氧。有循环不良或衰竭的患者禁用冷敷和乙醇擦浴，以免引起寒战和虚脱。大量出汗时及时补充液体，更换潮湿衣被。

（2）降低颅内压：严密观察病情变化，出现持续高热、剧烈头痛、喷射性呕吐、面色苍白、意识障碍等时，应加床档、设专人护理，建立有效的大静脉通道，及时准确完成降温、止吐、脱水等治疗；患者头部抬高 15° ～ 30° ，以降低颅内静脉压和血容量，且保持正位，以保证颈静脉回流通畅；呕吐时取侧卧位或头偏向一侧，以避免误吸，呕吐后做口腔护理并及时清理污染物，记录呕吐的次数、性质及量；应用 20% 甘露醇时，应避免液体外渗，并须 30 分钟内快速静脉滴注或静脉推注，以保证脱水效果；出现血压升高、肌张力增高、惊厥、上肢伸直内旋或全身强直、角弓反张等时，立即遵医嘱给予镇静、解痉等抢救，注意及时松解领口，取下义齿，酌情使用舌垫（防咬伤）、约束带，忌用力按压或强迫制动，避免骨折、脱臼等发生。

（3）保持呼吸道通畅：观察呼吸的次数、频率及形态，及时给予氧气吸入等治疗；昏迷患者应去除义齿，头偏向一侧，防止舌后坠（必要时使用舌钳），及时清除口咽分泌物，保持口腔清洁（口腔护理，2 ～ 3 次 / 日）及呼吸道通畅；痰液黏稠时遵医嘱予雾化吸入，翻身叩背每 2 小时 1 次；观察有无脑疝及呼吸衰竭等症状，出现瞳孔不等大、对光反射消失、呼吸形态改变等时，立即报告，配合医生进行气管插管、辅助呼吸等抢救。

（4）预防皮肤感染：①观察皮肤和黏膜有无瘀点、瘀斑及其分布、数量、颜色、大小及瘀斑中央有无皮肤坏死，每班1次，做好记录；②保持衣服宽松、被褥柔软、床单位清洁、干燥、平整，必要时使用气垫床，防压疮；③翻身时动作轻、稳，避免拖、拉、拽等粗暴动作，防止皮肤擦伤，避免引起脑疝和呼吸骤停；④皮肤破损时立即处理，及时换药，小面积破损可予抗生素软膏等涂抹，大面积者应覆盖消毒纱布等，以防止感染。

（六）用药护理

（1）抗生素：①青霉素：应特别注意用药剂量、间隔时间、疗程及过敏反应；②磺胺类：了解肾功能情况，注意观察尿量饮水，同时口服（静脉）碳酸氢钠以碱化尿液；③氯霉素：定期查血常规，注意有无骨髓抑制、皮疹、胃肠道反应。

（2）甘露醇等脱水药：定时给药、快速输入（250mL液体应在20 ~ 30分钟输完），严防药液渗漏至皮下引起组织坏死，记录尿量。注意观察呼吸、血压、瞳孔的变化，颅内高压、脑膜刺激征表现有无改善，以明确脱水效果。注意观察有无水、电解质平衡紊乱表现及患者心功能状态。

（3）肝素：应注意用法、剂量、间隔时间，并观察过敏反应及有无自发性出血，如发现皮肤及黏膜出血，注射部位渗血，血尿及便血等应停止使用。

（七）心理护理

因暴发型流脑病情危重、病死率高，患者、家属均可产生紧张、焦虑及恐惧心理。此时，护理人员要镇静，守候在患者床前，密切观察病情变化，以认真、负责的工作作风和娴熟的操作技术，取得患者及家属的信赖，使其产生安全感。还应耐心做好安慰、解释工作，使患者增强治疗信心，与医护人员合作，争取抢救获得成功。

九、健康教育

（1）流脑流行期间应进行预防流脑的知识教育，介绍流脑的流行过程、传播途径、预防措施，以预防流脑进一步扩散。

（2）宣传流脑的发病知识，在冬、春季节，如有高热、抽搐、意识障碍及皮肤瘀点者，应及早送至医院诊治。

（3）讲述流脑的临床特点、治疗注意事项、自我护理方法及预后等。普通型流脑如果治疗及时则预后良好，暴发型流脑预后较差，病死率在10%左右，及时治疗仍有可能痊愈。

十、预防

1. 管理传染源　及早发现并隔离患者，自发病日起不少于7日，密切接触者医学观察7日。

2. 切断传播途径　流脑流行期间，要搞好环境与个人卫生，居室注意通风换气，保持空气流通。流行期间避免儿童到公共场所，托幼机构和中小学尽可能不组织大型集会，以减少传播。

3. 提高人群免疫力

（1）预防接种：6个月至15岁小儿按时接种脑膜炎球菌A群多糖菌苗，有一定预防效果。

（2）药物预防：与患者密切接触者可预防用药，复方磺胺甲噁唑或利福平。

第三节　伤寒与副伤寒

伤寒是由伤寒沙门菌引起的一种急性肠道传染病。世界卫生组织把伤寒作为一个全球性公共卫生问题。其临床特征为持续发热、表情淡漠、相对缓脉、玫瑰疹、肝脾大和白细胞减少等。有时可出现肠出血、肠穿孔等严重并发症。

副伤寒是由甲型副伤寒沙门菌、肖氏沙门菌（原称乙型副伤寒沙门菌）、希氏沙门菌（原称丙型副伤寒沙门菌）引起的一组急性细菌性肠；道传染病。副伤寒的临床疾病过程和处理措施与伤寒大致相同。

一、病原学

（一）伤寒

伤寒杆菌属于沙门菌属中的D群，不形成芽胞，无荚膜，革兰染色阴性。呈短杆状，有鞭毛，能运动。在普通培养基中能生长，但在含有胆汁的培养基中更佳。不产生外毒素，菌体裂解释放出内毒素，在本病的发病过程中起重要作用。本菌具有菌体“O”抗原、鞭毛“H”抗原和表面“Vi”抗原，在机体感染后诱生相应的抗体。以凝集反应检测血清标本中的“O”与“H”抗体，即肥达反应，有助于本病的临床诊断。

伤寒杆菌在自然环境中生命力强，耐低温，水中可存活2～3周，粪便中可维持1～2个月，冰冻环境可维持数月。对热与干燥的抵抗力较弱，60℃ 15分钟或煮沸后即可杀灭。对一般化学消毒剂敏感，消毒饮水余氯达0.2～0.4mg/L时迅速死亡。

（二）副伤寒

副伤寒杆菌致病力的强弱介乎于伤寒菌及其他沙门菌之间。其菌体抗原“O”，有群特异性；其鞭毛抗原“H”的抗原性较强，与其他沙门菌有交叉抗原成分。副伤寒甲、乙、丙分属于沙门菌属A、B及C3个血清群。丙型副伤寒杆菌除鞭毛及菌体抗原外尚有毒力抗原“Vi”，可以破坏补体及吞噬细胞功能，其致病力较强。

二、流行病学

（一）伤寒

1. 传染源　患者与带菌者均是传染源。患者从潜伏期起即可由粪便排菌，起病后2～4周排菌量最多，传染性最强。恢复期或病愈后排菌减少，仅极少数（2%～5%）持续排菌达3个月以上，个别终生排菌。排菌期限在3个月以内称为暂时性带菌者，3个月以上称为慢性带菌者。慢性带菌者是本病不断传播或流行的主要传染源，有重要的流行病学意义。

2. 传播途径　可通过污染的水或食物、日常生活接触、苍蝇与蟑螂等传递病原菌而传播。水源污染是本病传播的重要途径，并常是暴发流行的主要原因。食物受污染亦可引起本病流行。散发病例一般以日常生活接触传播为多。

3. 易感人群　人对本病普遍易感，病后免疫力持久，少有第二次：发病者仅约2%。免疫力与血清中“O”、“H”、“Vi”抗体效价无关。伤寒、副伤寒之间并无交叉免疫力。

4. 流行特征　本病终年可见，夏秋为多。本病以儿童及青壮年为多见，无明显性别差异。世界各地均有伤寒病发生，以热带、亚热带地区多见。随着经济发展与社会卫生状况改善，发病率呈下降趋势，但在一些发展中国家仍有地方性流行或暴发流行。

（二）副伤寒

1. 传染源　患者及带菌者。

2. 传播途径　主要通过污染的饮食、手和苍蝇传播。

3. 易感人群　本病发病率较伤寒低。小儿发病率高于成年人，以副伤寒乙为主；副伤寒甲多见于成年人。

4. 流行特征　近年在我国西南及浙江地区副伤寒甲局部流行发病率较多，对氟喹诺酮有耐药。副伤寒乙与伤寒一样，人体胆囊带菌者较多，可持续散发流行。副伤寒丙的慢性胆囊带菌者虽极少见，但现有菌苗中只含伤寒及副伤寒甲、乙抗原，故仍有局部流行。

三、临床表现

1. 伤寒

潜伏期7～23日，一般为10～14日。典型临床经过可分为四期：

（1）初期。病程第1周。起病大多缓慢。发热是最早出现的症状，常伴全身不适、乏力、食欲缺乏、咽痛和咳嗽等。病情逐渐加重，体温呈阶梯形上升，可在 5 ~ 7 日内高达 39 ~ 40℃。发热前可有畏寒，少有寒战，出汗不多。

（2）极期。病程第 2 ~ 3 周。常有伤寒的典型表现，肠出血、肠穿孔等并发症较多在本期出现。

1）发热：高热、稽留热为主要热型，少数可呈弛张热型或不规则热型，发热持续 10 ~ 14 天。

2）消化道症状：食欲不振明显，腹部不适，腹胀，多有便秘，少数腹泻。右下腹可有轻压痛。

3）神经系统症状：一般与病情轻重密切相关。患者精神恍惚、表情淡漠、呆滞、反应迟钝、听力减退，重者可出现谵妄、昏迷、病理反射等中毒性脑病表现。这些表现多随病情改善、体温下降而好转。

4）循环系统症状：常有相对缓脉或有重脉。如并发心肌炎，相对缓脉不明显。

5）肝脾肿大：病程 1 周末可有脾肿大，质软有压痛。肝脏亦可见肿大、质软，可有压痛。并发中毒性肝炎时，肝功能异常（如 ALT 上升等），部分患者可有黄疸。

6）皮疹：部分患者皮肤出现淡红色斑丘疹（玫瑰疹），多见于病程 7 ~ 13 天，直径约 2 ~ 4mm，压之褪色，多在 10 个以下，分批出现，分布多见于胸腹，亦可见于背部与四肢，多在 2 ~ 4 天内消退。出汗较多者，可见水晶型汗疹（白痱）。

（3）缓解期。病程第 3 ~ 4 周。体温出现波动，并开始逐步下降。食欲渐好，腹胀逐渐消失，肿大的脾脏开始回缩。本期仍有可能出现各种并发症。

（4）恢复期。病程第 5 周。体温恢复正常，食欲好转，通常在 1 个月左右完全康复。

2. 副伤寒　潜伏期 3 ~ 10 天，较伤寒病情轻，病程短。

（1）副伤寒甲、乙。多为肠炎型感染，夏秋多见，病初常有急性胃肠炎症状，2 ~ 3 天后出现伤寒样症状，体温上升快，热程 2 ~ 3 周，多呈不规则热，玫瑰疹数量较多，可遍布全身。复发与复燃多见，肠出血、肠穿孔少见。

（2）副伤寒丙。临床表现较复杂，可表现为败血症型、伤寒型或胃肠炎型。败血症型常见于体弱儿童及慢性消耗性疾病患者，可发展为脓毒血症，引起骨髓炎、体腔或组织脓肿。伤寒型表现与副伤寒甲、乙类似，但较易出现肝功能异常。胃肠型表现以急性胃肠炎症状为主。

四、辅助检查

1. 常规检查

（1）血常规：白细胞计数大多为（3 ~ 4）$\times 10^9$/L，中性粒细胞可减少，嗜酸性粒细胞减少或消失，其消长情况可作为判断病情与疗效的依据。

（2）尿常规：常出现轻度蛋白尿，偶见少量的管型。

（3）粪便常规：在肠出血时，有血便或潜血试验阳性。

2. 细菌学检查

（1）血培养：血培养在病程 1 ~ 2 周阳性率最高，可 >80%，第 2 周后逐步下降，第 3 周末 50% 左右，以后迅速降低。再燃和复发时可出现阳性。

（2）骨髓培养：在病程中出现阳性的时间和血培养相仿。由于骨髓中的单核吞噬细胞系统吞噬伤寒沙门菌较多，伤寒沙门菌存在的时间也较长，所以阳性率较血培养高，可达 80% ~ 95%，对血培养阳性或使用过抗菌药物诊断有困难的疑似患者，骨髓培养更有助于诊断。

（3）粪便培养：病程第 2 周起阳性率逐渐增加，3 ~ 4 周阳性率最高，可达 75%。宜选新鲜大便，勿混入尿液，但带菌者亦可阳性。

（4）尿培养：初期多为阴性，病程的 3 ~ 4 周的阳性率仅为 25% 左右。

（5）其他：十二指肠引流液培养有助于带菌者的诊断，但操作不便，一般很少使用，玫瑰疹刮取培养在必要时亦可进行。

3. 血清学检查

（1）肥达反应：未经免疫者，“O”抗体凝集效价在 1 : 80 及“H”抗体在 1 : 160 以上者有助于诊断。每周复检 1 次，若逐渐上升，有诊断意义。临床判断结果时应注意：如只有“O”抗体上升，可能是疾病早期；只有“H”抗体升高，可能是回忆反应或其他发热性疾病所致的非特异反应；沙门菌 D 群与 A 群有部分共同抗原，后者的感染可产生交叉反应：有 10% ~ 30% 伤寒病例肥达反应始终阴性，有的在发热后 3 ~ 4 周延迟出现阳性，多数为免疫功能不全或早期使用抗菌药所致。肥达反应不可作为确诊伤寒的唯一依据。

（2）其他血清学检查：血清免疫球蛋白 G（IgG）、免疫球蛋白 M（IgM）及免疫球蛋白 A（IgA）均升高，其中 IgM 早期升高更明显。如以乳胶凝集试验或葡萄球菌凝集试验（SPA），检测尿中伤寒抗原或血中特异性 IgM 抗体，可作为伤寒早期诊断。针对脂多糖特异性免疫球蛋白抗体的侧向流动试验，特异性达 97.8%。

五、治疗原则

1. 一般治疗　患者入院以后应按照肠道传染病常规进行消毒隔离。临床症状消失后，每隔 5 ~ 7 天送粪便进行伤寒沙门菌培养，连续 2 次阴性才可解除隔离。

2. 对症治疗　高热患者可适当应用物理降温，不宜用发汗退热药，以免虚脱。便秘者用开塞露或用生理盐水低压灌肠，禁用泻剂。腹泻者可用收敛药，忌用阿片制剂。有严重毒血症者，可在足量有效抗生素治疗配合下使用激素。

3. 病原治疗　首选第三代喹诺酮类药物；第二及第三代头孢菌素类药物对伤寒杆菌在体外有较强的抗菌活性，毒副作用低，儿童、孕妇、哺乳期妇女患者以及氯霉素耐药菌感染者首选。带菌者的治疗：首选第三代喹诺酮类药物。

4. 慢性带菌者的治疗　氯霉素在胆汁中的浓度较低，一般仅是血浓度的 25% ~ 50%，大部分经肝脏与葡萄糖醛酸结合为无抗菌活性的代谢产物，不适于伤寒沙门菌慢性带菌者的治疗，可选择氧氟沙星或环丙沙星、氨苄西林或阿莫西林。合并胆石症或胆囊炎的慢性带菌者，在病原治疗无效时，需做胆囊切除，以根治带菌状态。

5. 并发症的治疗

（1）肠出血。

1）禁食，绝对卧床休息。严密观察血压、脉搏、神志变化及便血情况。

2）静脉滴注葡萄糖生理盐水，注意电解质平衡。并加用维生素 K、安络血、止血芳酸和酚磺乙胺（止血敏）等止血药。

3）根据出血情况，酌量输血。

4）如患者烦躁不安，可注射镇静剂，如地西泮、苯巴比妥钠。

5）经积极治疗仍出血不止者，应考虑手术治疗。

（2）肠穿孔：禁食，胃肠减压。伴发腹膜炎的患者应及早手术治疗。同时联用足量有效的抗生素，以控制腹膜炎。

（3）中毒性心肌炎：严格卧床休息，保护心肌，加用肾上腺皮质激素。如出现心力衰竭，应积极处理，可使用洋地黄和呋塞米（速尿），并维持至临床症状好转。

六、护理评估

（一）健康史

（1）询问患者当地是否有伤寒流行；是否到过伤寒流行区或与伤寒患者接触。

（2）患者的饮食、饮水、个人卫生及生活环境如何。

（3）既往伤寒病史，是否接种过伤寒菌苗。

（4）询问起病的时间及食欲；有无便秘、腹泻、便血；有无腹胀、腹痛及其部位、性质、程度。

（5）起病后经过何种处理、服药情况及其效果如何。

（二）身体状况

（1）生命体征：监测体温、脉搏、呼吸、血压、面色、神志状态。注意体温上升特点、发热程度及热型；注意有无相对缓脉，重脉或脉细数及血压下降等。

（2）神经精神状态：注意患者意识状态的改变，如有无表情淡漠、反应迟钝，甚至谵妄、昏迷等；有无听力减退或重听、耳鸣；有无脑膜刺激征；上述症状与体温升降的关系。

（3）皮肤黏膜：检查皮疹出现的部位、数目、颜色、大小，以及压之是否褪色；有无皮肤黏膜黄疸；有无白痱及脱发现象。

（4）腹部情况：腹部有无压痛，其部位、性质、程度；有无腹膜刺激征；肝脾有无增大及压痛等。

（三）心理－社会状况

评估患者对伤寒的认识及了解程度，对发热等症状的心理反应、应对措施及效果，对住院隔离的认识及适应情况，患病对工作、学习的影响，支付医疗费用有无困难；社会支持系统的作用，如家属对伤寒知识的了解程度、对患者的心理支持等。

七、护理诊断

1. 体温升高　与细菌感染产生内毒素有关。
2. 舒适的改变　与腹胀、头痛、全身不适有关。
3. 营养失调：低于机体需要量　与高热、消耗多、呕吐、摄入不足、消化功能低下有关。
4. 排便异常：便秘　与长期卧床、无渣饮食、中毒性肠麻痹和毒血症引起肠蠕动减慢有关。
5. 潜在并发症　肠穿孔、肠出血、水电解质失衡。
6. 知识缺乏　缺乏伤寒、副伤寒的疾病知识及消毒、隔离知识。

八、护理措施

（一）隔离

症状消失后5天起，大便培养每周1次，连续2次阴性，方可解除隔离。向患者及其家属讲解隔离消毒的重要性及基本知识。患者的食具和便器专用，其排泄物、呕吐物和剩余食物需消毒后排放，餐前、便后洗手，餐具用后消毒，病室应有防蝇设施等。

（二）活动

发热期间患者必须卧床休息至退热后1周，以减少热量和营养物质的消耗，同时减少肠蠕动，避免肠道并发症的发生。恢复期无并发症者可逐渐增加活动量。

（三）饮食护理

发热期间给予富含营养、清淡、易消化的流质或半流质饮食，鼓励多饮水或进食米汤、蛋花汤、肉汤及蜂蜜、藕粉等，发热时间较长者，应给予物理降温。

（四）病情观察

（1）肠出血是伤寒最常见的并发症，要密切观察大便情况，休克现象。如果出现有诱发肠出血的因素如腹胀、腹泻及肠蠕动亢进等，力争尽快处理，预防发生肠出血。一旦发生肠出血，要严格卧床休息，暂禁饮食，严密观察血压、脉搏、神志变化及便血情况，配合医生积极治疗。

（2）肠穿孔是伤寒最严重的并发症，要避免肠穿孔的诱因，注意肠穿孔的早期征象，及早发现。一旦发生，应禁食，经鼻插胃管减压，静脉补充热量及维持水、电解质和酸碱平衡，做好术前准备工作。

（3）在应用抗菌药物治疗期间，要注意观察药物的毒性反应，如氯霉素可引起骨髓抑制的不良反应，要定期检查血常规；喹诺酮类可有胃肠道反应。

（五）高热的护理

监测体温变化，每4小时测1次体温。体温过高时，给予冰敷、温水或乙醇擦浴等物理降温，多饮水。

（1）体温监测：观察发热程度及持续时间，体温的升降特点，判断热型，为诊断提供依据。注意监测体温下降是否有再度升高的情况，及时识别由于并发症和再燃、复发导致的体温再次上升。

（2）注意擦浴时避免在腹部加压用力，以免引起肠出血或肠穿孔。

（3）卧床休息：发热患者必须卧床休息至热退后1周，以减少热量和营养物质的消耗，同时减少肠蠕动，避免肠道并发症的发生。恢复期无并发症者可逐渐增加活动量。

（4）保证液体入量：充足的水分可使尿量增加，促进伤寒沙门菌内毒素的排出，从而减轻毒血症状。因此鼓励患者少量、多次饮水，成人液体入量 2 000 ~ 3 000mL/d，儿童 60 ~ 80mL/（kg・d）。

（5）用药护理：遵医嘱使用抗生素，观察用药后疗效及不良反应。应用喹诺酮类抗生素时要密切观察血象变化及胃肠不适、失眠等不良反应的发生。氯霉素使用期间必须监测血象变化，尤其是粒细胞减少症的发生，偶见再生障碍性贫血。

6）执行接触隔离措施：尤其预防经消化道途径的传播，隔离期间注意患者的心理反应，减轻患者焦虑、孤独的情绪反应。鼓励家属探视，保持对患者的关心、照顾，维持对患者的心理支持和社会支持。

（六）便秘的护理

伤寒患者应保证日间至少大便1次。如有便秘，可用开塞露或温0.9%氯化钠溶液低压灌肠。忌用泻药，并避免大便时过度用力，防止因剧烈肠蠕动或腹腔内压力过大造成不良后果。

（七）腹胀的护理

（1）给予低糖饮食，减少或停止易产气食物（如牛奶等）的摄入。

（2）低钾者，提供高钾的饮食及水果，如橘子汁、香蕉等，遵医嘱口服或静脉补钾。

（3）中毒性肠麻痹者，给予松节油腹部热敷、肛管排气，忌用新斯的明及腹部按摩，以免诱发肠穿孔、肠出血。

（4）腹胀者忌用新斯的明及腹部按摩。

（八）腹泻的护理

应选择低糖低脂肪的食物。酌情口服小檗碱（黄连素）0.3g，每天 3 次，一般不使用阿片制剂，以免引起肠蠕动减弱，产生腹中积气。

（九）用药护理

遵医嘱使用抗菌药物，观察用药后疗效及不良反应。应用喹诺酮类抗菌药物时，要密切观察血常规变化及胃肠不适、失眠等不良反应的发生。抗生素氯霉素使用期间，必须监测血常规变化，尤其是粒细胞减少症的发生，偶见再生障碍性贫血。

（十）心理护理

由于患者各种不适与变化可能引起焦虑、恐惧、日常生活紊乱等不良心理反应，并且由于不理解病程中限制饮食、消毒隔离的意义，常会出现不配合和急躁情绪，应帮助患者及家属理解熟悉本病的有关知识，增加与患者交谈的时间，鼓励患者说出其内心的感受和忧虑，与患者及其家属一起讨论可能面对的问题，在精神上给予真诚的安慰和支持。

九、健康教育

（1）教育患者养成良好的卫生与饮食习惯，坚持饭前、便后洗手，不饮生水，不吃不洁食物等。

（2）伤寒的恢复过程很慢，痊愈后仍需检查其粪便，以防成为带菌者，若有发热等不适，应及时随诊，以防复发。

（3）若粪便或尿液培养呈阳性持续 1 年及以上者，不可从事饮食服务业，且仍需用抗菌药物治疗。

（4）对居家治疗的病家和临时隔离治疗点中被污染的厕所、地面、食具、衣物、用品等实施随时消毒，患者的排泄物要严格消毒。

十、预防

1. 控制传染源　患者应按肠道传染病隔离。体温正常后 15 天方可解除隔离。如果有条件，症状消失后 5 天和 10 天各做尿、粪便培养，连续二次阴性，才能解除隔离。慢性携带者应调离饮食业，并给予治疗。接触者，应医学观察 15 天。

2. 切断传播途径　应做好水源管理、饮食管理、粪便管理和消灭苍蝇等卫生工作。避免饮用生水和进食未煮熟的肉类食品，进食水果前应洗净或削皮。

3. 保护易感人群　对易感人群进行伤寒和副伤寒甲、乙三联菌苗预防接种，免疫期为1年，每年可加强1次。

第四节　霍乱

一、病原学

霍乱的病原体为霍乱弧菌。

（一）形态

霍乱弧菌属弧菌科弧菌属，革兰染色阴性。呈弧形或逗点状。菌体末端有鞭毛，借此能活泼运动。

（二）培养特性

霍乱弧菌在普通培养基中生长良好，属兼性厌氧菌。在碱性环境中生长繁殖快。O_{139}霍乱弧菌能在无氯化钠或30g/L氯化钠蛋白胨水中长生，但不能在80g/L氯化钠浓度下生长。

（三）抗原结构

霍乱弧菌具有耐热的菌体（O）抗原和不耐热的鞭毛（H）抗原。各群霍乱弧菌的H抗原大多相同，而O抗原特异性高，有群特异性和型特异性两种抗原，是霍乱弧菌分群和分型的基础。

（四）致病力

霍乱弧菌致病力包括鞭毛运动、黏蛋白溶解酶、霍乱肠毒素、内毒素及其他毒素。

（五）分类

世界卫生组织腹泻控制中心根据霍乱：弧菌的O抗原特异性、生化性状、致病性等不同，将其分为以下几类。

（1）O_1群霍乱弧菌：本群是霍乱的主要致病菌，可进一步分为2个生物型：古典生物型和埃尔托生物型。

（2）非O_1群霍乱弧菌：不能被O_1群霍乱弧菌的多价血清所凝集，故统称为不凝集弧菌。

（3）不典型O_1群霍乱弧菌：可被多价O_1群血清凝集，但不产生肠毒素，因此无致病性。

（六）抵抗力

霍乱弧菌对热、干燥、酸及一般消毒剂均甚敏感，煮沸后立即被杀死，在正常胃酸中仅能存活5分钟，但在自然环境中存活时间较长。一般在河水、海水和井水中，埃尔托生物型可存活1～3周。当霍乱弧菌黏附于藻类或甲壳类动物时，其存活期还可延长，在合适的外环境中甚至可存活5年以上。

二、流行病学

（一）传染源

患者和带菌者。典型患者吐泻物中含菌量多，是重要的感染源。而轻型患者和无症状带菌者在传播霍乱上也起着不可忽视的作用。

（二）传播途径

可通过水、食物、苍蝇以及日常生活接触而经口传播，水源传播是最主要的传播途径，亦可借助现代化的交通工具远程传播。近年发现可通过污染鱼、虾等水产品引起传播。

（三）易感人群

人群普遍易感，发病以成人为主，男性多于女性。感染霍乱弧菌后是否发病取决于机体特异和非特异的免疫力，本病隐性感染较多，病后可获一定的免疫力，能产生抗菌抗体和抗肠毒素抗体，但维持时间仅1个月至几个月，有再感染可能。

（四）流行特征

古典型霍乱、埃尔托型霍乱及O_{139}型霍乱的流行特征基本相同。以沿海地区多见，特别是江河入海口附近的江河两岸及水网地带。流行季节与当地的自然地理条件密切相关，我国一般在5～11月，流行高峰多在 7 ~ 10 月。发病无关年龄、性别、种族及职业差异，主要取决于暴露概率的高低、既往受染情况等。既往以水型传播为主，近年经食物传播的比重逐年增加。

三、临床表现

潜伏期一般 1 ~ 3 天。多为突然起病，古典生物型和 O_{139} 霍乱弧菌引起的霍乱，症状较重；埃尔托生物型所致者常为轻型，隐性感染较多。

1. 吐泻期　起病突然，患者多以剧烈腹泻开始，继以呕吐，少数先吐后泻，多无腹痛，无里急后重，每日大便数次至十数次或更多，少数重型患者粪便从肛门可直流而出，无法计数。大便性状初为稀便，后即为水样便，以黄水样或清水样为多见，少数为米泔水样或洗肉水样。呕吐呈喷射状。呕吐物初含食物残渣，继为水样，与大便性质相仿，少有恶心。一般无发热，少数可有低热。此期可持续数小时至 2 天不等。

2. 脱水期　频繁泻吐使患者迅速出现脱水及电解质紊乱，严重者出现循环衰竭。患者可出现烦躁不安、表情呆滞、声音嘶哑、口渴、唇干皮皱、眼球下陷、鼻高尖、颊深陷。

3. 恢复期　脱水纠正后，症状逐渐消失，体温、脉搏、血压恢复正常，尿量增多。病程平均 3 ~ 7 天。

四、辅助检查

1. 血常规及生化检查　失水引起血液浓缩，红细胞及血红蛋白增高。白细胞可达 10×10^9 以上，分类计数中性粒细胞和单核细胞增多。失水期间，血清钾、钠、氯正常或降低，碳酸氢钠下降，尿素氮、肌酐升高。

2. 尿液检查　可见少量蛋白，镜检有少许红细胞、白细胞和管型。

3. 粪便检查

（1）常规检查：可见黏液和少许红细胞、白细胞。

（2）涂片染色：粪便涂片并作革兰染色，显微镜下可见革兰染色阴性的弧菌，呈鱼群样排列。

（3）动力试验和制动试验：将新鲜粪便做悬滴或暗视野显微镜检，若见穿梭状运动的弧菌，为动力试验阳性。随后加上 1 滴 O_1 群抗血清，细菌如停止活动，证明标本有 O_1 群霍乱弧菌；如细菌仍活动，再加入 1 滴 O_{139} 抗血清，细菌活动消失，则证明为 O_{139} 霍乱弧菌。若标本中细菌数量少，动力试验不明显，亦不能排除本病的可能。

4. 细菌培养　所有怀疑霍乱患者的粪便除做显微镜检查外，均应进行细菌培养。用碱性蛋白胨水（pH 值 8.4 ~ 8.6）增菌 6 ~ 8 小时后，转种到霍乱弧菌能生长的选择性培养基，如庆大霉素培养基、亚硝酸盐琼脂培养基等，数小时后有菌落生长，再与特异性的抗血清做玻片凝集试验，确定致病菌型。

5. 血清学检查　霍乱弧菌的感染者能产生抗菌抗体和抗肠毒素抗体。血清免疫学检查主要用于流行病学的追溯诊断和粪便培养阴性的可疑患者的诊断。若抗凝集素抗体双份血清滴度 4 倍以上升高，有诊断意义。

6. 分子生物学检查　采用 PCR 技术，从患者泻吐物或已初步增菌的标本中检出霍乱弧菌编码肠毒素的基因序列。本法快速，敏感性与特异性均较高。

五、治疗原则

及时补充液体与电解质是治疗本病的关键，补液是重要的治疗措施。补液的原则是早期、快速、足量，先盐后糖，先快后慢，纠酸补钙，及时补钾。结合病情可采用静脉或口服补液。

1. 静脉补液　常选用 541 液（即 1 000mL 液体含氯化钠 5g、碳酸氢钠 4g、氯化钾 1g，另加 50% 葡萄糖液 20mL）、3：2：1 液（3 份 5% 葡萄糖液、2 份生理盐水、1 份 1.4% 碳酸氢钠）、林格乳酸钠溶液、生理盐水等。

（1）轻度脱水患者：如伴有频繁呕吐不能口服，可静脉补液 3 000 ~ 4 000mL/d，前 1 ~ 2 小时可按 5 ~ 10mL/min 输入。

（2）中度脱水患者：补液总量在4 000～8 000mL/d，在最初2小时内可快速输入541液2 000～3 000mL，待血压、脉搏恢复后减慢速度。

（3）重度脱水患者：补液总量在8 000～12 000mL/d，在最初30分钟按40～80mL/min输入，而后按20～30mL/min输入，直至休克纠正，减慢输液速度，补足累积损失量。以后补液可按每日生理需要量加排出量计算；可采用加压输液或多通道输液的方法。儿童轻、中、重度脱水患者补液量分别为100～150mL/（kg·d）、150～200mL/（kg·d）、200～250mL/（kg·d），可应用541液或3∶2∶1液等，注意纠酸补钾。

2. 口服补液　霍乱患者对葡萄糖的吸收能力完好，且葡萄糖的吸收能带动水和相同等量的Na^+、K^+等电解质的吸收。口服补液不但适用于轻、中度脱水患者，重度脱水患者在纠正低血容量性休克后，也可给予口服补液。世界卫生组织推荐的口服补液盐（ORS）配方：葡萄糖20g，氯化钠3.5g，碳酸氢钠2.5g（可用枸橼酸钠2.9g代替），氯化钾1.5g，溶于1 000mL饮用水内。对轻、中度脱水患者，ORS用量最初6小时，成人每小时750mL，不足20kg的儿童每小时250mL。

3. 抗菌治疗　是重要的辅助治疗，能减少患者排菌量，缩短排菌期，常选用环丙沙星、多西环素等。

4. 对症治疗　如液量已补足仍有休克者，可用血管活性药和肾上腺皮质激素以改善休克状态。有心功能不全及肾功能不全等并发症者给予及时、有效的处理。

六、护理评估

（一）健康史

（1）病史：了解患者起病情况（轻重缓急）；腹胀、腹泻情况、大便的次数、量、颜色、性状、有无腹痛及里急后重、有无黑便；有无恶心、呕吐、呕吐的次数、性质、量、颜色、性状；食欲、食量；有无头昏、倦怠；体重变化；用药、治疗情况及疗效。

（2）流行病学资料：是否为发病季节、是否到过疫区和（或）接触过霍乱患者、个人卫生习惯情况、既往是否患过霍乱等。

（二）身体状况

（1）生命体征：体温、脉搏、呼吸、血压、面色、神志状态，注意休克。

（2）皮肤黏膜：弹性变化，注意“霍乱面容”。

（3）吐泻物：量、性状、颜色等。

（4）电解质：钠、钾丢失。低钠引起腓肠肌、腹直肌痉挛，低钾引起肌张力减弱，腱反射减弱或消失，心律失常等。

（三）心理－社会状况

患者对霍乱的认识及了解程度，对剧烈吐泻等症状的心理反应、应对措施及效果，对住院隔离的认识及适应情况，患病对工作、学习的影响，支付医疗费用有无困难：支持系统对患者的态度。

七、护理诊断

1. 腹泻　与细菌毒素作用致肠腺细胞分泌功能增强有关。
2. 体液不足　与大量腹泻、呕吐有关。
3. 潜在并发症　与休克、电解质紊乱、急性肾功能衰竭有关。
4. 恐惧　与起病急骤、病情发展迅速、剧烈吐泻及实施严格隔离有关。

八、护理措施

（一）隔离

在标准预防的基础上，采用接触传播的隔离与预防，本病还应按甲类传染病严密隔离。进入病房者须穿鞋套，护理患者时须戴口罩、帽子、手套，穿1次性隔离衣；出病房时须脱鞋套、脱隔离衣、摘手套，进行卫生手消毒。所有医护用品必须固定于病房专用，病房内的一切物品（含医疗废物）、病房的物表、地面以及患者的衣物、被褥、呕吐物、排泄物等均须按规定经严格消毒后方可移出病房做进一步处理。所有标本必须粘贴专用标识，送检时须双层包装。患者、带菌者以及密切接触者在症状消失、粪便细菌培养连续3次阴性以及从最后接触之日起，超过5天未发病者，方可解除隔离。患者出院后，病室须进行终末消毒。

（二）活动

绝对卧床休息，最好卧于带孔的床上，床下对孔放置便器，便于患者排便，减少搬动；治疗、护理操作尽可能集中。

（三）饮食护理

泻吐剧烈时应暂时禁食，待呕吐、腹泻缓解后，先给予果汁、米汤等流质，后给予低脂半流质饮食，不宜饮用牛奶和豆浆。饮食要少量多餐，待症状消失后，逐渐恢复到正常饮食。注意补充水分，补液是治疗霍乱的关键，口服补液常用ORS液。

（四）病情观察

（1）密切观察病情，每1 ~ 2小时测生命体征1次，注意神志、尿量、皮肤黏膜弹性、面色的变化。

（2）观察吐泻物的量、性状、颜色等。

（3）注意观察水、电解质、酸碱平衡失调症状，特别要注意低钠、低钾的表现，监测血清钠、钾、钙、氯、肌酐、尿素氮等化验结果。

（4）注意患者的不良情绪反应，严格记录24小时出入液量。

（五）对症护理

（1）脱水的护理：随时评估患者的脱水程度，及时建立静脉通路，用粗大针头，选择易于固定的较大血管，必要时用两条静脉通路，及时补充足量的液体。输入的液体应加温至38℃左右，以免因快速输入大量低温液体而出现不良反应。在补液过程中，随时观察补液效果，如血压回升、有无排尿、脱水纠正情况等。注意输液反应、有无心力衰竭和肺水肿，一旦发生，立即通知医生，减慢或暂停输液，吸氧、使用强心药等。

（2）腹泻的护理：密切观察腹泻情况，及时清理呕吐物和大便，保持皮肤、口腔清洁，保持衣被整洁。入院当天采集吐泻物送常规检查及细菌培养，以后每天送大便培养1次。伴呕吐的患者，呕吐时要给予必要的帮助，如支撑患者的头或肩，卧床者头应取侧位。

（六）液体治疗的护理

迅速补充液体和电解质是治疗霍乱的关键。因此对于严重脱水的患者应迅速建立静脉通道，大量、快速输入液体，以便尽快纠正脱水。输液种类、先后次序及速度应严格按医嘱执行。做好输液计划，分秒必争，使患者迅速得到救治。大量、快速输入的溶液应适当加温至37 ~ 38℃，以免发生输液反应。还应注意观察脱水改善情况及有无急性肺水肿表现，如呼吸困难、发绀、咳粉红色泡沫样痰及肺啰音等。一旦出现上述症状，应酌情减慢输液速度或暂停输液，并立即通知医师，配合医师采取急救措施。

（七）用药护理

（1）抗菌药物：应用青霉素时应注意给药剂量、间隔时间、疗程及青霉素过敏反应。应用磺胺类药物应注意其对肾的损害（尿中可出现磺胺结晶，严重者可出现血尿），需观察尿量、性状及每日查尿常规，并鼓励患者多饮水，以保证足够入量，或给以口服（静脉）碱性药物。应用氯霉素者应注意观察皮疹、胃肠道反应及定期查血常规。

（2）脱水剂：应用脱水剂治疗时应注意按规定时间输入药量（250mL液体应在20 ~ 30分钟内注射完毕）、准确记录出入量、注意观察有无水、电解质平衡紊乱表现及注意患者心功能状态。

（3）抗凝治疗：应用肝素进行抗凝治疗时应注意用法、剂量、间隔时间，并注意观察过敏反应及有无自发性出血，如皮肤及黏膜出血、注射部位渗血、血尿及便血等，发现异常即报告医师。

（八）心理护理

患者可因突然起病、严重泻吐、严密隔离等而出现恐惧心理。护理人员应主动与患者沟通，倾听患者的情感表达，耐心讲解霍乱的临床特征、治疗和护理过程，详细说明严密隔离的重要性及隔离措施和期限，随时清除排泄物，保持病室空气清新、环境舒适，及时满足患者的生活需求，鼓励患者与家人通讯联络，以增强其安全感，缓解恐惧心理，积极配合治疗。

九、健康教育

1. 健康常识　霍乱属烈性传染病，目前发病率减少，人们对该病的预防知识淡薄，特别是重大灾害后疫情中常可发生流行，因此，要加强对健康人群的卫生预防指导，主要有：①养成良好的个人卫生习惯，如饭前便后洗手、不饮生水、不吃生的或未煮熟的水产品、淋水清洗并经消毒餐具；②卫生相关部门应加强对饮水、饮食（如餐厅、集体食堂、个体饮食店、摊点等）、农贸集市、粪便的管理；③严禁用未经无害化处理的粪便施肥；④开展爱国卫生运动，经常灭蝇、灭蟑螂、灭鼠等；⑤霍乱流行期间，发动群众自觉停止一切宴请聚餐，有泻吐症状者及时到医院肠道门诊就诊。总之，要把好病从口入关，以减低霍乱发病率。

2. 疾病相关知识　向患者及其亲属：①说明霍乱是烈性肠道传染病，起病急、传播快、重症者死亡率高，是国家法定管理的甲类传染病，故对疫点、疫区需进行严密封锁，并进行严密隔离和消化道隔离，以防疫情扩散；②讲解有关霍乱的病因、传播途径、临床特征、疾病过程、治疗方法等，尤其要强调补液、休息对疾病治疗的重要性，使患者配合治疗，以尽快控制病情发展；③告知霍乱的消毒、隔离知识、预防措施；④说明霍乱及时诊断及处理的重要性。

十、预防

1. 控制传染源　建立、健全腹泻病门诊，对腹泻患者进行登记和采便培养是发现霍乱患者的重要方法。对患者隔离治疗，并做好疫源检索，对接触者应严密检疫 5 天，留粪便培养并服药预防。

2. 切断传播途径　加强饮水消毒和食品管理，建立良好的卫生设施。对患者和带菌者的排泄物进行彻底消毒。此外，应消灭苍蝇等传播媒介。

3. 提高人群免疫力　目前口服霍乱疫苗主要有两种：一种是由纯化的重组霍乱类毒素 B 亚单位和灭活 O_1 群霍乱全菌体组成的疫苗 rBS/WC；另一种是利用基因工程技术使霍乱弧菌缺失主要毒力基因，保留有效抗原基因构建成高效的口服减毒活疫苗——CVD_{103}-HgR。

第五节　细菌性食物中毒

细菌性食物中毒是指由于进食被细菌或其细菌素所污染的食物而引起的急性中毒性疾病。根据临床表现不同，分为胃肠型和神经型食物中毒两种。胃肠型食物中毒是临床上最多见的食物中毒类型，主要发生于夏秋季，潜伏期短，集体发病常有不洁饮食史，以恶心、呕吐、腹痛、腹泻等急性胃肠炎症状为主要特征。神经型食物中毒又称肉毒中毒，是由于进食含有肉毒杆菌外毒素的食物所致。临床上以中枢神经系统症状为主要特征，如眼肌及咽肌瘫痪如抢救不及时，病死率较高。

一、病原学

（一）胃肠型食物中毒

引起胃肠型食物中毒的细菌种类很多，常见的有以下几种：

1. 沙门菌属　沙门菌属为革兰阴性杆菌，是常见的病原菌之一，其中以鼠伤寒沙门菌、猪霍乱沙门菌、肠炎沙门菌较常见。沙门菌广泛存在于家畜、家禽及鼠类的肠道、内脏和肌肉中，以及肉、蛋、乳类及其制品中。该菌属在自然界的抵抗力较强，但不耐热，60℃ 10 ~ 20 分钟可杀死，5% 石炭酸 5 分钟亦可将其杀死。

2. 副溶血弧菌　副溶血弧菌为革兰染色阴性多形态球杆菌，无芽胞，一端有鞭毛，运动活泼。本菌嗜盐，在含 3% ~ 3.5% 氯化钠的培养基，37% 及 pH 7.5 ~ 8.5 条件下进行孵育且生长迅速，对酸敏感，食醋中 3 分钟即死。不耐热，56℃温度下 5 分钟即可杀死，90℃下 1 分钟灭活。在 7℃氯化钠的兔血或人血琼脂上产生完全溶血，此为“神奈川”试验阳性，阳性株引起腹泻，而阴性株则不引起腹泻。本菌的主要载体是墨鱼、海鱼、海虾、海蟹、海蜇等海产品，以及含盐分较高的腌制食品，如咸菜、腌肉等。

3. 金黄色葡萄球菌　该菌革兰阳性，在乳类、肉类中极易繁殖，在剩饭、剩菜中易生长。此菌污染食物后，在室温下搁置 5h 以上可大量繁殖，并产生耐热的肠毒素。产生的肠毒素煮沸 30min 仍可保持毒性。

4. 大肠埃希菌　革兰阳性杆菌，有 70 多个血清型，其中部分血清型可致食物中毒。根据致病机制不同又分为：致病性大肠埃希菌（EPEC）、产肠毒素性大肠埃希菌（ETEC）、侵袭性大肠埃希菌（EIFC）、黏附性大肠埃希菌（EAEC）及肠出血性大肠埃希菌（EHEC）。

5. 变形杆菌　变形杆菌为革兰阴性，两端钝圆，无芽胞多形性小杆菌，有鞭毛，运动活泼。其抗原结构有菌体（O）及鞭毛（H）抗原 2 种。依生化反应的不同，可分为普通变形杆菌、奇异变形杆菌、产黏变形杆菌和潘氏变形杆菌 4 种。前三种能引起食物中毒。本菌广泛存在于水、土壤、腐败的有机物及人、家禽、家畜的肠道中。变形杆菌在食物中能产生肠毒素，还可产生组氨脱羧酶，使蛋白质中的组氨酸脱羧成组胺，从而引起过敏反应。

6. 空肠弯曲菌　革兰阴性菌，微需氧。对一般消毒剂敏感。

7. 产气荚膜杆菌　为厌氧革兰阳性粗大芽胞杆菌，能分泌强烈的外毒素，毒素可分为 6 型，引起食物中毒的主要是 A 型，少数为 C 型。

8. 蜡样芽胞杆菌　蜡样芽胞杆菌为革兰染色阳性的粗大杆菌，有芽胞的需氧菌，借周鞭毛而有动力，多数菌株呈 β 溶血。此菌对动物无致病性。蜡样芽胞杆菌能产生多种外毒素，其中两种在食物中毒中起作用：腹泻毒素及呕吐毒素。腹泻毒素有抗原性，对热敏感，56℃ 5 分钟灭活，对胰酶高度敏感。主要载体为米、面粉、奶粉、炒饭、香草兰沙司、肉丸、焖牛肉及烤鸡等。

（二）神经型食物中毒

肉毒杆菌属革兰阳性厌氧梭状芽胞杆菌，次极端有大形芽胞，有周鞭毛，能运动。本菌的芽胞体外抵抗力极强，干热 180℃ 15 分钟，湿热 100℃ 5 小时，高压灭菌 120℃ 20 分钟可灭活。5% 苯酚、20% 甲醛 24 小时才能将其杀灭。

本菌按抗原性不同，可分 A、B、C（Ca、Cb）、D、E、F 和 G7 种血清型，致病者以 A、B 和 E 型为主，F 型较少见。各型能产生外毒素，是一种嗜神经毒素，剧毒，对人的致死量为 0.01mg 左右。

二、流行病学

（一）胃肠型食物中毒

1. 传染源　带菌的动物，如家畜、家禽及其蛋品、鱼类及野生动物，为本病主要传染源，患者带菌时间较短，作为传染源意义不大。

2. 传播途径　通过进食被细菌或其毒素污染的食物而传播。食品本身带菌，或在加工、储存过程中污染。苍蝇、蟑螂也可作为沙门菌、大肠埃希菌污染食物的媒介。

3. 易感人群　人群普遍易感，病后通常不产生明显的免疫力，且致病菌血清型多，可反复感染发病。

4. 流行特征　本病在 5 ~ 10 月较多，7 ~ 9 月尤易发生，与夏季气温高、细菌易于在食物中大量繁殖相关。常因食物不新鲜、食物保存与烹调不当而引起。病例可散发，有时集体发病。潜伏期短，有进食可疑食物史，病情轻重与进食量有关，未食者不发病，停止食用可疑食物后流行迅速停止。各年龄组均可发病。

（二）神经型食物中毒

1. 传染源　家畜、家禽及鱼类为传染源。病菌由动物肠道排出，芽胞污染食品；在缺氧环境下肉毒杆菌大量繁殖，产生大量外毒素。

2. 传播途径　进食含有肉毒杆菌外毒素的罐头、火腿、腊肠、家制臭豆腐、豆瓣酱等而被感染。

3. 易感人群　肉毒杆菌外毒素有很高致病力，人群普遍易感。患者无传染性，亦不产生病后免疫力。

三、临床表现

1. 胃肠型食物中毒　本病潜伏期短。常于进食后数小时内发病。金黄色葡萄球菌引起的食物中毒潜伏期一般为 1 ～ 5 小时、沙门菌 4 ～ 24 小时、蜡样芽胞杆菌 1 ～ 2 小时、副血弧菌 6 ～ 12 小时、变形杆菌 5 ～ 18 小时。本病以腹痛、恶心、呕吐、腹泻等急性胃肠炎症状为主，起病较急，多为上、中腹部疼痛，可呈持续性或阵发性绞痛，呕吐物多为所进食物。常先吐后泻，腹泻轻重不一，每天数次至数十次，多为黄色稀便、水样便或黏液便。葡萄球菌、蜡样芽胞杆菌食物中毒呕吐较剧烈，呕吐物含胆汁，有时带血和黏液。侵袭性细菌引起的食物中毒，可有发热、腹部阵发性绞痛，里急后重和黏液脓血便。鼠伤寒沙门菌食物中毒的粪便呈水样或糊状，有腥臭味，也可见脓血便。部分副溶血弧菌食物中毒病例大便呈血水样。变形杆菌还可发生颜面潮红、头痛、荨麻疹等过敏症状。病程短，多在 1 ～ 3 日内恢复，极少数可达 1 ～ 2 周。吐泻严重者可出现脱水、酸中毒甚至休克。

2. 神经型食物中毒　潜伏期为 12 ～ 36 小时，可短至 2 小时，最长可达 8 ～ 10 日。潜伏期长短与外毒素的量有关，潜伏期越短，病情越重。但也可先起病轻，后发展成重型。

临床症状轻重不一，轻者仅有轻微不适，重者可于 24 小时内死亡。一般起病突然，以神经系统症状为主。病初可有头痛、头昏、眩晕、乏力、恶心、呕吐；继而，眼内外肌瘫痪，出现眼部症状，如视物模糊、复视、眼睑下垂、瞳孔散大或两侧瞳孔不等大，光反应迟钝或对光反射消失。当胆碱能神经的传递作用受损时，可出现便秘、尿潴留及唾液和泪液分泌减少，重症者腭、舌、呼吸肌呈对称性弛缓性轻瘫，出现咀嚼困难、吞咽困难、言语困难、呼吸困难等脑神经损害症状。四肢肌肉弛缓性瘫表现为深腱反射减弱和消失，但不出现病理反射，肢体瘫痪较少见，感觉正常，意识清楚。患者不发热。可于 5 ～ 9 日内逐渐恢复，但全身乏力及眼肌瘫痪持续较久，有时视觉恢复需数月之久。重症患者若抢救不及时多数死亡，病死率 30% ～ 60%。

4 ～ 26 周婴儿食入少量肉毒杆菌芽胞，细菌在肠内繁殖，产生神经毒素出现中毒综合征。首发症状为便秘、拒奶、哭声低沉、颈软不能抬头及脑神经损害。病情进展迅速，可因呼吸衰竭死亡。

四、辅助检查

1. 胃肠型食物中毒

（1）血常规：沙门菌感染者血白细胞计数多在正常范围。副溶血弧菌及金黄色葡萄球菌感染者，白细胞数可增高达 10×10^9/L 以上，中性粒细胞比例增高。

（2）粪便检查：大便呈稀水样镜检可见少量白细胞，血水样便镜检可见多数红细胞、少量白细胞；血性黏液便则可见到多数红细胞及白细胞，为痢疾样便。

（3）血清学检查：患者早期及病后 2 周的双份血清特异性抗体 4 倍升高者可明确诊断。由于患病数日即可痊愈，血清检查较少应用，但确诊变形杆菌感染需采患者血清，进行对 OX_{19} 及 OX_k 的凝集反应，效价在 1 ∶ 80 以上有诊断意义。

（4）分子生物学检查：采用特异性核酸探针进行核酸杂交，特异性引物进行聚合酶链反应可检查病原菌及分型。

（5）细菌培养：将患者的呕吐、排泄物及进食的可疑食物做细菌培养，如获得相同的病原菌有利于诊断。

2. 神经型食物中毒

（1）细菌培养：将可疑食物、呕吐物或排泄物加热煮沸 20 分钟后，接种血琼脂做厌氧培养，可检出肉毒杆菌，

（2）毒素检查：①动物试验：将检查标本浸出液饲喂动物，或做豚鼠、小白鼠腹腔内注射，同时设对照组，以加热 80℃ 30 分钟处理的标本或加注混合型肉毒抗毒素于标本中，如试验组动物肢体麻痹死亡，而对照组无此现象，则本病的诊断可成立。②中和试验：将各型抗毒素血清 0.5mL 注射小白鼠腹腔内，随后接种检查标本 0.5mL，同时没对照组，从而判断有无毒素并做型别鉴定。③禽眼睑接种试验：将含

有毒素的浸出液，视禽类大小，采用 0.1 ~ 0.3mL 不等注入家禽眼内角下方眼睑皮下，出现眼睑闭合或出现麻痹性瘫痪和呼吸困难，经数十分钟至数小时家禽死亡，可做快速诊断。

五、治疗原则

1. 胃肠型食物中毒

（1）对症治疗：维持水、电解质平衡，口服或静脉补液，纠正酸中毒，抗休克。腹痛剧烈者可给予山莨菪碱、阿托品、溴丙胺太林等解痉剂。轻症无须应用抗生素，可口服蒙脱石制剂、双歧杆菌 – 嗜酸乳杆菌 – 肠球菌三联活菌等。

（2）抗菌治疗：常不用抗菌药物，可以经对症疗法治愈。感染较重且为感染性食物中毒者，应及时选用抗菌药物，如喹诺酮类药物、氨基糖苷类药物，或根据细菌培养及药物敏感试验选用有效抗生素。

2. 神经型食物中毒

（1）早期及对症治疗：早期发现可予 5% 碳酸氢钠或高锰酸钾（1∶4 000）洗胃及灌肠。不能进食者给予鼻饲或静脉营养支持。及时清除咽喉分泌物，呼吸困难者予吸氧或呼吸机辅助呼吸。防治继发感染。

（2）抗毒素治疗：及早应用多价抗毒血清（A、B、E 型），对本病有特效，在起病后 24 小时内或瘫痪发生前注射最为有效，效量为每次 5 万 ~ 10 万 U，静脉或肌内注射（先做皮肤敏感试验，过敏者先行脱敏处理），必要时 6 小时后重复给予同样剂量 1 次。在病菌型已确定者，应注射同型抗毒素，每 1 万 ~ 2 万 U。病程已过 2 天者，抗毒素效果较差，但应继续注射，以中和血液中残存的毒素。

（3）抗菌治疗：大剂量青霉素可减少肠道肉毒杆菌菌量，防止继续产生和吸收外毒素。

六、护理评估

（一）健康史

（1）注意发病的季节，询问患者的生活及个人卫生状况。

（2）是否曾食用不洁的熟肉、熟鱼、虾、剩余饭菜或凉拌菜。

（3）发病患者数如何，是否集体发病、散发、甚至暴发流行。

（二）身体状况

（1）生命体征：监测体温、脉搏、呼吸、血压的变化。

（2）腹部情况：有无压痛及其部位、性质、程度，肠鸣音等。

（3）消化系统情况：是否有恶心、呕吐、腹泻及其程度。

（4）电解质、酸碱变化。

（三）心理 – 社会状况

评估患者有无抑郁、悲观、孤独、焦虑、恐惧等心理反应，对住院隔离治疗的认识及适应情况；患病后对家庭、生活、工作、经济等的影响；社会支持系统的作用，如家属对细菌性食物中毒知识的了解程度、对患者的心理支持等。

七、护理诊断

1. 胃肠型食物中毒

（1）疼痛：腹痛　与胃肠道炎症及痉挛有关。

（2）有体液不足的危险　与呕吐、腹泻引起大量体液丢失及摄入减少有关。

（3）潜在并发症　酸中毒、休克。

2. 神经型食物中毒

（1）有受伤的危险　与眼肌麻痹引起的视物不清有关。

（2）有营养失调，低于机体需要量的危险　与咽肌麻痹所致进食困难有关。

（3）潜在并发症，窒息、呼吸衰竭　与神经型食物中毒有关。

八、护理措施

（一）隔离

对患者按肠道传染病隔离措施隔离，对患者的呕吐物和排泄物进行消毒处理。

（二）休息与活动

卧床休息，加强对吐泻明显、头晕、视物模糊等患者的生活和安全护理，防跌倒，可家属陪伴（做好隔离指导），必要时专人护理。

（三）饮食护理

胃肠型食物中毒鼓励患者多饮淡盐水，以补充液体，促进毒素的排泄。呕吐停止后可给予易消化的流质或半流质食物。剧吐不能进食或腹泻频繁者，可静脉滴注葡萄糖生理盐水。恢复期后逐渐过渡到正常饮食；神经型食物中毒患者胃肠道症状较轻，可进普通饮食，以满足机体对营养和液体的需要。当出现咽肌麻痹时，取坐位缓慢进食（忌干燥食物），或遵医嘱予鼻饲或静脉营养支持。

（四）病情观察

1. 胃肠型食物中毒

（1）呕吐及腹泻的观察，如呕吐及腹泻的次数、量及性状等。

（2）观察伴随症状，如畏寒、发热、恶心和腹痛等。

（3）记录 24 小时出入量。

（4）严重者应密切监测生命体征，并注意有无口腔黏膜干燥、皮肤弹性下降，以及酸碱平衡失调及电解质紊乱的表现，以便及时发现脱水、酸中毒及休克等。

2. 神经型食物中毒

（1）密切观察患者眼肌麻痹的表现及进展情况，特别是视觉功能的改变。

（2）注意有无咽肌麻痹的表现，如吞咽困难、咀嚼困难、发音困难等。

（3）监测生命体征的变化，注意有无呼吸困难或继发感染的表现。

（4）注意有无胃肠道症状，如恶心、便秘或腹胀等。

（五）洗胃和灌肠的护理

（1）应在进食或可疑食物后 4 小时内进行，以清除肠道内尚未吸收的毒素。

（2）记录出入量、性状等。

（3）留取可疑标本及时送检。

（六）对症护理

（1）呕吐：有助于清除肠道内残留的毒素，一般不予止吐处理。但应注意及时清理呕吐物，保持口腔及床单的清洁卫生。呕吐频繁者，可遵医嘱给予氯丙嗪肌内注射，以减少呕吐次数，有利于患者休息。

（2）腹泻：有助于清除胃肠道内毒素，故早期不用止泻剂。注意保持肛周皮肤及衣被清洁，便后用温水或 1∶5 000 高锰酸钾溶液坐浴。腹痛时给予腹部热敷。亦可应用解痉药。

（3）腹痛：应注意腹部保暖，禁食冷饮。剧烈吐泻、腹痛者遵医嘱口服颠茄合剂或皮下注射阿托品，以缓解疼痛。

（4）纠正水、电解质紊乱：鼓励患者多饮水或淡盐水，以补充丢失的水分、电解质。呕吐明显者应少量多次饮水，有脱水者应及时口服补液盐或遵医嘱静滴生理盐水和葡萄糖盐液。休克者迅速协助抗休克处理。

（5）眼肌麻痹：患者可因眼肌麻痹而影响视觉功能，应注意环境安全，并协助患者进行日常活动，以防受伤。

（6）咽肌麻痹：咽肌麻痹易致口腔分泌物积聚于咽喉部而引起吸入性肺炎，应及时吸出；呼吸困难者予以吸氧；做好气管切开等抢救准备。

（七）用药护理

应用喹诺酮类或其他抗生素药物时，注意药物的剂量、时间和使用方法，及时观察疗效及不良反应。

喹诺酮类药物与食物同服可减轻恶心、呕吐、食欲减退等胃肠道反应。神经型食物中毒应用多价抗毒血清宜尽快早期应用，多价抗毒血清宜尽快早期应用，注射前应做过敏试验，阴性者可静脉注射，但速度不宜过快；阳性者采取脱敏疗法。为防止过敏性休克的发生，注射前应备好抢救物品，注射后应密切观察有无呼吸急促、脉搏加快等变态反应的表现，一旦出现，应立即给予肾上腺素、吸氧等抢救处理。

（八）心理护理

由于本病病程较短，多数患者病情较轻，所以疾病对患者学习和工作影响不大，对患者及其家属的生活及心理影响较小，患者及其家属可产生轻度紧张、焦虑等不良心理反应。针对吐泻与隔离等造成的不安情绪，有针对性地给予耐心细致地解答，与患者进行有效的沟通，从心理上消除患者不良的心理反应。指导患者正确面对疾病，保持乐观心态，去除不良情绪。另外要注重家庭及来自他人的情感支持，帮助患者早日康复。

九、健康教育

1. 预防知识教育　讲解细菌性食物中毒的感染方式及预防措施，保持环境和个人卫生，避免进食不洁、变质或可疑变质的食物，不食过期、变味、包装破损等腌制食品，厨房生熟用品分离，把牢“病从口入”关。

2. 疾病知识教育　向患者及家属讲解细菌性食物中毒的临床表现、治疗方法及配合治疗的重要性，告知患者和家属本病初起的呕吐、洗胃等可有利于清除细菌和毒素，经过及时有效的治疗，胃肠型食物中毒大多在 1 ~ 3 天治愈，而神经型食物中毒病死率较高，早期、积极的抗毒血清及综合治疗有利于降低病死率。

十、预防

1. 管理传染源　一旦发生可疑食物中毒，应立即报告当地卫生防疫部门，及时进行调查、分析、制定防疫措施，及早控制疫情。

2. 切断传播途径　认真贯彻《食品卫生法》，加强食品卫生管理。进行卫生宣传教育，不吃不洁、腐败、变质食物或未煮熟的肉类食物。

3. 保护易感人群　如果进食食物已证明有肉毒杆菌或其外毒素存在，或同进食者已发生肉毒中毒时，未发病者应立即注射多价抗毒血清 1 000 ~ 2 000U，以防止发病。

第六节　细菌感染性腹泻

细菌感染性腹泻是指由细菌引起，以腹泻为主要表现的一组常见肠道传染病，一般为急性表现，也有病程超过 14 天的为迁延性腹泻。常伴有脱水和（或）电解质紊乱。本节将讨论除霍乱、菌痢、伤寒、副伤寒以外的细菌感染性腹泻。该病发病呈全球性，一般为散发，可暴发流行。临床表现以胃肠道症状为主，轻重不一，多为自限性，但少数可能发生严重并发症，甚至导致死亡。

一、病原学

（一）大肠埃希菌

参见“细菌性食物中毒”病原学部分。

（二）耶尔森菌

为革兰阴性短小杆菌，无芽胞，兼性厌氧，在 −30 ~ 42℃均可生存。可产生热稳定性肠毒素，121℃经 30 分钟不被破坏，对酸、碱稳定。广泛存在于自然环境中，通常可以从人类、动物、土壤、水及各种食品中分离，煮沸、干燥及常规消毒剂可杀灭。

（三）变形杆菌

参见“细菌性食物中毒”病原学部分。

（四）艰难梭菌

艰难梭菌为革兰阳性杆菌，专性厌氧，有芽胞。能产生肠毒素，包括 A 和 B 两种毒素，对酶作用有抵抗力，酶作用 24 小时后仍保留全部活性，B 毒素较 A 毒素细胞毒性强。艰难梭菌原为人、畜肠道中的正常菌群，在婴儿时带菌率尤高。

（五）类志贺邻单胞菌

类志贺邻单胞菌为革兰阴性菌，单独或成双存在，可呈短链或长丝状，兼性厌氧，有动力，无芽胞和荚膜。与志贺菌有一些共同的生化反应和抗原结构，但毒力比志贺菌低得多。不耐高盐，存在于淡水、温血及冷血动物体内。

（六）气单胞菌

气单胞菌为革兰阴性杆菌，单鞭毛，无荚膜和芽胞。广泛存在于自然界，河水、海水、供水系统中均可检测到本菌。能产生溶血素、肠毒素和细胞毒素以及杀白细胞素、上皮细胞黏附因子、细胞原缩因子等毒力因子，还可产生多种胞外酶。

二、流行病学

（一）传染源

患者、携带者。一些动物可成为贮存宿主，在传染病传播中有重要意义，如牛是志贺毒素大肠埃希菌的贮存宿主，猪和牛是小肠结肠耶尔森菌的贮存宿主。

（二）传播途径

粪－口途径，可通过食用污染的食品、水而传播，人与动物的密切接触也可传播。苍蝇、蟑螂等昆虫因其生活习性特殊，在一些细菌性腹泻的传播中发：挥了重要作用。值得一提的是，经由医务人员的手或污染公共物品发生院内传播，是非常值得重视的传播途径。

（三）易感人群

普遍易感，没有交叉免疫。儿童、老年人、有免疫抑制或慢性疾病者为高危人群，并且容易发生严重并发症，一些正使用抗生素的患者是抗生素相关性腹泻的高危人群。另外，旅游者易发生细菌性腹泻，称为旅游者腹泻。患病后一般可获得免疫力，但持续时间较短。

（四）流行特征

（1）地区性：广泛流行于世界各地，欧美国家细菌性腹泻的主要病菌为非伤寒沙门菌，其次为弯曲菌和志贺菌属。发展中国家以志贺菌属、沙门菌属、大肠埃希菌为主，我国各个地区的报道结果差异较大，有的以志贺菌属为主，有的地区以大肠埃希菌为主，沿海地区则以沙门菌属、副溶血性弧菌更常见。

（2）季节性：全年均可发病，好发于夏、秋季，部分细菌性腹泻如耶尔森菌肠炎好发于冬季。

（3）年龄分布：可侵犯各年龄组，最易感染的是抵抗力弱的儿童、年老体衰者。

（4）散发感染或暴发流行：一般为散发感染，也可发生暴发流行，危害非常大。

三、临床表现

潜伏期数小时至数天、数周。多急性起病，少数起病较缓慢。临床表现轻重不一，以胃肠道症状最突出，出现纳差、恶心、呕吐、腹胀、腹痛、腹泻，可伴里急后重，腹泻次数可多至十几、二十多次，甚至不计其数，粪便呈水样便、黏液便、脓血便，分泌性腹泻一般不出现腹痛，侵袭性腹泻多出现腹痛。常伴畏寒、发热、乏力、头晕等表现，病情严重者因大量丢失水分可发生脱水，电解质紊乱，甚至休克。病程为数天至 2 周，常为自限性，少数可复发。不同细菌所致腹泻的临床类型不同，现将常见类型分述如下：

1. 肠出血性大肠埃希菌感染　病前多有食用生或半生肉类，生乳等不洁饮食史。往往急性起病，轻者水样泻，典型者突起剧烈腹痛、水样便，数天后出现血性便，发生腹痛、腹泻、低热或不发热，极易被误诊为痢疾。严重者伴有剧烈腹痛、高热、血便，感染 1 周后可合并溶血性尿毒综合征（HUS）、血栓性血小板减少性紫癜、脑神经障碍等，危及生命。严重者可导致死亡，病死率达 5% ~ 10%。

2. 耶尔森菌感染 由于本菌易在低温下生长，所以在一些寒冷的国家和地区或在寒冷的季节较为常见，因此有人称其为“冰箱病”。近年来，随着人们生活水平的提高，暴发较为少见，以散发为主。婴幼儿及儿童胃肠炎症状突出，成人以肠炎为主。起病急，以发热、腹泻、腹痛为主要表现，热程多为2 ~ 3天，腹泻一般1 ~ 2天，重者达1 ~ 2周，粪便多呈水样，带黏液，可有脓血便，腹痛常见，可局限在右下腹，并且伴肌紧张和反跳痛，容易误诊为阑尾炎，尤其是幼儿患者。虽然耶尔森菌感染引发的小肠结肠炎属于自限性疾病，但值得关注的是，会引发多种肠外疾病，如结节性红斑、关节炎、耶尔森肝炎等。

3. 变形杆菌感染 变形杆菌属于条件致病菌，特别是抵抗力下降后使用广谱抗生素者。在一定条件下可引起多种感染，如化脓性感染、尿路感染、胃肠炎、急性胃炎、心内膜炎、败血症等。主要表现为发热、恶心、呕吐、腹痛、腹泻，腹痛部位在上腹和脐周，轻者每天腹泻数次，重者20 ~ 30次。

4. 抗生素相关性腹泻 多由艰难梭菌引起，称为艰难梭菌相关性腹泻（CDAD），即假膜性肠炎，其发生率近年不断升高，是医院感染性腹泻的主要病因。大多数表现为轻到中度水样腹泻、发热、腹胀、下腹或全腹散在痉挛性疼痛。严重者也见黏液便，血便少见，严重的并发症有脱水、低蛋白血症、电解质紊乱、肠麻痹和肠穿孔，其死亡率为2% ~ 5%，但老年人和衰竭患者死亡率达10% ~ 20%，甚至达30% ~ 80%，与死亡相关的唯一原因是延误诊断。

5. 旅游者腹泻 是出国旅行者中报告的最主要感染性疾病，在致病微生物中，细菌占61%，包括产毒性大肠埃希菌、肠集聚性大肠埃希菌、志贺菌属、沙门菌属、弯曲菌属、耶尔森菌、气单胞菌及非霍乱性弧菌等。发病率在发达国家和工业化国家为4%，在以色列、日本、南非以及某些加勒比海岛屿国家大约为20%，在其他发展中国家及近发达国家为20% ~ 70%不等。通常情况下，该病起病较急（数小时至数天），约40%的旅游者腹泻患者症状轻微，重者出现明显腹泻症状，伴有腹部绞痛、恶心、呕吐以及发热等症状。

6. 艾滋病相关性腹泻 30% ~ 80%的艾滋病病人有腹泻表现，其中细菌性腹泻的主要病原体包括志贺菌属（福氏为主）、沙门菌属（鼠伤寒沙门菌）、空肠弯曲菌、鸟分枝杆菌、艰难杆菌、侵袭性大肠杆菌等。腹泻常是艾滋病的首发症状和死亡原因，患者常伴有发热、周身不适、恶心、呕吐、厌食和体重下降等症状。急性腹泻的病程一般不超过2周，慢性腹泻通常持续数周或数月。

四、辅助检查

1. 外周血常规检查 白细胞总数升高或正常，中性粒细胞增多或伴核左移。

2. 粪便 可为黏液便、脓血便或血便、稀便、水样便。镜检可见大红、白细胞，也可有少量或无红、白细胞。

3. 粪便培养 为确诊依据，一般培养阳性率低，提高阳性率的方法包括：①应用抗生素之前取材。②取新鲜粪便的黏液脓血部分。③标本保温及时送检。④连续多次培养。⑤结肠镜检时取材。⑥除采用双硫与血液琼脂培养基外，应根据可疑致病菌选用相应的培养基与培养条件。

4. 免疫学检查 常用方法有乳胶凝集试验、酶联免疫吸附试验、被动血凝集试验（PHA）、免疫荧光法、免疫磁球法、酶免疫荧光法等，用于粪便中细菌及毒素、血清中特异性抗原抗体的检测。

5. 核酸检测 基因探针技术和聚合酶链反应技术，检测病原菌特异性基因片段，该法简便、迅速、灵敏。DNA指纹图谱、脉冲凝胶电泳等可追踪医院内感染的播散，有利于流行病学调查。

五、治疗原则

1. 对症治疗 腹泻伴有呕吐或剧烈腹痛者，可予阿托品类药物，但慎用或禁用阿片制剂，因其能强烈抑制肠蠕动，肠毒素易被吸收而加重中毒或诱发中毒性巨结肠。也有主张使用肠黏膜保护制剂，如思密达等，可吸附病原菌和毒素，并通过与肠道黏液分子的相互作用，增强黏液屏障，以防御病原菌的侵入。另外，小檗碱（黄连素）具有良好的收敛和轻微抑菌作用，对细菌性腹泻有一定作用。

2. 补充水和电解质

（1）口服补液盐治疗：适用于急性腹泻轻、中、重度脱水的辅助治疗。

（2）静脉补液治疗：重症腹泻伴脱水、电解质紊乱、酸中毒或休克者，补液推荐用乳酸林格液。

（3）补锌：一旦发生腹泻立即补锌，可以缩短腹泻的病程、严重程度以及脱水的危险。

3. 抗菌治疗

（1）耶尔森菌感染的轻症患者多为自限性，不必应用抗菌药物治疗，重症或并发败血症者根据药物敏感实验选用，疗程 2 ~ 3 天，该菌一般对氨基糖苷类、氯霉素、磺胺类和氟喹诺酮类药物等敏感。

（2）侵袭性、致病性或产肠毒素性大肠埃希菌引起的腹泻一般可选用氟喹诺酮类或磺胺类药物口服。

（3）肠出血性大肠埃希菌 O_{157} 患者和疑似患者禁止使用抗生素，疫区内的其他一般腹泻患者应慎用抗生素。

（4）艰难梭菌相关性腹泻轻症患者停用抗生药即可使正常菌群恢复，症状缓解，如果停用抗生素后腹泻持续 48 或 72 小时以上，应当考虑选用抗生素。重症患者应立即予以有效抗生素治疗。95% 以上的艰难梭菌对甲硝唑和万古霉素敏感，两者疗效相仿。

（5）艾滋病相关性腹泻治疗应该及时早期足量应用抗生素，如头孢菌素和氟喹诺酮类药物。使用青霉素或氯霉素治疗鼠伤寒沙门菌可能会导致多重耐药株和菌血症，使病程延长。因此，病情较重的腹泻患者可联合用药或根据药敏实验，选用敏感抗生素治疗，疗程较普通人的感染性腹泻长。

4. 微生态疗法　常用制剂有益生菌和益生元。益生菌包括双歧杆菌、乳酸菌、粪球菌等，益生元包括乳果糖、果寡糖、菊糖等。但是注意口服活菌制剂应该与抗生素隔 2 小时左右，以免被杀灭，影响疗效。

六、护理评估

（一）健康史

（1）注意询问患者的生活环境、生活习惯及个人卫生情况。

（2）是否有不洁的个人饮食史，如污染的食品、水、个人生活用品等。

（3）询问患者腹痛、腹泻及排便情况。

（4）既往有无发病史及机体的营养情况。

（二）身体状况

（1）生命体征：监测体温、脉搏、呼吸、血压、面色、神志的情况。

（2）腹泻的情况：密切观察排便次数、量、性状、伴随的症状。采集标本及时送检，以提高阳性率。并观察腹部体征，有无疼痛、反跳痛及肠鸣音等。

（3）肛周皮肤情况：保持肛周皮肤的清洁。

（4）观察水、电解质情况，记录出入量。

（三）心理 - 社会状况

评估患者对疾病的认识及了解程度，对高热、腹痛、腹泻等症状的心理反应，应对措施及效果，对住院隔离的认识及适应情况，及对工作、学习、生活的影响，支付费用有无困难；患者家长对疾病的了解程度，对消毒隔离的认识及患者饮食的准备。

七、护理诊断

1. 腹泻　与胃肠道感染有关。
2. 腹痛　与胃肠道炎症有关。
3. 体液不足　与频繁腹泻、呕吐导致失水有关。
4. 营养不良　与腹泻、呕吐导致摄入量减少有关。
5. 有皮肤完整性受损的危险　与排粪次数增多及排泄物刺激有关。
6. 焦虑　与频繁腹泻、呕吐有关。

八、护理措施

（一）隔离和消毒

患者的食具、用具要单独使用并消毒，要有专用便盆。注意手卫生，避免手的传播。患者和护理患者的家属必须做到饭前用流动水肥皂洗手。处理完患者的大便后，必须用消毒水泡手，后用流动水将药液冲洗干净。来不及洗手时，可用避污纸防止相互感染。

（二）休息与活动

腹泻频繁伴有呕吐和高热等严重感染中毒症状者，应卧床休息。

（三）饮食护理

腹泻时一般不禁食，可进半流食或流质饮食，暂时停饮牛奶及其他乳制品，避免引起高渗性腹泻，忌刺激性和多渣、油腻食物；腹泻频繁，伴有呕吐和高热等严重感染中毒症状者府禁食，并鼓励多饮水。病情好转，可逐渐增加稀饭、面条等，切忌过早给予刺激性、多纤维的食物。禁食生冷食物，可鼓励患者多吃点生大蒜。

（四）病情观察

注意患者大便的次数、性状、量和颜色，判断脱水程度，观察皮肤弹性以及有无口干、出汗等症状。患者因腹泻次数多，血容量不足，可出现无尿、表情淡漠、头晕、心悸、四肢湿冷、脉搏增快、肠鸣音亢进。护士应警惕休克先兆，发现异常立即报告医生，迅速建立静脉通路，遵医嘱立即补液扩容。密切监测生命体征，遵医嘱予以氧气吸入，根据病情调节氧流量，改善缺氧症状，必要时行心电监护，积极配合医生进行抢救。

（五）对症护理

1. 腹泻：腹泻频繁，伴有呕吐和高热等严重感染中毒症状者，应卧床休息、禁食，并鼓励多饮水。

2. 皮肤受损：注意保护肛门，尤其是老人和小孩肛门受多次排便的刺激，皮肤容易溃破，便后用软卫生纸轻轻按擦后用温水清洗，涂上凡士林油膏或抗生素类油膏。

（六）用药护理

腹泻的治疗以病因治疗为主。应用微生态制剂或思密达等止泻药时，注意观察患者排粪情况，腹泻得到控制时及时停药。应用解痉止痛剂，如阿托品时，注意药物副作用，如口干、视物模糊、心动过速等。

（七）心理护理

由于疾病困扰、住院环境陌生、不适应、对疾病的知识缺乏，极易出现多疑、抑郁、悲观的情绪。护士应有足够的耐心和细心，灵活运用语言和非语言沟通技巧，鼓励患者说出不适及未满足的需要，向患者及家属讲解疾病相关知识，提供心理支持，使患者树立战胜疾病的信心。

九、健康教育

向患者及家属讲解疾病的致病原因、传播途径、隔离消毒的重要性及隔离的基本知识。指导患者要注意个人及饮食卫生，注意劳逸结合，尤其注意夏秋季节避免受凉。

十、术手预防

1. 管理传染源　设置肠道专科门诊，早期发现患者并对部分感染性腹泻患者进行隔离与治疗。对从事饮食业、保育员和给水人员定期体检，以检出慢性患者、带菌者；对吐泻物及饮食用具要严格消毒；受感染动物就地处理。对于多发或暴发疫情，要立即隔离、治疗患者，采样做病原学和（或）血清学检查，尽快查明病原菌，确定传染来源。

2. 切断传播途径　切断传播途径是预防和控制腹泻的重要措施，包括养成良好的个人卫生习惯，加强饮食、饮水卫生管理以及对媒介昆虫的控制。处理好污物、污水，对患者的粪便等排泄物加入粪便量 1/5 的含氯石灰或等量的 10% 含氯石灰乳剂，处理后倒入便池。对于重点人群、集体单位、临时大型工地，要积极采取综合性预防措施，预防暴发和流行。

3. 保护易感人群　采用预防接种的方法能控制急性细菌性腹泻的暴发和流行，有关疫苗正在研究中。

4. 其他预防措施　对于医源性的细菌性腹泻，应当隔离患者，严格执行消毒隔离措施，如医务人员严格洗手，接触患者时戴手套，使用一次性医疗器械，以防止交叉感染。保持医院环境清洁，对内镜等反复使用的设备及易被粪便污染的场所，采用有效的消毒剂，充分消毒。由于艰难梭菌最主要的来源为医院环境，因此预防的重点在于正确使用抗生素，尤其是林可霉素、克林霉素、第三代头孢菌素及其他广谱抗生素等易引起艰难梭菌相关性腹泻的药物。

第七节　细菌性痢疾

细菌性痢疾，简称菌痢，是由志贺菌（也称痢疾杆菌）引起的肠道传染病。菌痢主要通过消化道传播，终年散发，夏、秋季可发生流行。其主要病理变化为直肠、乙状结肠的炎症与溃疡，主要表现为腹痛、腹泻、排黏液脓血便以及里急后重等，可伴有发热及全身毒血症状，严重者可出现感染性休克和（或）中毒性脑病。由于志贺菌各组及各血清型之间无交叉免疫，且病后免疫力差，故可反复感染。一般为急性，少数迁延成慢性。

一、病原学

志贺菌为短小杆菌，属肠杆菌科志贺菌属，厌氧，革兰染色阴性，无鞭毛、荚膜及芽胞，有具侵袭力的菌毛，在培养基上易生长。

（一）抗原结构

依抗原结构和生化反应不同，根据国际微生物学会的分类，将志贺菌属分为四个群（A 群痢疾志贺菌、B 群福氏志贺菌、C 群鲍氏志贺菌、D 群宋内志贺菌），40 个血清型（不含亚型）。欧美国家优势菌型为 D 群，国内目前以 B 群为主，D 群次之，近年局部地区 A 群有增多趋势。各群和各型之间多无交叉免疫，且病后免疫功能差，故可反复感染。

（二）毒素

志贺菌属的致病物质主要是侵袭力和内毒素，有些菌株尚能产生外毒素，其毒力很强，可加重肠黏膜的炎性变化及肠道外病变。内毒素主要引起全身反应，如发热、毒血症及休克。其外毒素又称志贺毒素，有肠毒性、神经毒性、细胞毒性，分别导致相应的临床症状。

（三）抵抗力

志贺菌存在于患者与带菌者的粪便中，对外界环境的抵抗力较弱，日光照射 30 分钟、加热至 60℃ 10 分钟或煮沸 2 分钟即可杀灭。对酸及化学消毒剂均很敏感。在粪便中数小时死亡，但在蔬菜、瓜果及被污染物品上可存活 1 ~ 2 周，但在阴暗、潮湿、冰冻条件下能生长数周。

二、流行病学

（一）传染源

患者和带菌者。非典型患者的症状较轻，不易诊断，容易被忽视，易引起传播。慢性患者由于肠黏膜病变不愈合，排菌时间可长达数年，如从事饮食、供水或保育工作，可成为食物型或水型暴发流行的根源。病后带菌者亦有一定的传播作用。

（二）传播途径

经粪 - 口途径传播。志贺菌随患者粪便排出体外，污染食物、水、生活用品或手，经口感染。苍蝇可通过食物传播。

（三）易感人群

人群普遍易感。学龄前儿童和青壮年多见。病后可获得一定的免疫力，但短暂而不稳定，不同群、型之间无交叉保护性免疫，易复发和重复感染。

（四）流行特征

菌痢主要集中发生在医疗条件差且水源不安全的地区。终年散发，但有明显季节性。通常5月开始上升，8～9月达高峰，10月以后逐渐减少。患者年龄分布有2个高峰，第一个高峰为学龄前儿童，第二个高峰为青壮年期，可能与他们日常活动中接触病原菌机会较多有关。

三、临床表现

1. 急性菌痢　潜伏期1～2日（数小时至7日）。

（1）普通型（典型）：起病急，高热可伴发冷寒战，继之出现腹痛、腹泻和里急后重，大便每日十多次至数十次，量少，故失水不多见。开始为稀便，可迅速转变为黏液脓血便，左下腹压痛及肠鸣音亢进。早期治疗，多于1周左右病情逐渐恢复而痊愈。

（2）轻型（非典型）：全身毒血症症状和肠道症状均较轻，不发热或低热，腹泻每日数次，稀便有黏液但无脓血，轻微腹痛而无明显里急后重。病程3～7天。

（3）中毒型：儿童多见。起病急骤，病势凶险，高热，达40℃以上，伴全身严重毒血症症状，精神萎靡、嗜睡、昏迷及抽搐，可迅速发生循环衰竭及呼吸衰竭，故以严重毒血症、休克和（或）中毒性脑病为主要临床表现，而肠道症状较轻，甚至开始无腹痛及腹泻症状，发病后24小时内可出现腹泻及痢疾样大便。按其临床表现不同，可分为休克型（周围循环衰竭型）、脑型（呼吸衰竭型）、混合型三种。

2. 慢性菌痢　慢性菌痢是指急性菌痢病程迁延超过2个月病情未愈者。

（1）慢性迁延型：主要表现为长期反复出现的腹痛、腹泻，大便常有黏液及脓血，伴有乏力、营养不良及贫血等症状。亦可腹泻与便秘交替出现。

（2）急性发作型：有慢性菌痢史，因进食生冷食物、劳累或受凉等诱因引起急性发作，出现腹痛、腹泻及脓血便，但发热及全身毒血症症状多不明显。

（3）慢性隐匿型：1年内有急性菌痢史，临床无明显腹痛、腹泻症状，大便培养有痢疾杆菌，乙状结肠镜检查肠黏膜有炎症甚至溃疡等病变。

四、辅助检查

1. 一般检查

（1）血常规：急性菌痢白细胞总数可轻至中度增多，以中性粒细胞为主，可达（10～20）$\times 10^9$/L。慢性患者可有贫血表现。

（2）粪便常规：粪便外观多为黏液脓血便，镜检可见白细胞（≥15个/高倍视野）、脓细胞和少数红细胞，如有巨噬细胞，有助于明确诊断。

2. 病原学检查

（1）细菌培养：粪便培养出痢疾杆菌可以确诊。在抗菌药物使用前，采集新鲜标本，取脓血部分及时送检和早期多次送检均有助于提高细菌培养阳性率。

（2）特异性核酸检测：采用核酸杂交或PCR可直接检查粪便中的痢疾杆菌核酸，具有灵敏度高、特异性强、快速简便、对标本要求低等优点，但临床较少使用。

3. 免疫学检查　采用免疫学方法检测抗原具有早期、快速的优点，对菌痢的早期诊断有一定帮助，但由于粪便中抗原成分复杂，易出现假阳性。

五、治疗原则

1. 急性菌痢

（1）一般治疗：消化道隔离至临床症状消失，大便培养连续两次阴性。毒血症状重者必须卧床休息。饮食以少渣易消化的流质或半流质为宜，忌食生冷、油腻及刺激性食物。

（2）病原治疗：轻型菌痢在充分休息、对症处理和医学观察的条件下，可不用抗生素。其他各型菌痢通常需给予病原治疗。但由于抗生素的滥用，志贺菌耐药日趋严重，部分地区耐药菌株已呈多重耐药，故需根据所在地区当前细菌耐药情况选用抗菌药物。

1）喹诺酮类：抗菌活性强，口服吸收好，耐药菌株相对较少，毒副作用少，可作为首选药物。其他喹诺酮类，如左氧氟沙星、加替沙星等亦可酌情选用，不能口服者尚可静脉滴注。但动物实验显示本药可影响骨髓发育，故有学者认为儿童、孕妇及哺乳期妇女非必要则不宜使用。

2）小檗碱（黄连素）：有减少肠道分泌的作用，使用抗生素时可同时使用。

3）其他：匹美西林、阿奇霉素、多西环素、硫酸庆大霉素、氨苄西林及第三代头孢菌素等药物亦可根据药敏结果选用。

（3）对症治疗：高热者以物理降温为主，必要时适当使用退热药；腹痛剧烈者可用颠茄浸膏片或硫酸阿托品；毒血症状严重者可给予小剂量肾上腺皮质激素。

2. 中毒性菌痢　病情凶险、变化迅速，故必须密切观察病情变化，采取对症治疗为主的综合救治措施。

（1）病原治疗：应用有效药物静脉滴注，成人可选用环丙沙星、左氧氟沙星及加替沙星等喹诺酮类药物；儿童可选用头孢噻肟钠等第三代头孢菌素类药物。

（2）对症治疗：

1）降温止惊：高热可引起惊厥而加重脑缺氧及脑水肿，故应积极给予物理降温，必要时给予退热药，将体温降至38.5℃以下；高热伴烦躁、惊厥者，可采用亚冬眠疗法，给予氯丙嗪和异丙嗪肌内注射；反复惊厥者可给予地西泮、苯巴比妥肌内注射和水合氯醛灌肠。

2）休克型。

①迅速扩充血容量、纠正酸中毒。②改善微循环障碍。③保护重要器官功能。有心力衰竭者可给予去乙酰毛花苷（西地兰）。④其他：短期使用肾上腺皮质激素。有DIC早期表现者，可给予肝素抗凝治疗。

3）脑型。

①给予20%甘露醇，快速静脉注射，以减轻脑水肿。应用血管活性药物以改善脑部微循环，同时给予肾上腺皮质激素有助于改善病情。②防治呼吸衰竭。保持呼吸道通畅、吸氧，如出现呼吸衰竭，可使用盐酸洛贝林（山梗菜碱）。必要时可应用人工呼吸机辅助呼吸。

3. 慢性菌痢　由于慢性菌痢病因复杂，可采用全身与局部相结合的治疗原则。

（1）一般治疗：注意生活节律，进食易消化、易吸收的饮食，忌食生冷、油腻及刺激性食物。积极治疗并存的慢性消化道疾病或肠道寄生虫病。

（2）病因治疗：根据药敏结果选用有效抗菌药物。通常宜联用2种不同类型药物，疗程须适当延长，必要时可给予多个疗程治疗。亦可给予药物保留灌肠疗法，选用0.3%小檗碱（黄连素）液、5%大蒜素液或2%磺胺嘧啶等灌肠液中的1种，每次100 ~ 200mL，每晚1次，10 ~ 14日为1个疗程。灌肠液中添加小剂量肾上腺皮质激素可提高疗效。

（3）对症治疗：有肠道功能紊乱者，可用镇静或解痉药物。抗生素使用后，菌群失调引起的慢性腹泻，可给予微生态制剂服用。

六、护理评估

（一）健康史

（1）注意发病的季节，询问患者的生活环境及个人卫生状况。

（2）是否有不洁的饮食史，如污染食物、水、生活用品等，是否有食物型暴发流行或水型暴发流行。

（3）询问患者腹痛、腹泻、黏液脓血便及里急后重的情况。

（4）注意既往痢疾病史、机体营养状况、起病状况和发病年龄等。

（二）身体状况

（1）生命体征：监测体温、脉搏、呼吸、血压、面色、神志状态。

（2）腹泻情况：密切观察排便次数、量、性状及伴随症状，采集含有脓血、黏液部分的新鲜粪便作为标本，及时送检，以提高阳性率。观察治疗效果。慢性菌痢患者应注意一般状况的改善，如体重、营养状况等。腹部有无压痛及其部位、性质、程度；有无腹膜刺激征；肠鸣音改变等。

（3）肛周皮肤情况：看肛周皮肤是否清洁干燥，是否有脱肛现象。

（4）观察水、电解质情况：每日出入量情况及血液生化检查结果等。

（三）心理－社会状况

评估患者对菌痢的认识及了解程度，对畏寒高热、腹痛、腹泻等症状的心理反应、应对措施及效果，对住院隔离的认识及适应情况，患病对工作、学习的影响，支付医疗费用有无困难；患者家人对患者的态度、对菌痢的了解程度、对消毒隔离的认识及患者饮食的准备。

七、护理诊断

1. 体温过高　与痢疾杆菌内毒素激活细胞释放内源性致热原，作用于体温中枢导致体温升高有关。
2. 腹泻　与肠道炎症、广泛浅表性溃疡形成导致肠蠕动增强、肠痉挛有关。
3. 疼痛：腹痛　与炎症导致肠蠕动增强，肠痉挛有关。
4. 组织灌注无效　外周组织与中毒性菌痢导致微循环障碍有关。
5. 有窒息的危险　与惊厥有关。
6. 有体液不足的危险　与腹泻、高热、补给不足或摄入减少有关。
7. 营养失调：低于机体需要量　与腹泻等胃肠功能紊乱、补给不足或摄入减少有关。
8. 有皮肤完整性受损的危险　与大便、汗液反复刺激肛周、骶尾部皮肤有关。
9. 意识障碍　与颅内压增高有关。
10. 气体交换受损　与呼吸衰竭有关。
11. 潜在并发症　周围循环衰竭、中枢性呼吸衰竭。

八、护理措施

（一）消化道隔离

在标准预防的基础上，采用接触传播的隔离与预防。嘱咐患者注意个人卫生，饭前便后及手触摸可疑污染物品后，一定要用肥皂流水将手洗干净。患者的食具、用具要单独使用，要有专用便盆，食具、用具消毒如同甲型肝炎。认真做好粪便消毒。

（二）休息与活动

急性期患者卧床休息，中毒型菌痢患者应绝对卧床休息，专人监护，安置患者平卧位或休克体位（头部和下肢均抬高 30° ），小儿去枕平卧，头偏向一侧。抬高头部有利于膈肌活动，增加肺活量，使呼吸运动更接近生理状态。抬高下肢有利于下肢静脉的血液回流，从而相应增加循环血量。

（三）饮食护理

频繁呕吐者可暂时禁食，遵医嘱给予静脉补液；无呕吐或症状较轻者可少量多餐，进食高蛋白、高热量、低脂、少渣、少纤维素、易消化的流食或半流食，鼓励多饮水，忌油腻、刺激及生冷食物，症状好转后逐渐增加食量。

（四）急性菌痢的护理

1. 病情观察　观察体温变化，高热时给予温水或乙醇擦浴、头枕冰袋等物理降温，持续高热者应遵医嘱加用药物降温，小儿发热者应积极降温，以避免高热惊厥的发生；观察患者的大便次数、性状及量，注意补充液体，及时留取和送检标本；注意有无脱水及电解质紊乱表现。

2. 液体治疗护理

（1）口服补液：指导患者在医嘱要求的时间内，少量多次服完指定量的口服补液盐，可加入果汁、米汤等调味，以确保口服补液的效果。

（2）静脉补液：迅速建立 1 ～ 2 条大静脉通道，观察补液效果及有无不良反应，血压低于正常时应加快输液速度。

（3）观察补液效果：注意有无口干减轻、皮肤弹性好转、患儿哭时有泪、血压回升、尿量增加等脱水改善情况；大量快速补液时，观察患者有无烦躁、胸闷、咳嗽、颈静脉充盈、肺部湿啰音等急性肺水肿先兆，出现呼吸困难、发绀、咳粉红色泡沫痰等症状时，应立即减慢输液速度或暂停输液，即刻报告医生，采取急救措施。

3. 药物治疗的护理 严格喹诺酮类或其他抗生素药物的剂量、时间和使用方法，注意观察疗效及不良反应。喹诺酮类药物与食物同服可减轻恶心、呕吐、食欲减退等胃肠道反应。发现过敏反应时，立即通知医生，及时处理。应用阿托品、山莨菪碱予解痉止痛时，应注意观察有无口干、心动过速、视物模糊等不良反应。应用微生态制剂时，注意药物的存放和服用时的水温等要求，以确保疗效。

4. 保持肛周清洁 选用柔软消毒卫生纸巾擦拭肛周，每次便后用温水清洗，穿着清洁柔软内裤，必要时用鞣酸软膏、凡士林或抗生素膏剂涂抹肛周，以避免臀红和肛周皮肤破损。

（五）中毒型菌痢的护理

（1）病情观察：严密观察生命体征及神志；每 10 ~ 15 分钟测一次血压，血压平稳后，酌情延长测量的间隔时间；注意观察患者面色，有无发绀四肢末梢是否发凉；注意有无抽搐先兆（肌紧张、惊动等）以及抽搐的部位、间隔时间和持续时间；观察瞳孔的大小、形状、对光反射及双侧是否对称，以及早发现脑疝；准确记录 24 小时出入量，为进一步补液等治疗提供依据。出现弥散性血管内凝血、肾衰竭以及急性心肌炎、耳聋、失语、肢体瘫痪时，配合医生积极抢救、治疗和护理。

（2）药物治疗的护理：随时保持有效的静脉通道，遵医嘱给予静脉扩容及碱性液体，注意调整输液速度，密切观察循环衰竭改善情况。如患者神志清楚、血压回升、口唇转红、四肢转暖，收缩压 >90mmHg、脉压 >30mmHg，脉搏 <100 次 / 分且充盈有力，尿量 >30mL/h，应减慢输液速度。注意患者的脉率、呼吸次数、肺底啰音等，防止急性肺水肿，必要时遵医嘱监测中心静脉压。应用大剂量山莨菪碱时，应注意观察口干、心动过速、尿潴留、视物模糊、幻视、烦躁等不良反应，加强安全防护。尿潴留时，可轻压下腹部促进排尿，必要时遵医嘱导尿。应用喹诺酮类等抗生素治疗时，指导和协助患者与食物同服，以减轻胃肠道反应，注意观察药物疗效及不良反应。出现皮疹等过敏反应时，及时停药并报告医生处理。

（3）脑型的护理：本型多见于儿童。严密观察患儿的精神、神志及面色等；观察有无精神萎靡、嗜睡，有无面色发灰、口唇发绀，发现异常及时给予氧气吸入；患儿出现血压升高、呼吸加快、四肢肌力增高等时，应高度警惕惊厥的发生，设专人护理，确保有效的静脉通道，加强安全措施，随时做好抢救准备；对神志不清、频繁或持续性惊厥的患者，注意观察双侧瞳孔是否等大、对光反射是否迟钝或消失，出现呼吸深浅不匀、节律不整或有双吸气、叹息样呼吸等症状时，立即报告，配合医生立即抢救。

（4）休克型的护理：本型多见于成年人。应尽早测量血压，极个别患者可在尚无明显临床症状时，即在数十分钟内死亡。遵医嘱及时采集动脉血做血气分析检查，并根据血气结果给予中流量或高流量吸氧。必要时采取休克体位（头部和下肢同时抬高 30° ，利于膈肌活动、增加肺活量及静脉回心血量），或与平卧位交替，以相对增加循环血量。患者末梢循环不良时，应减少肢体外露，注意保暖。观察患者有无少尿或无尿，必要时留置尿管，观察每小时尿量。出现神志模糊、四肢湿冷、脉搏微弱、血压明显下降等时，加快补液速度，立即报告，配合医生积极抢救。

（5）肺型的护理：本型多见于儿童。严密观察呼吸次数、呼吸形态及有无缺氧表现，保持呼吸道通畅，面罩给氧或呼吸机吸机辅助呼吸。观察患儿有无烦躁不安，出现面色暗红、吸气性呼吸困难、发绀等症状时，立即报告医生，配合抢救。⑥混合型的护理：患儿极易发生多器官功能衰竭，应给予重症监护。

（六）慢性菌痢的护理

指导患者按时、按量、按疗程服药，加强健康教育，提高其遵医行为。

（七）用药护理

遵医嘱给予抗生素等，密切观察药物疗效及不良反应。给予退热剂时，应注意观察药物效果及患者面色、脉搏，防止虚脱。应用山莨菪碱时，可有口干、腹胀、尿潴留和心动过速等，应注意观察。头孢曲松的不良反应有腹泻、腹痛、恶心、呕吐等、胃肠道反应及皮疹、瘙痒等过敏反应，应及时发现。对明显少尿者，应停用肾毒性药物。

（八）心理护理

加强与患者沟通，了解其产生焦虑、恐惧的原因，多做耐心细致思想安抚工作，以增加患者战胜疾病的信心，使其主动配合治疗与护理。

九、健康教育

（1）宣传细菌性痢疾病原体及传播方式，要养成良好的个人生活习惯，讲究个人卫生、饭前便后洗手，不吃生、冷、不洁食物，避免暴饮暴食；注意休息，加强锻炼、早睡早起、生活规律，以增强体质；保持乐观情绪、避免紧张、过度疲劳和受凉。

（2）进行急性细菌性痢疾的相关知识教育，大力宣传有关细菌性痢疾的病因、传播途径、临床特征、疾病过程、治疗药物、疗程、药物不良反应、预后；告知细菌性痢疾的消毒、隔离知识、预防措施及并发症的发生时间、临床表现、肛门周围皮肤自我护理的方法。说明及早诊断、合理彻底治疗的重要性；告知慢性患者急性发作的诱因以及预防方法；讲解患病时对休息、饮食、饮水的要求。

（3）向慢性痢疾患者介绍急性发作的原因。如进食生冷食物、暴饮暴食、过度紧张及劳累、受凉、情绪波动等均可诱发慢性菌痢急性发作，帮助患者寻找诱因，加以避免，并嘱患者加强体育锻炼，尽量保持生活规律。增强体质，复发时应及时治疗。

十、预防

采用以切断传播途径为主的综合预防措施，同时做好传染源的管理。

1. 管理传染源　应对急、慢性患者和带菌者进行隔离或定期性管理，并给予彻底治疗，直至粪便培养阴性。

2. 切断传播途径　养成良好的卫生习惯，特别注意饮食和饮水卫生。

3. 保护易感人群　世界卫生组织报告，目前尚无有效预防志贺菌感染的疫苗获准生产。我国主要采用口服活菌苗，如 F2a 型“依链”株。

第八节　布鲁菌病

布鲁菌病，又称地中海弛张热、马耳他热、波浪热或波状热，是布鲁杆菌引起的动物源性传染病。临床以长期发热、多汗、关节疼痛、肝脾及淋巴结肿大和慢性化为特征。

一、病原学

布鲁杆菌为一组多形球杆状的革兰阴性菌，分为 6 个种，即羊种、牛种、猪种、犬种、绵羊附睾种和沙林鼠种。本菌在外界环境生存能力较强，在干燥土壤、皮毛和乳制品中可生存数周至数月，在水中可生存 5 天至 4 个月。本菌对光、热、常用化学消毒剂等均敏感，日光照射 10 ~ 20 分钟、湿热 60℃ 10 ~ 20 分钟、3% 含氯石灰澄清液数分钟即可杀灭。

二、流行病学

（一）传染源

目前已知有 60 多种家畜、家禽、野生动物是布鲁杆菌的宿主。与人类相关的传染源主要为病畜，包括绵羊、山羊、黄牛，水牛、奶牛及猪。其他动物，如狗、鹿、马、和骆驼等，亦可为传染源。

（二）传播途径

（1）经皮肤黏膜接触传染：直接接触病畜或其排泄物、阴道分泌物、娩出物，或在饲养、挤奶、剪毛、屠宰及加工皮、毛、肉等过程中没有注意防护，经皮肤微创或眼结膜受染，也可通过间接接触病畜污染的环境及物品而受染。

（2）经消化道传播：食用被病菌污染的食物、水或进食含布鲁菌属的生奶、奶制品及未熟的肉、内脏而感染。

（3）经呼吸道传播：病原菌污染环境形成气溶胶被吸入感染。

（4）其他：苍蝇携带、性传播、母婴垂直传播等。

（三）易感人群

人群普遍易感，病后可获较强免疫力。因不同种布鲁菌之间存在交叉免疫，因此再次感染者很少。疫区居民可因隐性感染而获免疫。

（四）流行特征

我国主要流行羊布鲁氏菌病和牛布鲁氏菌病。本病遍布全球，以欧洲疫情最重。国内主要流行于西北、东北、青藏高原及内蒙古等牧区。患病与职业有密切关系，兽医、畜牧者、屠宰工人、皮毛工等发病率明显高于一般人群。发病年龄以青壮年为主，男多于女。全年均可发病，但以家畜繁殖季节多发。

三、临床表现

潜伏期一般为 1 ~ 3 周（3 天至数月），病程可分为急性期和慢性期。

1. 急性期　80% 以上的患者起病缓慢，常出现前驱症状，10% 左右的患者急骤起病。

（1）发热：典型病例热型呈波浪状，初期体温逐日升高，达高峰后缓慢下降，热程 2 ~ 3 周，间歇数日至 2 周，发热再起，反复数次。目前典型波浪热已较少见，而以长期不规则热多见，也可呈弛张热等。热前多伴寒战、畏寒。患者高热时可无明显不适，但体温下降后自觉症状加重，这种发热与其他症状相矛盾的现象，有一定诊断意义。

（2）多汗：为本病的突出症状之一，每于夜间或凌晨退热时大汗淋漓。也有患者发热不高或处于发热间歇期仍多汗。汗味酸臭。大量出汗后可发生虚脱。

（3）关节痛：为关节炎所致，常在发病之初出现。疼痛呈锥刺样或钝痛，疼痛剧烈者如风湿，辗转呻吟。关节炎病变主要累及大关节，如髋、肩、膝等，单个或多个，非对称性，局部红肿。也可表现为滑膜炎，腱鞘炎、关节周围炎，少数表现为化脓性关节炎。急性期患者疼痛多呈游走性，慢性期病变已定局，疼痛固定某些关节。肌肉也痛，尤其下肢肌及臀肌，重者呈痉挛性痛。

（4）神经系统症状：以神经痛多见，常有坐骨神经痛和腰骶神经痛。少数可发生脑膜脑炎、脊髓炎。

（5）泌尿生殖系统症状：可发生睾丸炎、附睾炎、前列腺炎、卵巢炎、子宫内膜炎及乳房肿痛。

（6）肝脾大及淋巴结增大：约半数患者可发生肝大和肝区疼痛。脾多为轻度大。肝脾大的同时，常合并淋巴结增大。增大的淋巴结一般无明显压痛。

2. 慢性期　病程长于年者为慢性期。由急性期发展而来，也可缺乏急性病史，由无症状感染者或轻症者逐渐变为慢性。慢性期主要表现为疲乏无力，低热、出汗、有固定的或反复发作的关节和肌肉疼痛。骨关节损害常是慢性布鲁菌病的最主要临床表现，以大关节损害为主，表现为滑囊炎、关节周围炎、关节炎等。重症患者运动受限，关节呈屈曲畸形，强直和肌肉萎缩。

四、辅助检查

1. 血常规　白细胞半数正常或轻度减少。淋巴细胞增多，分类可达 60% 以上。红细胞沉降率在各期均增快。久病者可有轻度或中度贫血。

2. 病原学检查　取血液、骨髓、脓性脑脊液、组织等作细菌培养，有确诊价值，但需 10 天以上才可获阳性结果。近年来开展 PCR 检测布鲁菌属 DNA，速度快，与临床符合率高，有助于早期诊断，但尚未能推广应用。

3. 血清学检查　常用试管凝结试验来检测布氏杆菌抗体，双份血清抗体效价在病程中有 4 倍及以上的增长，或抗体效价≥ 1：160 时，有诊断意义。酶联免疫吸附试验，可检查各类 Ig 抗体，敏感性强。

4. 特殊检查　并发骨关节损害时，可行 X 线检查。有肝功能损伤时做肝功检查。对于肿大的淋巴结，必要时可做淋巴结活检，看有无特异性肉芽肿。有脑膜或脑病变者，可做脑脊液及脑电图检查，其脑脊液变化类似结核性脑膜炎。

五、治疗原则

1. 急性和亚临床感染

（1）一般治疗和对症治疗：包括卧床休息、补充维生素和水分。高热患者应用物理降温。头痛、关节疼痛剧烈者应用镇痛剂。中毒症状明显和睾丸炎严重者，可适当应用肾上腺皮质激素。

（2）病原治疗：布鲁杆菌为细胞内细菌，因此病原治疗的抗生素应选择能进入细胞内的药物。为提高疗效，减少复发和防止耐药菌株的产生，一般采取联合用药和多疗程疗法。

2. 慢性感染　治疗较复杂，应包括病原治疗、脱敏治疗及对症治疗。

（1）病原治疗：方法同急性和亚临床感染。

（2）脱敏疗法：目前认为被布鲁杆菌致敏的T淋巴细胞是引起机体损害的基础。少量多次注射布鲁杆菌抗原使致敏T细胞少量多次释放细胞因子，既可以避免激烈的组织损伤又消耗了致敏的T细胞。

（3）对症治疗：包括理疗和中医药治疗等。

六、护理评估

（一）健康史

（1）询问发热时间、热型、持续时间等。

（2）询问职业及相关经历，是否有疑似接触史，是否有进食可疑食物史。

（3）询问是否有布鲁菌病史。

（二）身体状况

（1）生命体征：注意患者的血压、脉搏、呼吸、体温等是否正常。

（2）注意患者是否出现关节及神经疼痛的症状。

（3）注意患者是否出现泌尿生殖系的症状。

（三）心理－社会状况

因多汗、关节疼痛、间歇性发热，患者易产生恐惧、焦虑等心理问题，应及时疏导患者的心理障碍。

七、护理诊断

1. 体温过高　与布鲁杆菌感染有关
2. 疼痛：关节痛　与关节炎症有关
3. 有体液不足的危险　与出汗过多有关

八、护理措施

（一）隔离

在标准预防的基础上，采用接触、飞沫传播的隔离与预防。对患者的物品、排泄物及病房物品等进行消毒。

（二）环境与休息

急性期患者疼痛明显时，应卧床休息，减少活动，注意保暖。应保持环境清洁安静，温湿度适宜。帮助患者采取舒适体位，维持关节功能位置。关节肿胀严重时，嘱患者行动缓慢，避免肌肉及关节损伤。

（三）饮食护理

给予营养丰富、易消化的饮食，并保证足够水分，成人每日入量3 000mL，出汗多或入量不足者应给予静脉补液。

（四）病情观察

（1）密切观察体温变化及出汗情况。

（2）注意神经及关节疼痛表现：注意评估关节疼痛的部位、性质及持续时间。

（3）注意男患者有无睾丸红肿、疼痛。

（五）对症护理

（1）发热：每 4 小时测量 1 次体温，记录体温曲线，观察热型。体温超过 38.5℃时，应给予物理降温，一般不用退热药，以免增加出汗量。

（2）多汗：发热患者体液消耗大，若出汗多，应及时补充水分，一般发热患者每日应补充水分 3 000mL 以上，开水或糖盐水均可。出汗时，应注意保暖，温水擦浴，及时更换内衣裤及寝具，保持皮肤干燥。

（3）关节痛：急性期关节痛者，将关节置于休息体位，减少运动。可服用镇痛剂、热敷或理疗等，并采用支架保护损伤关节，防止受压。协助患者翻身、按摩、肢体被动运动，防止关节强直与肌肉痉挛。

（4）睾丸增大：可采用“十”字吊带托扶。

（六）用药护理

遵医嘱使用抗生素或脱敏疗法。

（1）抗生素治疗：急性期主要以抗生素治疗为主，一般采用多疗程、联合用药。向患者及家属介绍治疗常用抗生素的作用、疗程、使用方法，以及长期、联合用药的重要意义。指导患者识别常用抗生素的不良反应：如利福平可损害肝功能，并使分泌物及排泄物染色；多西环素可致骨发育不良、胃肠道反应、肝损害、过敏反应等；四环素常有恶心、呕吐、腹部不适、腹痛以及牙齿变黄等；链霉素可有唇周或指端麻木感、耳鸣、听力减退、平衡失调等。一旦出现上述现象，应停药并通知医生。

（2）脱敏疗法（菌苗治疗）：适用于慢性期患者，从小剂量开始，进行静脉注射（效果较好，但全身反应较重），也可进行肌内、皮下及皮内注射。使用菌苗疗法可引起全身剧烈反应，包括畏寒、发热，原有症状加重，部分患者出现呼吸困难、休克，肾功能不全、心血管疾病、肺结核患者及孕妇忌用。在用药过程中密切观察，如发现不良反应，及时报告医生。

（七）心理护理

急性期患者由于发热、多汗、关节和肌肉疼痛、睾丸肿痛等症状，预感重病在身，常有恐惧、焦虑表现。尤其在一时不能确诊时，更会使上述心理障碍加重。慢性期患者由于疾病反复发作，迁延不愈，常有抑郁表现，加之病情反复，有些治疗引起患者身体的强烈反应，因此应多关心和巡视患者，解释病因、临床表现、主要治疗方案和预后。鼓励患者说出自身的感受，理解和同情患者，耐心听取患者的诉说，建立良好的护患关系，使患者有安全感、信任感，解除患者的思想顾虑。帮助患者树立战胜疾病的信心，给予心理护理，进行心理疏导，以利于疾病早日康复。

九、健康教育

（1）进行预防布鲁杆菌病的知识教育，特别是牧民。讲解管理传染及切断传播途径的措施，特别要加强个人防护、预防接种，以防止发病。

（2）介绍本病有关知识，如临床表现、治疗方法等。说明本病复发率较高，急性期常采用联合用药和多疗程疗法，以避免复发及慢性化，说服患者安心住院治疗。

（3）本病一般预后良好，但复发率较高，出院后仍应避免过度劳累及注意增加营养，并应于出院后 1 年内定期复查。

十、预防

1. 管理感染源　病畜应隔离，流产胎羔应加生石灰深埋。定期对健康牲畜进行预防接种。急性期患者应隔离至症状消失及血、尿培养阴性。

2. 切断传播途径　加强粪、水管理，防止水源污染。生乳须经巴氏法处理，病畜肉类高温灭菌后才可出售。来自疫区的皮毛须放置 4 个月，以达到自然灭菌目的。

3. 保护易感人群

（1）预防接种：高危人群应进行预防接种，用减毒活疫苗，有效期 1 年，每年应加强复种 1 次。

（2）个人防护：屠宰工人、皮毛乳类加工厂工人、兽医等均应注意个人防护。防护用具、污染地面等均宜用苯酚、含氯石灰（漂白粉）等进行严格消毒。

参考文献

［1］李娟．临床内科护理学［M］．西安：西安交通大学出版社，2014.
［2］李红，李映兰．临床护理实践手册［M］．北京：化学工业出版社，2010.
［3］张铭光，杨小莉，唐承薇．消化内科护理手册［M］.2 版．北京：科学出版社，2015.
［4］唐少兰，杨建芬．外科护理［M］．北京．科学出版社，2015.
［5］黄素梅，张燕京．外科护理学［M］．北京：中国医药科技出版社，2013.
［6］李建民，孙玉倩．外科护理学［M］．北京：清华大学出版社，2014.
［7］宁宁，候晓玲．实用骨科康复护理手册［M］．北京：科学出版社，2016.
［8］黎梅．妇产科护理［M］．北京：科学出版社，2015.
［9］张欣．妇产科护理［M］．北京：中国中医药出版社，2015.
［10］金庆跃．妇产科护理［M］．上海：同济大学出版社，2015.
［11］任建华．产科护理手册［M］．北京：科学出版社，2015.
［12］黄燕．妇产科护理手册［M］．北京：科学出版社，2015.
［13］黄晓琳，燕铁斌，等．康复医学［M］．北京：人民卫生出版社，2015
［14］沈晓明，王卫平，常立文，等．儿科学［M］．北京：人民卫生出版社，2008.
［15］王爱平．现代临床护理学［M］．北京：人民卫生出版社，2015.
［16］陈璇．传染病护理学［M］．北京：人民卫生出版社，2012.
［17］杨绍基，任红．传染病学［M］.7 版．北京：人民卫生出版社，2009.
［18］丁淑贞，丁全峰．骨科临床护理［M］．北京：中国协和医科大学出版社，2016.